KB259969

의지박약 나경이도 16kg 뺐다

| 오나경 지음, 최윤미 구성·기획 |

HANEON.COM

의지박약 나경이도 16kg 뺐다

펴 냄	2006년 7월 10일 1판 1쇄 박음 / 2007년 3월 15일 1판 4쇄 펴냄
지은이	오나경
기획·구성	최윤미
사 진	정병훈
일러스트	이상진
캐릭터	최지안
펴낸이	김철종
펴낸곳	(주)한언
	등록번호 제1−128호 / 등록일자 1983. 9. 30
주 소	서울시 마포구 신수동 63−14 구 프라자 6층(우 121−854)
	TEL. 02−701−6616(대) / FAX. 02−701−4449
책임편집	정지영, 신선혜, 최선혜, 박성희
디자인	김신애 sakim@haneon.com
홈페이지	www.haneon.com
e−mail	haneon@haneon.com

이 책의 무단전재 및 복제를 금합니다.
잘못 만들어진 책은 구입하신 서점에서 바꾸어 드립니다.

ISBN 978−89−5596−347−2   03510
       89−5596−347−5   03510

의지박약 나경이도 16kg 뺐다

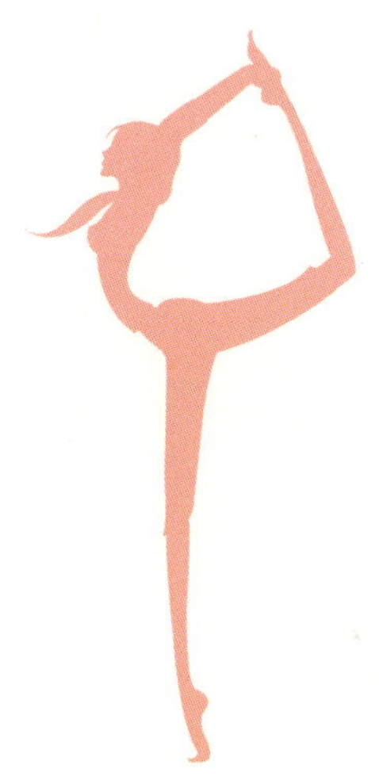

날씬하고 건강하고 매력적인 삶.
제가 했다면, 당신도 할 수 있습니다!

Thanks for

감사의 글

너무도 부족한 저를 이끌어주신 많은 분들께 감사의 말씀을 전하고 싶습니다.

맨 처음 운동이라는 것에 눈을 뜨게 해주신 대림대학 사회체육학과 이상욱 교수님, 고려대학교 사회체육학과 최장호 교수님, 김창국 교수님, 그리고 꿈을 향한 도전정신을 키워주신 제 지도교수이자 고려대학교 사회체육학과장이신 김명기 교수님, 이에 날개를 달아주시고 든든한 후원자가 되어주신 이성기 선생님.

철부지 스무 살 소녀에게 트레이너의 길을 열어주신 저의 영원한 사부님 뉴욕에클라트 피트니스 센터 대표 변정민 선생님, 큰 폭풍우를 만나 벼랑 끝에 선 순간 늘 제 손을 잡아주시고 길을 열어주신 저의 대장 김윤정 선생님, 그리고 언제나 저에게 조언과 힘과 용기를 주시는 뉴욕에클라트 피트니스 센터 대표 김성민 선생님, 한단게 더 발전하는 저를 만날 수 있도록 계기를 만들어주신 W호텔 피트니스 센터의 정주호 선생님, 또 존재만으로도 너무나 든든한 O2 피트니스 센터 대표 한상규 씨!

마지막으로 "밥 안 먹어! 엄마 때문이야~ 아빠 때문이야~"라는 철없는 소리를 늘어놓는 못된 딸을 항상 사랑으로 보살펴주신 존경하는 부모님, 그리고 나의 다이어트 방법을 열심히 따라해준 덕에 '오나경의 다이어트 비법'이 틀리지 않았다는 사실을 증명해준 귀여운 동생 나영이에게 이 말을 하고 싶습니다.

"감사합니다. 그리고 사랑합니다!"

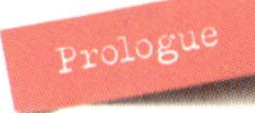

오돼지에서 오나경으로…
누구나 할 수 있습니다!

다이어트 하기 전까지 저의 가장 행복한 즐거움은 혼자 어두운 방에서 잠자기였습니다. 아무도 없는 곳에서 나를 괴롭히는 생각들이 들지 않게, 잠을 자는 것이 가장 행복했습니다.

누워서 TV 보기, 먹기, TV 보면서 먹기, 침대에서 몰래 만화책 보면서 먹기, 침대에 누워서 공상하기…. 다이어트를 하기 전, 저의 가장 행복한 즐거움은 이런 것들이었습니다. 주로 '혼자' 뭔가를 '먹는 것'에 치중이 되어 있네요. 저는 할 일도, 하고 싶은 일도, 입고 싶은 옷도, 꿈도 많은, 친구들과 어울리며 수다 떠는 것을 좋아하는 스물세 살의 여대생이었습니다. 하지만 저는 아무것도 할 수가 없었습니다.

어려서부터 뚱뚱했던 저는 오나경이라는 이름보다 '오돼지' 혹은 '슈퍼 뚱땡이'로 불리는 날이 더 많았습니다. 길거리를 다닐 때도 내 뚱뚱한 외모를 보고 무심코 내뱉는 말 한마디와 곱지 않은 시선이 저를 더욱 움츠리고 소극적인 아이로 만들었지요.

외모가 전부는 아니라고 정말 강력히 주장하고 싶지만, 현실과 사회, 제 주변은 그렇지가 않았습니다. 아주 사소하게는 옷 가게에 가는 것조차 엄청난 스트레스였습니다. 친구들은 동대문이며 남대문을 누비며 싸게 옷을 구입한다고 하는데, 왜 그 넓디넓은 시장에 큰 사이즈 옷은 없는 것일까요! 물론 찾아보면 어딘가 있기는 있습니다. 하지만 디자인을 따지다 보면 점원은 노골적으로 따가운 눈초리를 보내기 십상입니다. 딱 맞는 옷이 있어서 "이거 다른 색깔은 없어요? 다른 디자인은 없어요?"라고 물으면 "사이즈 있을 때 하세요. 이번에 조금 크게 나와서 있는 거지, 없어요"라는 냉담한 반응만 돌아오지요. 뚱뚱한 저에겐 선택의 여지가 없었습니다. 그러다보니 옷가게 가는 것도 괴롭고 누군가를 만나는 동안에도 살에 대한 스트레스 때문에 불편한 적이 한두 번이 아니었습니다.

아아, 살쪄서 서러웠던 기억만 쓰라고 해도 책 한 권은 나올 것 같습니다.

아무리 주변에선 "넌 통통해서 귀여워~" "외모가 전부는 아니잖아"라고 말해줘도, 정작 저는 일상적인 생활조차 제대로 할 수 없었습니다. 온갖 불편한 일들을 의연하게 이겨낼 수가 없었고, 자신감도 바닥을 뚫고 떨어져 매사 의욕상실이었습니다.

전 태어날 때부터 통통한 체격이었습니다. 고등학교 때는 수험생이라는 사실을 방패삼아 몸을 방치한 결과, 160cm의 키에 무려 70kg에 육박하는 몸무게를 갖게 되었습니다.

교복치마를 입는 것도 제겐 곤욕이었습니다. 굵은 다리를 내놓고 다녀야 한다는 것이 너무도 창피했거든요. 버스를 타면 모든 사람들이 제 다리만 쳐다보는 것 같고, 누군가 수군대기라도 하면 '혹시 내 다리 보고 저러는 거 아니야?' 라는 생각에 괴로운 순간도 많았습니다.

아무리 고슴도치도 제 자식은 예쁘다고 한다지만, 조금만 걸어도 헉헉대며 힘들어하는 제 모습을 보고 부모님의 걱정도 날로 커졌습니다. 단순히 아름다운 딸을 원하신 게 아니라, 자신감 있는 딸, 매사 적극적인 딸, 건강한 딸을 원하셨던 것입니다.

고등학교를 졸업한 후 저는 수없이 많은 다이어트를 시도했습니다. 다이어트와 함께 한, 살아 있는 역사라고 해도 좋을 것입니다. 원-푸드 다이어트, 황제 다이어트, 덴마크 식 다이어트, ○○모델이나 연예인 식 다이어트…. 유행하는 다이어트란 다이어트는 안 해본 것이 없을 정도입니다. 저는 온갖 다이어트를 위해 시간과 돈을 모두 투자했습니다. 살 때문에 받는 스트레스가 너무나 심했기 때문에 거기에서 탈출할 수 있는 길은 다이어트뿐이라고 믿었고, 다이어트만이 저의 유일한 목표가 되었습니다.

물론 다이어트를 통해 살이 빠진 적도 간혹 있었습니다. 그러나 금세 요요가 왔습니다. 요요는 단순히 빠진 살이 다시 찌는 정도로 그치지 않았습니다. 그렇지 않아도 매사에 자신감이 없었던 저는 갈수록 절망적인 실패감에 빠질 수밖에 없었습니다. 늘어난 건 체중만이 아니었습니다. '나는 안 되는구나, 이 방법도 안 되는구나, 다이어트는 정말 어렵구나, 이대로 살아야 하는구나…!' 하는 자괴감과 의욕상실도 함께 무럭무럭 늘어갔습니다. 한편 늘어나는 체중에 반비례하듯 자신감은 점점 작아졌지요. 원래도 그리 활달한 성격이 아니었지만, 저는 점점 더 내성적인 성격으로 변해갔습니다.

운동을 좋아한 것도 아니고 운동을 전공한 적도 없었습니다. 단지 관심이 많았고 전문적으로 공부해보고 싶은 욕심이 있었기 때문에 대학에 입학할 때 사회체육학과에 지원했습니다. 제가 사회체육학과 학생이라는 걸 알고 "원래 운동했던 친구 아니야?"라고 물으시는 분이 많습니다. 하지만 저는 정말 몸을 움직이는 힘든 운동을 싫어했습니다. 단거리 달리기는 잘했지만, 오래 달리기는 단한 번도 완주한 적이 없을 정도였지요. 저는 운동선수가 되고 싶었던 게 아니라, 이론적인 공부를 하고 싶었습니다. 막연하게나마 다이어트에 도움이 되는 정보를 많이 얻을 수 있을 거라는 생각도 했습니다. 어쩌면 제 인생 전부를 통틀어 온통 다이어트에게로 관심이 쏠려 있었는지도 모릅니다.

사회체육학을 전공하면서 지금까지 해온 다이어트 방법들에어떤 잘못이 있었는지를 이론적으로 알게 되었습니다. 그동안 제가 했던 다이어트는 대부분 음식량을 줄이거나 제한하는 것이었습니다. 운동 다이어트 방법도 많이 알고 있었지만, 솔직히 운동을 그리 좋아하는 체질이 아니라서 먹는 것과 관련된 다이어트를 주로 선택했었지요. 다이어트에 성공했다는 유명 연예인이 비디오를 출시하면 곧바로 사서 따라해 봤지만… 비디오에서 말하는 매일 30분, 절대 실천할 수 없습니다. 아무튼 음식을 제한하거나 양을 줄이면 체중도 줄어들지만 반드시 요요가 따른다는 사실을, 그리고 왜 그런지를 저는 뼈저린 경험과 이론 공부를 통해 깨달을 수 있었습니다.

제가 다이어트에 매번 실패했던 이유는, '방법을 몰랐기 때문' 이었습니다! 알면 정말 누구나 할 수 있는 간단하고 쉬운 이론이었습니다. 그 사실을 깨달은 순간 왠지 자신감이 샘솟았습니다. '한 번 해보자!' 하는 오기와 욕심도 함께요. 이제 이론이 아닌 실천으로 제가 깨달은 것이 옳다는 것을 증명하고 싶어졌습니다. 난생 처음 생긴 오기였습니다. 그래서 정말 제대로 성공해서 많은 사람들 앞에, 특히 부모님에게 당당한 딸의 모습을 보여드리고 싶었습니다.

그리고 비로소 성공을 했습니다. 점점 빠지는 살을 보면서 얼마나 많이 울었는지 모릅니다. 다이어트는 단순히 체중의 변화 이상의 의미를 주었습니다. 스물세 살 오나경에게 자신감을, 사회로 나가고 싶은 충동과 용기를 주었습니다.

대학에서 공부를 하면서 퍼스널 트레이너(1:1 맞춤 운동처방사)를 꿈꾸게 되었습니다. 다이어트에 성공하기도 전에 퍼스널 트레이너로서의 미래를 그리던 중에 이런 생각이 들더군요. '퍼스널 트레이너는 정확하고 올바른 운동방법을 통해 건강한 몸매를 만들어주는 것인데, 내가 이렇게 뚱뚱하고 자신감 없는 모습으로 다른 누군가에게 무엇을 지도할 수 있단 말이지?'

명색이 선생이라는 사람이 엉망인 몸매로 "이렇게 하면 허리가 날씬해집니다"라고 설득한들, 누가 저를 믿고 따르겠습니까? 얼굴색이 칙칙하고 잔주름 가득한 화장품 회사 직원이 "이 화장품을 쓰면 정말 잔주름이 확 사라지고 얼굴이 너무 환해져요"라고 말한다면 "당신부터 이 화장품 좀 써보지 그래요?"라는 말이 먼저 튀어나오는 것과 무엇이 다르겠습니까?

저도 남에게 올바른 운동법을 알려주기 위해 저 자신이 시범 케이스가 되어 성공을 보여주고 싶었습니다. '내가 변해야 해!'

그래서 지금까지 제가 배운 것들을 정리하여 저만의 방식을 직접 만들어갔고, 그것이 놀라운 결과를 가져왔던 것입니다. 저는 저와 비슷한 체격의 동생에게도 제가 만든 다이어트 방법을 권했습니다. 물론 동생도 성공을 했지요. 더욱 자신감이 생겼습니다. 저처럼 너무 힘들게 실패만 했던 분들에게도 이 방법을 꼭 알려드리고 싶었습니다.

처음 다이어트에 성공하고 언론의 집중을 받게 되자 솔직히 부끄러운 생각이 먼저 들었습니다. 너무도 단순하고 별 것 아닌 방법인데, 다른 사람들에게 그걸 이야기해도 되는 것일까 하는 의구심이 들었지요. "뭐야, 아무것도 아니잖아~"라며 사람들이 비웃지나 않을까 걱정도 되었습니다.

그런데 다시 이런 생각이 들더군요. '나도 이 단순한 사실을 제대로 알지 못하고 실패만 거듭하던 순간이 있었잖아?' 잘못된 다이어트 방법을 맹목적으로 믿었던 탓에 아직도 살 때문에 고민하는 여러분들에게 조금이나마 도움이 되고 싶었습니다. 그런 마음으로 많이 부족하지만 책을 내기로 결심하게 되었습니다.

이 책을 읽어주시는 여러분에게도 자신감을 심어드릴 수 있는 내용이 되었으면 하고 간절히 바랍니다.

저에게 다이어트는 단순히 체중감량의 의미를 넘어서는 것이었습니다. 삶에 대한 자신감과 희망을 심어주었지요. 이제 저는 당당하게 '오나경'으로서 사회로 한 걸음 나아갑니다. 제 가슴 속에는 꿈을 향해 도전하고픈 열정이 불타오릅니다. 이 열정도 다이어트가 가져다준 커다란 선물입니다.

살로 인해, 뚱뚱한 모습으로 인해 저와 같은 아픔을 겪는 분들, 그 분들에게도 이 선물을 나눠드리고 싶습니다. 함께 또 하나의 희망을 만들어가고 싶습니다.

Contents

솔직토크 **오돼지 충격고백, 이런 적 있다!**

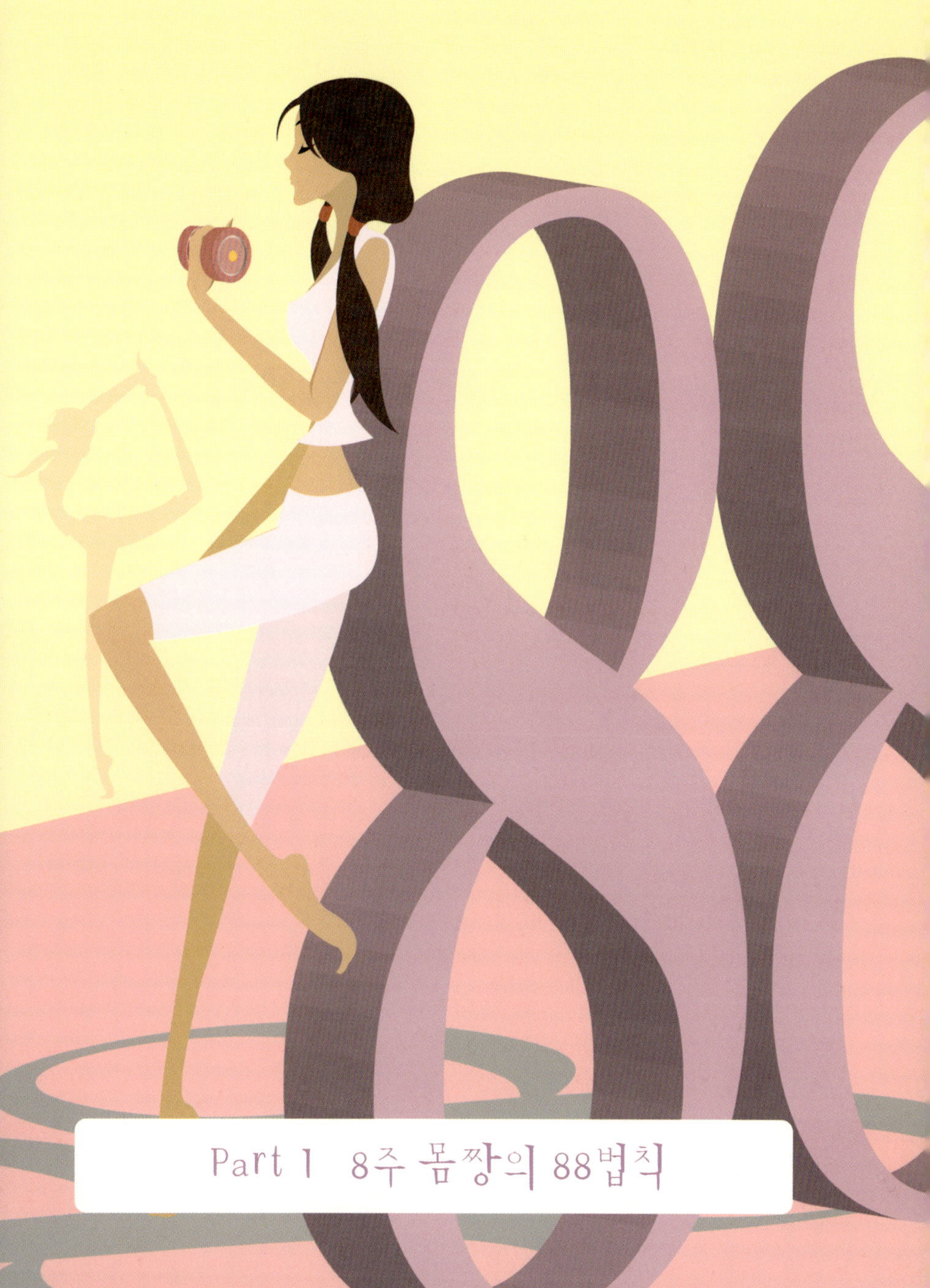

Part 1 8주 몸짱의 88법칙

8주 몸짱의 88법칙

8주만 하면 나도 늘씬한 건강미인,
8주 동안 8가지만 지켜주세요!

1. 다이어트의 3박자(운동, 식이요법, 휴식)를 맞춰라.
2. 반드시 다이어트 일기를 써라.
3. 운동은 요령껏, 적당히 하라.
4. 배부른 다이어트가 성공한다.
5. 체중계와 줄자를 가장 친한 친구로 삼아라.
6. 다이어트는 절대 숨어서 하지 마라.
7. 반드시 요요에 대비하라.
8. 주변의 유혹에 당당하고 현명하게 대처하라.

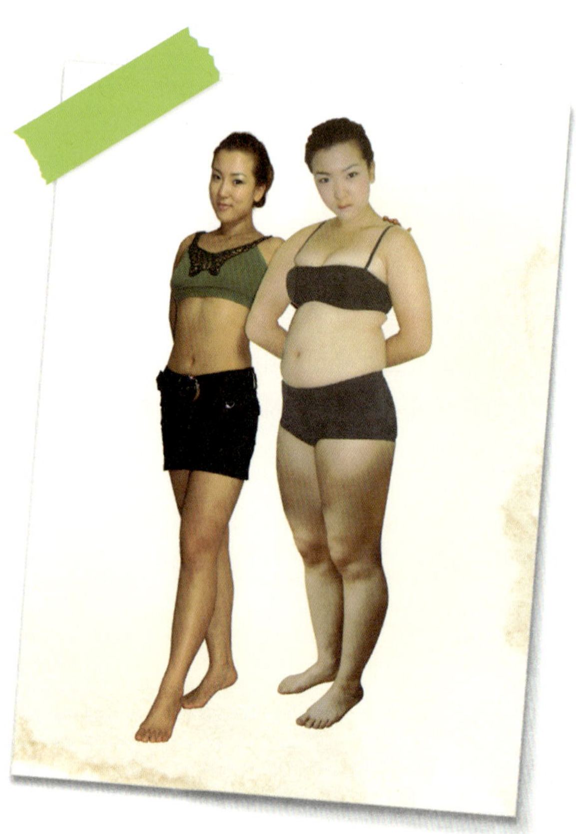

Chapter 1

지금부터 시작!

'우리 가족이 다 비만이라구. 체질이 그런 걸 어떡해? 어릴 때부터 타고난 비만인 걸….'

다이어트를 해도 살이 잘 안 빠지는 사람들이 가장 쉽게 내뱉는 핑계가 바로 '체질' 이다. 나도 예외는 아니었다. 온 가족이 뚱뚱하다는 것을 위안으로 삼아 다이어트를 포기했던 나날이 많았기 때문에 그 심정을 그 누구보다도 잘 안다.

그러나 이제는 자신 있게 말할 수 있다. 다이어트는 누구나 성공할 수 있다.

나는 태어날 때부터 통통했다. 내 몸은 고등학교 때까지 쭉 불어나기만 했다. 엄마, 아빠, 여동생까지 온 가족이 모두 '비만과의 전쟁' 을 선포할 정도로 뚱뚱가족이었다. 우리 가족의 평생 숙원사업이 '살 빼는 것' 이라고 해도 과언이 아닐 것이다. 특히 스물한 살의 예쁜 동생 나영이도 나와 마찬가지로 뚱뚱한 체격 때문에 놀림받고 힘들어하고 괴로워했다. 부모님은 한창 외모에 신경 쓰고 예쁘게 꾸밀 20대 청춘에 자신감을 잃고 예쁜 옷 한 번 못 입는 딸들이 안타까우셨는지, 못 먹게도 해보고 운동하라고 구박도 하고 혼도 내셨다.

그러던 끝에 드디어 부모님에게 자랑스러운 딸의 모습을 보여드렸다. 나뿐만 아니라, 내가 성공한 이후 내 동생도 자극을 받고 다이어트에 성공했고, 저염식 식사를 통해 온 가족의 건강을 두루두루 보살필 수 있었다.

요즘 소아 · 청소년비만이 사회문제로 대두되고 있다. 한창 예민할 시기인 사춘기에는 몸매 때문에 특히 심각한 정신적 스트레스를 받게 된다. 다들 "마음이 고와야지~"라고 말은 해도, 뚱뚱해서 받는 사회적인 모멸감은 정말 겪어보지 않고는 이해할 수 없을 것이다. '어머, 너무 오버하는 거 아냐?' 라고 생각하는 사람들은 모른다. 아무한테도 말할 수 없는 고민, 살 때문에 받는 마음의 상처와 고통을 말이다.

소아비만은 성인비만으로 이어지기 쉽다. 비만을 좌우하는 지방세포의 수와 크기는 6세 이전에 결정된다. 지방의 크기는 줄어들 수 있지만 한 번 생긴 지방세포의 수는 바꿀 수 없다. 우리가 알고 있는 모든 다이어트 방법들은 지방의 크기를 줄이는 것이다. 지방의 수를 줄이고 싶으면 지방흡입을 하는 수밖에 없다고 한다.

당연히 지방의 수가 적을수록 다이어트도 유리하다. 100개의 지방세포 크기를 줄이는 것과 200개의 지방세포를 줄이는 것, 어떤 게 더 쉽겠는가? 적의 수가 적을수록 싸움의 승률이 높아지는 것은 당연하다. 또한 지방의 크기를 아무리 줄여도 지방의 수가 많다면 다시 비만이 될 확률이 훨씬 크다.

그러니 가능하다면 어린 시절, 지방세포의 수가 늘어나는 것을 반드시 막아주길. 어린 아이는 통통한 게 예쁘다며 방치해온 부모님들은 훗날 "엄마 때문이야~"라는 아이의 원성을 들을 수도 있다.

이러한 이유로 다이어트 시작에 앞서 반드시 부모님께 당부하고 싶은 말이 있다. 아이들의 비만은 50% 이상이 부모의 책임이라는 것이다. 몸매를 결정하는 요인 중 70%는 무엇을 먹느냐에 달려 있는데, 아이들은 자기가 직접 무엇을 먹을지 선택할 수 없는 상황이기 때문이다. 부모님이 만들어주신 음식, 또는 "뭐 사먹어"라며 손에 쥐어주신 용돈이 바로 아이들의 비만, 건강하지 못한 체질을 만드는 주범인 셈이다.

그러나 이미 때가 늦었다고 '역시 난 안 돼. 지방세포 수가 이미 많아져버렸는걸' 하고 포기하지는 말자. 요즘 뜨는 개그맨의 유행어가 정답이다. "안 되는 게 어딨니~?" 지방세포의 수가 적으면 좋겠지만 이미 엎질러진 물을 어쩌겠는가? 보라, 나 또한 어릴 적부터 비만이었는데도 이렇게 성공했다. 지방세포의 크기를 줄이기 위해 조금 더 노력하면 된다.

다이어트는 자신과의 외로운 싸움이지만 절대적으로 가족의 도움이 필요하다. 자녀에게 다이어트가 필요하다면 구박하거나 무조건 강요하지 말자. 부모님이 직접 다이어트 식단을 만들어주고, 온 가족이 함께 식사할 수 있도록 배려하라. 나머지 식구들은 보글보글 부대찌개를 끓여먹으면서 "너는 다이어트해야 되니까 당근이랑 오이만 먹어"라고 말하지 마라.

사랑을 보여주어라. 그리고 함께 동참하라.

사실 나도 다이어트를 하면서 엄마를 원망한 적이 많았다. 뚱뚱하다는 게 어떤 의미인지도 알지 못했던 어린 시절, 딸의 몸에 조금만 신경을 써주셨다면 지금 이렇게까지 힘들진 않았을 텐데, 하는 생각이었다.

막을 수 있을 때 막고, 이미 엎질러진 물이라면 효율적으로 물을 닦는 방법을 알아야 한다. 이미 살이 찐 자녀를 두었다면 반드시 아이의 다이어트를 도와주고, 아직 소아라면 6세 이전에 건강한 식단을 통해 지방세포가 더 이상 늘지 않도록 신경 써주도록 하자. 아이들과 함께 자연의 공기를 마시면서 가벼운 산책을 하며 소중한 추억을 만드는 것도 좋은 방법이다.

마지막으로, 다이어트를 생각하고 있는 모든 사람들이 알아둬야 할 사실이 있다. 다이어트의 기본적인 원리는 있지만, 모든 사람들에게 똑같은 효과를 줄 수는 없다는 것이다. 60억 세계 인구가 전부 생김새와 성격이 다르듯, 몸의 상태도 다르기 때문이다. 기본원리를 바탕으로, 자신의 상태에 맞는 다이어트 방법을 찾고 프로그램을 디자인하는 것이 중요하다. 혼자 운동하기가 어렵다면 전문 트레이너의 도움을 받아도 좋다. 이 책을 통해 나와 똑같은 효과를 볼 수 없을지도 모른다. 하지만 확실하고도 건강한, 당신만의 효과적인 다이어트 방법을 찾을 수 있을 것이다.

자, 준비 되었는가?

다이어트 시작할 준비가 되었는가?

분명한 의지로 이번엔 꼭 성공하겠다는 결의를 다시 한 번 다잡도록 하자.

깊게 한 숨 한 번 들이쉬고… 지금부터 시작이다!

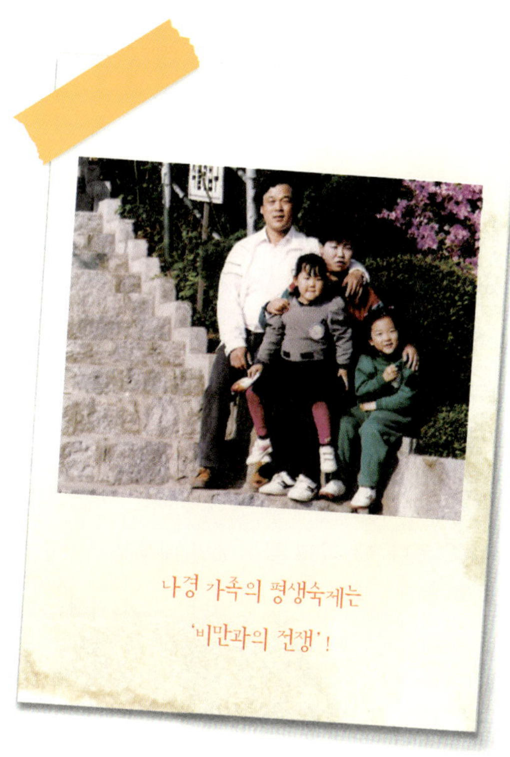

다이어트의 3박자를 맞춰라

다이어트, 하면 가장 먼저 떠오르는 것이 '운동'이다. '무슨 무슨 운동만 하면 살 빠진다!'는 내용들을 각종 매체를 통해 접해봤을 것이다. 특히 요즘은 '걷기'가 다이어트에 좋다는 이야기를 많이 듣는데, 실제로 걷기는 보건복지부가 다이어트 프로그램의 제1순위로 들 정도다.

그러나 좋은 운동이라고 해서 무작정 많이 한다고 효과가 있는 것은 아니다. 게다가 다이어트를 위해서는 운동만 하는 것으로는 부족하다. 운동에도 방법이 있으며 반드시 식이요법이 병행되어야 한다. "운동만으로 살 뺐어요"라고 주장하는 사람들에게 "먹는 것에는 변화가 없었나요?"라고 물어보면 대부분 "크게 변화는 없었어요. 그냥 먹고 싶은 거 다 먹었답니다!"라고 자랑스레 대답한다. 오, 설마~! '크게' 변화가 없었다는 말은 곧 뭔가 변화가 있었다는 말이다. 그들은 식사량을 줄이거나 반찬의 종류에 변화를 주었을 것이다. 간식을 바꿨거나 그 양을 줄였을 수도 있다. 이러한 변화 없이 평소와 똑같이 먹고 운동만으로 살을 뺐다는 것은 새빨간 거짓말이다.

내 친구 중에 하루 2시간씩 수영을 해서 '물개'라는 별명을 가지게 된 친구가 있다. 그런데 그 친구는 통통하다. 이유를 살펴보니, 수영이 끝나면 너무 배가 고파서 수영장 앞에서 파는 떡볶이와 라면을 사먹지 않고 지나가는 날이 거의 없다는 것이다. 또 씨름선수들을 보라. 운동량이 어마어마한데다 민첩성을 위해 체력훈련도 많이 한다. 그러나 그들에게 날씬하다는 표현은 말이 되지 않는다. 운동하는 그 이상으로 음식을 섭취하여 체중을 유지하기 때문이다. 따라서 다이어트를 위한 운동은 반드시 식이요법과 병행이 되어야 그 효과를 발할 수 있다.

일반적으로 다이어트에 관한 한 가장 크게 부각되는 것이 운동과 식이요법이다. 왜일까? 그만큼 눈에 띄게 증거가 보이기 때문이다.

그러나 운동이나 식이요법만큼이나 절대 간과할 수 없는 중요한 것이 있다. 바로 '휴식'이다. 다이어트와 휴식이라…. 언뜻 이상하게 들릴 수도 있겠지만, 한번 생각해보라. 잠을 자지 않고 다음날 아침 활기차게 일을 시작할 수 있는가? 운동도 마찬가지다. 아무리 좋은 운동을 한다고 해도 우리 몸에 휴식이 빠지면 스트레스가 된다. 일주일에 한 번 정도는 다이어트를 위해 열심히 노력한 우리 몸에게 포상휴가를 줘야 한다. 그렇다고 아주 마음 푹 놓고 게을러지라는 이야기가 아니다. 운동량을 조절하고 조금은 편안하게 몸을 만들라는 것이다.

다이어트에 반드시 휴식이 들어가야 하는 이유가 또 있다. 바로 요요 때문이다. 요요를 막기 위해서는 근육의 양이 굉장히 중요한데, 근육의 성장과 재생, 유지에 밑거름이 되는 것이 바로 휴식이다. 따라서 요요를 막는 근육을 위해, 휴식은 반드시 필요하다.

일주일에 한 번은 선물을 주어도 좋은 일이 될 것이다. 예를 들어 다이어트하면서 정말 먹고 싶은 음식이 있었다면, 일주일에 하루는 그 음식을 허락한다. 설령 그 음식을 허락한다고 해도 지금까지 있었던 노력의 시간들, 그리고 일주일 동안 가져온 놀라운 몸의 변화 덕분에 자제가 될 것이다. 일주일 만의 휴식은 다음 일주일간의 다이어트를 향한 의지를 더욱 굳게 다져줄 것이다.

운동과 식이요법, 그리고 휴식. 이 세 가지 중 단 한 가지라도 빠지면 성공을 기대할 수 없다. 체중감량과 아름다운 몸매, 건강한 모습을 원한다면 반드시 이 3박자를 잊지 말도록 하자.

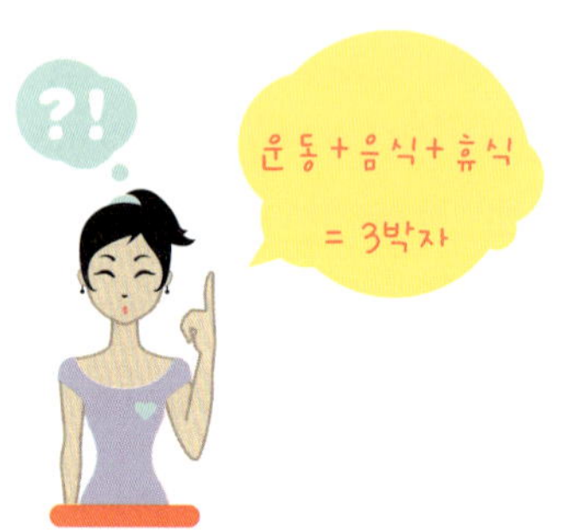

Chapter 3

반드시 다이어트 일기를 써라

다이어트는 자신과의 지독한 싸움이다. 어디선가 '금연에 성공한 남자, 다이어트에 성공한 여자와는 사귀지 말라'는 우스갯소리를 들었다. 금연이나 다이어트에 성공한 사람은 너무 독하대나 어쨌대나.

그만큼 다이어트는 웬만한 의지로는 성공하기 힘든 일이다. 대부분 의지가 약한 사람들이 살이 찌기도 쉬운데, 그런 사람들이 한시도 긴장을 놓치지 않고 끊임없이 의지를 다져야 하니 그야말로 '자신과의 싸움'이 아니고 무엇이겠는가? 이럴 때 가장 위로가 되고 도움이 되는 것이 바로 일기다.

일기를 쓰는 가장 기본적인 방법은 다이어트 첫날 당당하게 자신의 뚱뚱한 사진을 찍어 다이어트 일기장 맨 앞장에 붙이는 것이다. 절대로 포토샵 처리를 하지 말고, 튀어나온 배, 출렁이는 허벅지 모두 적나라하게 드러나도록 한다.

살찐 사람들은 대부분 사진 찍는 것을 무척 싫어한다. 자기가 봐도 맘에 들지 않는 모습을 굳이 기록으로 남겨두고 싶은 사람이 어디 있겠는가? 오랫동안 남아 다른 사람들도 볼 생각을 하면, 정말 사진 찍기가 싫어진다.

그러나 다이어트를 결심했다면 당당하게 사진을 찍자. 다이어트에 성공한 후 이전의 모습을 보면 창피해질 거라고? 생각을 바꿔라. 다이어트에 성공한 당신은, 자기 자신의 미래를 위해 꾸준히 노력하고 행동한 사람이다. 내가 다이어트에 성공하고 나서 자주 들은 말인데, '인간승리!' 가 바로 그것이다. 나는 '할 수 있다' 는 의지를 보였고, 어떤 상황에서도 당당할 수 있는 자신감을 회복했다. 그런 도움을 준 사진은 내 인생을 밝혀준 등불이나 다름없다. 나는 다이어트 첫날 내 뚱뚱한 모습을 담은 사진을 두고두고 가보로 물려줄 생각이다.

두려워 말고 당당하게 자신의 모습을 찍어라. 찍어서 일기장 맨 앞에 떡 하니 붙여라.

그리고 기억하라. 이제 다시는 이 모습을 볼 수 없다는 것을. "굿바이 뚱뚱~!"

다이어트 일기는 단순한 일기 이상의 의미를 가진다. 하루하루 체중의 변화를 기록하는 것뿐만 아니라, 힘들고 지친 순간에 가장 소중한 친구가 되기도 한다.

너무 먹고 싶은 것이 있어서 참기 힘들었던 시간, 친구들과 어울리지 못해 괴로웠던 시간, 뜻하지 않게 상처를 받는 일이 있었다면 모두 일기에 남겨라. 일기장은 아무런 대답을 해주지 않지만, 그렇게 하소연하면서 한결 기분이 풀리는 것을 느낄 것이다. 일기를 쓰면 하루하루 다이어트를 위해 어떤 노력을 했는지, 무엇이 잘못되었고 무엇을 반성해야 하는지, 몸에는 어떤 변화가 있는지 알 수 있다. 그리고 다시 한 번 의지를 다지는 동시에 스트레스까지 풀 수 있다.

내 다이어트 일기장에는 다이어트를 방해하며 나를 괴롭혔던 친구들, 너무 먹고 싶었던 음식들에 관한 글과 그림이 담겨 있다. 일기에 쓰거나 그리는 것을 통해 다이어트를 하는 동안 마음을 달래고 많은 도움을 받았다.

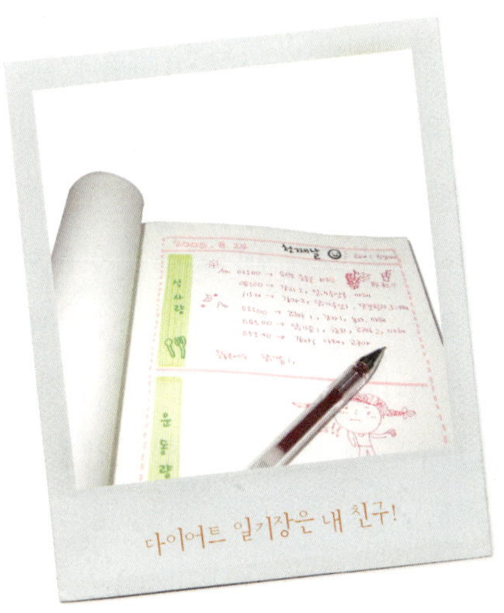

Chapter 4

운동은 요령껏, 적당히 하라

무조건 체중이 줄었다고 좋아할 일이 아니다. 각종 성인병을 일으키는 뱃살의 주범, 체지방을 줄이는 것이 건강한 다이어트의 목적이다. 체지방을 줄이면 체중은 당연히 따라 줄고, 무엇보다도 건강하고 아름다운 몸매를 만들 수 있다. 꿈에 그리던 S-라인 몸매, 그것은 바로 올바른 운동방법에서 오는 것이다.

운동도 무턱대고 많이, 오래 한다고 좋은 것은 아니다. '다다익선'이라는 말이 운동에서는 통하지 않는다. 운동에 있어서는 돼지가 아닌 여우가 되어야 한다. 몸의 상태에 맞게 하는 운동이 꼭 필요하고, 지방을 태우는 데 가장 효율적인 시간을 택해서 운동해야 한다.

무작정 살을 빼겠다고 마음을 먹고, 헬스클럽에 등록한 적이 있다. 헬스클럽 트레이너는 어떤 운동부터 해야 되고 어떤 순서로 해야 하는지 알려주면서 모르는 게 있을 때마다 물어보라고 했다. 하지만 뚱뚱했던 시절, 누군가의 시선조차 두려웠던 내가 먼저 적극적으로 물어본다는 것은 상상도 할 수 없었다.

아무튼 나는 꼭 운동으로 다이어트에 성공하리라 맘먹고 무조건 열심히 했다. 기계운동을 할 때면 젖 먹던 힘까지 짜내 최대한 무거운 중량을 들어올렸다. 덩치가 있어서인지 남자들이 하는 무게로 맞춰놓고도 거뜬하게 들 수 있었다. 나름 뿌듯했다. 무거운 걸 드니까 힘도 많이 들고, 땀도 많이 나고, 정말 운동하는 것 같았다. 그런데 이럴 수가, 그렇게 무턱대고 무거운 걸 들어대니 근육에 무리가 올 수밖에. 내가 너무나도 어리석었다는 것을 깨달은 것은 훗날 학교에서 공부를 하면서였다.

아름다운 몸매를 위해서는 저강도의 운동이 중요하다. 고강도의 운동은 몸과 관절에 무리를 줄 뿐 아니라 오히려 흉한 보디라인을 만들 수 있다. 여성은 남성에 비해 근육발달이 좀 덜하지만, 고강도로 웨이트 트레이닝을 계속할 경우 보디빌더처럼 우락부락한 몸이 되어버릴 수도 있다. 보디빌더 대회출전이 목적이라면 고강도 운동을 권하지만, 날씬한 라인과 탄력 있는 몸매가 목적이라면 저강도 운동이 적합하다.

또한 고지혈증, 고혈압, 당뇨 증세가 있는 사람, 비만인 사람의 경우 강도 높은 운동을 할 때 혈관 속에 있는 노폐물들이 마구 떨어져 나가 뇌를 막아버리는 치명적인 결과를 초래할 수도 있으므로 주의해야 한다.

또 한 가지 꼭 짚고 넘어가야 할 것이, 운동을 너무 많이 해도 건강을 해칠 수 있다는 것이다. 물론 꾸준한 운동, 적당한 운동은 건강한 생활에 필수다. 그런데 운동을 하면 적당히 피곤한 것이 정상인데 '운동중독증' 혹은 '운동의존증' 에 빠진 사람은 오히려 운동을 하지 않으면 답답하고 아프다고 호소한다. 운동이 격렬해지면 뇌에서 아편이나 모르핀과 비슷한 엔도르핀 등 통증을 감소시키는 물질이 나와 육체적 고통을 잊고 기분이 좋아진다. 따라서 부상을 당해도 아픈 줄 모르게 되는 것이다.

다이어트를 위해 필수적인 운동. 그러나 적당한 수위를 조절하지 못하면 오히려 건강을 해칠 수도 있다는 사실을 명심하고, 현명하게 여우처럼 운동하자.

효율적인 운동방법에 대해서는 3부와 4부에서 소개할 것이다. 운동하기 가장 좋은 시간이 언제인지, 요요를 막기 위해서는 어떤 운동이 필요한지, 가장 취약한 부분은 부위별(뱃살, 팔뚝, 허벅지 등)로 어떻게 관리해야 하는지 요령을 알고 도전하도록 하자.

Chapter 5

배부른 다이어트가 성공한다

먹는 양을 줄이면 체중도 줄어들기 마련이다. 하지만 굶어서 살을 빼면 "얼굴이 안돼 보여~" 하는 말을 듣기 십상이다. 게다가 다시 먹기 시작하자마자 바로 요요로 이어진다. 다이어트를 할 때 항상 염두에 두어야 할 것이 아름다운 몸매를 만들면서 요요까지 막는 것이다.

그러기 위해 운동만큼이나 중요한 것이 바로 먹는 것이다. 보통 다이어트를 한다고 하면 쫄쫄 굶거나 식사량을 팍 줄이는 것을 상상하는데, 천만의 말씀이다. 배가 고파서는 절대로 다이어트에 성공할 수 없다! 배가 고프면 머리가 멍해지고 기운이 없어지거나 신경이 날카로워진다. 또 자기도 모르는 사이 음식에 손이 가고 어느덧 폭식을 하게 된다. 물론 배가 터지게 먹고 나서는 울고 싶을 정도로 후회막심이다.

우리 몸은 스스로를 보호하려는 본능이 있다. 굉장히 영악하고 똑똑한지라 배가 고프다는 느낌이 들게 해서는 안 된다. 뱃속이 텅 비거나 배가 고파 죽겠다고 느끼면, 일단 몸은 어떻게든 살아남기 위해 그렇지 않아도 별로 없는 근육의 조직을 분해해서 에너지원으로 쓴다.

근육조직을 분해하여 생긴 에너지는 내장조직 등에 양분을 보충하는 데 쓰이고 나머지는 지방으로 변환된다. 이럴 수가, 우리가 정작 없애야만 하는 출렁출렁한 지방은 그대로 남은 채, 그나마 있어서 감지덕지한 근육과 수분만 모조리 뺏기게 되는 셈이다. 체지방은 빼고 근육을 만들어야 환상적인 S-라인의 아름다운 몸매를 만들 수 있는데, 그냥 굶어버리면 단순히 체중계가 가리키는 숫자만을 줄이는 엉터리 다이어트가 되고 마는 것이다.

근육량이 적은 몸은 기초대사량도 낮다. 그런 몸에 다시 살이 붙는 건 당연하고, 무시무시한 요요 역시 반드시 따라오게 된다.

그러니 다이어트를 할 때, 굶어서는 안 된다! 먹는 양에 변화를 주는 게 아니라, 먹는 음식의 종류에 변화를 줘야 하는 것이다. 한 끼 식사로 밥 한 공기에 된장찌개를 먹는 사람과 피자 두 조각에 콜라 한 잔을 먹는 사람, 이 두 사람은 먹는 양은 큰 차이가 없지만 그 안에 들어 있는 에너지와 영양분, 체내에 지방으로 축적되는 정도에는 엄청난 차이가 있다.

"많이 안 먹는데도 살이 쪄요" "나는 식탐이 너무 많아서 먹는 것 앞에서는 도저히 참을 수가 없어요"라며 하소연하는 사람들이 있다. 이런 사람들에게도 희소식은 있다. 먹는 양의 변화가 적어도 먹는 음식에 변화가 있으면 살이 빠진다는 것!

무조건 먹는 양을 줄이는 배고픈 다이어트가 아닌, 현명한 재료를 선택하여 현명한 방법으로 먹는 게 바로 비만을 막는 비법이다.

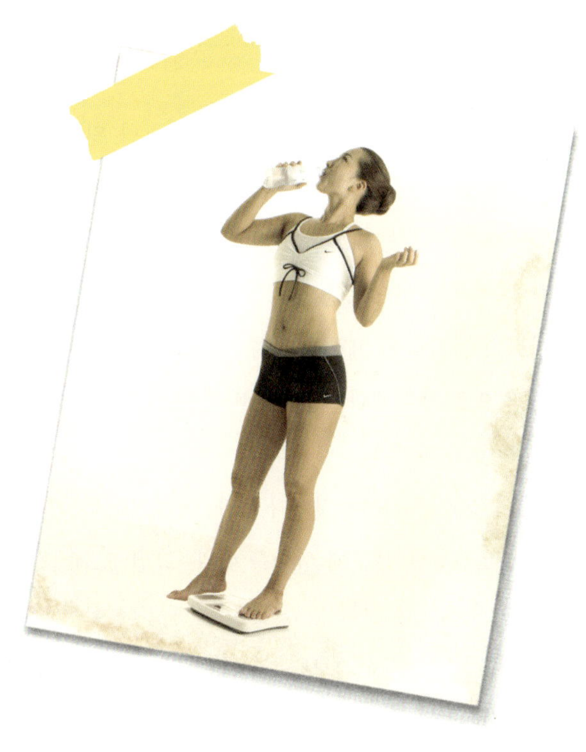

Chapter 6

체중계와 줄자를
가장 친한 친구로 삼아라

다이어트를 하는 사람에게 체중계는 스트레스의 원천이다. 매일매일 체중계에 올라서서 '오늘은 안 빠졌네…' '하루 종일 정말 열심히 운동하고 안 먹었는데, 왜 이것밖에 안 빠져!' 하며 한탄하고는 실의감에 빠져 다이어트를 포기하게 되곤 한다. 그래서인지 많은 다이어트 전문가들이 체중을 자주 재지 말라고 이야기한다. 그러나 나는 역으로 생각했다. 생각을 바꾸니 체중계가 다이어트에 아주 많은 도움이 되었다.

예를 들어, 이렇게 생각하는 것이다. 오늘 하루 열심히 운동하고 정해진 음식으로 정확한 시간에 식사를 했다. 그런데 24시간이 지난 후에도 체중엔 변화가 전혀 없었다. 이럴 땐 '더 이상 안 빠지나봐…. 어떡해' 라고 생각하기보다 '오늘은 전혀 변화가 없잖아. 어제는 1kg 빠졌지? 그럼 어제와 오늘의 차이를 한번 따져볼까?' 하면서 다이어트 일기를 꺼내고 어제와 오늘의 생활패턴을 비교해본다. 어제는 학교에서 수업을 듣느라 이동하는 시간이 더욱 많았고 오늘은 적었다든지 하는 작은 차이들이 있을 것이다. 그렇다면 내일은 되도록 엘리베이터나 택시를 이용하는 대신 걸어가거나 대중교통을 이용해 특별한 운동시간 이외의 운동량을 늘리면 된다. 어제와 오늘 무엇을 먹고 마셨는지, 탄수화물의 양이나 간식의 양이 많아진 것은 아닌지를 살펴본다. 어떻게 움직였고 운동은 어떻게 했는지 등을 비교하며 내일의 다이어트 성공을 위한 밑거름으로 삼는 반성의 시간을 갖는 것이다.

체중계에 매일 올라 오늘 하루를 돌아보며 무엇을 잘했고 잘못했는지 체크하고, 8주 동안 다이어트를 하면서 체중의 변화를 내 눈으로 직접 확인할 수 있다.

실제로 체중은 비탈길처럼 쭉 빠지다가도 일정한 정체기를 거친다. 대부분 그 정체기에 다이어트를 포기하게 되는데, 그 때도 체중계에 올라가 '아, 잘 유지하고 있어. 이렇게 유지하다가 다시 빠지는 것이 바로 건강한 다이어트요 요요 없는 다이어트지, 암!' 하고 스스로 칭찬해주는 것도 바람직한 방법이다. 나는 매일 체중을 재고 일일이 일기장에 적어놓았는데, 뭔가 먹고 싶어서 죽을 것만 같은 날은 그동안 적어놓은 일기를 꺼내보는 것으로 마음을 달랠 수 있었다. 쑥쑥 줄어드는 몸무게의 변화를 보면 뿌듯하고 아까워서라도 먹고 싶은 맘이 쏙 달아났다.

체중과 치수를 재는 것은 음식에 대한 생각을 떨쳐버릴 수 있는 기회가 되기도 한다. 또한 다이어트에 대한 나의 관심을 표명하는 것이기도 하다. 매일매일, 아니 하루에도 수십 번씩 체중계에 오르면서 '나는 다이어트를 하고 있다'는 사실을 스스로에게 주지시키고 무심결에 과자를 집어 들거나 폭식하는 일을 막는 도구로 활용하도록 하자.

현명한 생각의 전환은 당신에게 많은 변화를 선물해줄 것이다.

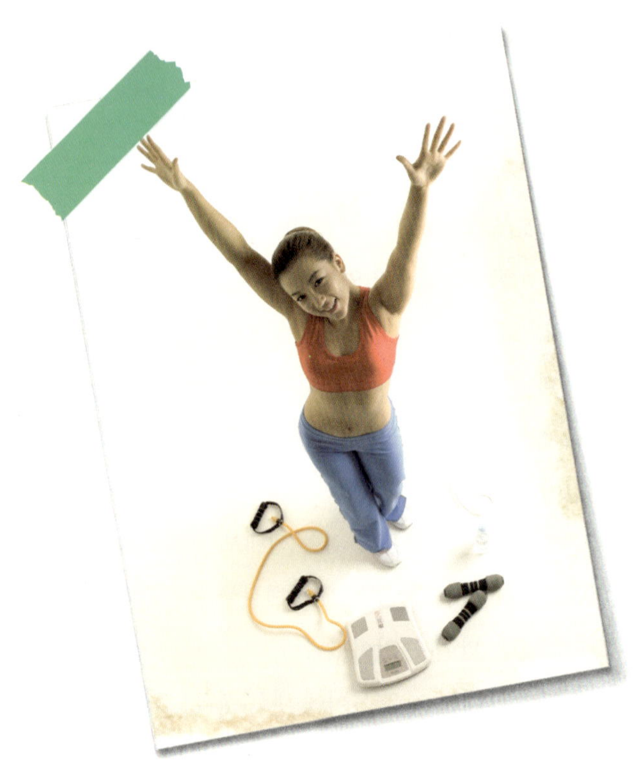

다이어트는
절대 숨어서 하지 마라

예전에는 다이어트를 시작하면서 "나 다이어트한다~"며 알리는 것이 얼마나 창피했는지 모른다. 마치 "나 뚱뚱해요"라고 광고하는 것 같기도 하고, 만약 실패하기라도 하면 사람들이 '그럼 그렇지, 뭐' 하고 생각할 것 같아 두렵기도 했던 것이다. 그래서 주로 방학을 이용하거나 아예 친구들과의 만남을 차단하면서 다이어트를 하곤 했다.

그러나 다이어트에 성공하는 것은 분명 아주 자랑스러운 일이다. 그만큼 노력과 시간을 투자해야 하고, 무엇보다도 의지가 앞서야 하기 때문이다. 이렇게 많은 희생을 안고 멋진 결과를 낳았는데, 이보다 값진 수확이 어디 있겠는가?

다이어트하는 것은 창피한 일이 아니다. 오히려 애초에 날씬하게 태어나서 뚱뚱한 사람을 무조건 얕보고 놀리는 사람, 혹은 "난 아무리 먹어도 살 안 찌는걸" 하면서 빈정거리는 사람, 날씬하다는 이유로 자신의 건강을 방치하고 무기력하게 생활하는 일부 나태한 사람들이 창피해야 할 것이다. 그리고 건강을 해칠 수 있다는 걸 알면서도 아무런 대책 없이 "난 왜 살이 안 빠질까?"라며 푸념만 늘어놓는 사람들이 좀더 문제가 있는 것이다.

문제를 인식하고 해결을 위해 다이어트에 도전하는 사람에게 감히 누가 돌을 던질 수 있단 말인가?

내가 다이어트를 한다고 할 때도 주변에서는 성공을 기원해주기 는커녕 먹는 걸로 유혹하거나 핀잔을 주는 경우가 더 많았다. "야야, 무슨 다이어트야. 지금이 귀여워. 그냥 먹어" 하며 나의 의지를 과소평가하는 친구들도 많았다. 나는 나름대로 하루 섭취량을 계산해서 먹는데 "야, 그거 먹고 어떻게 사냐? 그러다 쓰러진다구" 혹은 "무슨 다이어트야, 괜히 건강만 해쳐!"라는 말을 듣기 일쑤였다. 어디 그뿐인가? 친구들 여럿이 어울리는 자리에서 다이어트 때문에 뭘 안 먹는다고 하면, 아이들은 오히려 나를 타깃으로 삼고 "먹어라, 먹어라~" 하며 부추기기만 했다. 나는 그런 자리들이 불편해서 피하게 되고, 그래서 친구들과의 사이가 서먹해질 때도 있었다.

그렇다고 '왕따'로 혼자 지낼 수는 없지 않은가. 친한 친구들에겐 건강을 위해 이번엔 정말 살을 빼야 한다는 말로 호소했다. "허리랑 다리도 아파. 더구나 미래의 퍼스널 트레이너를 꿈꾸는 꿈 많은 소녀로서, 지금 다이어트를 하지 않으면 내 인생 전체에 무슨 비전이 있겠어?" 나는 친구들과 상담을 하면서 이번 다이어트엔 꼭 성공할 수 있게 도와달라고 부탁했다. 진정 나를 위하는 친구라면 이렇게 중대한 일생일대의 결심을 당연히 팍팍 밀어줄 거란 확신이 있었고, 실제로도 그러했다. 그리고 새침하게만 바라보고 같이 술 안 마신다고 구박하던 친구들도 내가 다이어트에 성공한 후 하나둘 "어떻게 뺐어? 대단하다, 나도 알려줘~"라며 다시 나에게 다가오기 시작했다.

다이어트를 통해 또 하나 깨달은 사실이 있다. 친구는 구걸하거나 억지로 얻으려 하기보다는, 내 스스로 당당하게 누군가에게 친구가 될 수 있다면 자연스럽게 따라온다는 것. 다이어트는 진정한 친구를 찾게 해주었고, 또한 친구들 사이에서 인기 있는 나를 만들어주었다.

다이어트는 절대로 부끄러운 일이 아니다. 일류대학에 들어가기 위해 열심히 영어단어를 외우듯, 멋진 취업을 위해 학점관리에 신경을 쓰듯, 나는 앞으로 남은 평생을 건강하게 살기 위해 지금 현명한 식단을 짜고 운동을 하는 것이다.

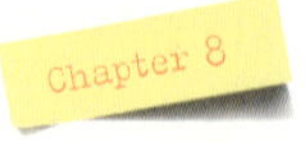

반드시 요요에 대비하라

다이어트의 최대 적은 바로 '요요'다. 그래서 현명한 다이어트가 더욱 중요한 것이다. 힘들게 기껏 뺀 살이 요요 때문에 무용지물이 되어버리면 얼마나 속상하겠는가. 요요를 막는 현명한 다이어트는 체질을 변화시키는 다이어트다. 다이어트를 하는 동안에 식이요법을 행하는 것은 당연하지만, 다이어트가 끝난 이후에 식단이 자유로워진다 해도 살이 찌지 않게 하는 것이 중요하다.

다이어트를 하며 체질을 변화시키는 열쇠는 바로 '기초대사량'과 '근육량'에 있다. 기초대사량이란 쉽게 말해 잠자고 있어도 소비되는 에너지를 말한다. 기초대사량이 높다는 것은 잠을 자고 일어나도 살이 빠지고 먹어도 살이 안 찌는, 모두가 꿈에 그리는 체질이 된다는 뜻이다. 기초대사량을 높이는 가장 효과적인 방법은 무산소 운동, 웨이트 트레이닝이라고 불리는 근력운동을 통해 몸

속의 근육량을 늘리는 것이다.

'남자가 여자보다 살이 잘 안 찐다' '같은 양을 먹어도 여자가 살찌기 쉽다' 등의 이야기를 한 번쯤은 들어본 적이 있을 것이다. 이것은 틀린 말이 아니다. 남성과 여성의 기초대사량, 근육량에 차이가 있기 때문이다. 보통 남성이 여성보다 근육량이 상대적으로 많고, 따라서 기초대사량도 높다.

근육량을 늘리면 기초대사량은 반드시 높아진다. 유산소 운동만으로도 살을 뺄 수 있지만, 요요를 막고 싶다면 근본적으로 근육의 양을 늘리는 데 좀더 노력하도록 하자.

주변의 유혹에 당당하고
현명하게 대처하라

다이어트를 할 때면 꼭 이런 친구들이 있다.

"오늘은 내 생일이잖아. 케이크는 같이 먹어줘야지~"

"나 정말 인생상담이 필요한데, 오늘 술 한 잔 같이 안 되겠니?"

"다이어트는 무슨 다이어트…. 야, 딱 오늘까지만 먹고 빼."

"이거 하나 먹는다고 살 안 쪄. 칼로리도 낮다구"

혼자 살아가는 사회가 아닌지라 수많은 사람들과 부딪히다보면, 다이어트를 방해하는 달콤한 유혹들을 뿌리치기가 정말 힘들다. 더군다나 사회생활을 하는 경우라면 더더욱 괴로운 문제가 된다.

그렇다면 다이어트를 향한 내 불타는 의지를 꺾으려는 유혹을 뿌리칠 수 있어야 한다. 상황에 따른 구체적인 방법은 뒤에서 또 설명하기로 하고, 여기서는 기본적인 사항을 알아보도록 하자.

가장 중요한 것은 순간을 모면하는 것이다. 절대로 빠질 수 없는 자리라면 긴장을 늦추지 말고 먹는 것에 주의를 요해야 한다. 먹고 싶은 게 자꾸 생각나서 도무지 자제하기 힘들다면, 일기를 펴서 그때의 느낌을 글로 남기거나 낙서를 한다. 미래의 날씬한 내 모습을 그려보고, 치킨이나 피자를 마구 먹다가 살이 점점 오르는 친구들을 상상해보는 것도 도움이 될 것이다.

내가 다이어트를 할 때도 밤마다 치킨과 맥주로 날 유혹했던 친구가 있었다. 당시에는 짭짤한 치킨과 시원한 맥주, 친구와의 수다가 얼마나 그리웠는지 모른다. 친구에게서 전화가 걸려올 때마다 내 마음속은 '딱 하루만 넘어가~' 하는 목소리와 '안 돼, 얼마 후 날씬한 네 모습을 상상해봐!' 하는 목소리가 치열한 전쟁을 벌였다. 그때마다 나는 내 목표를 스스로 떠올리며 가까스로 유혹을 이겨낼 수 있었다. 8주 뒤, 치킨과 맥주로 야식을 챙기는 친구들 틈에서 수많은 유혹을 이기며 양배추와 닭 가슴살만 뜯어 먹던 나는 다이어트에 성공했고, 그 친구는 대략 5kg이 쪘다. 그것도 배만 불룩한 복부형 비만으로. 내가 다이어트를 할 때 속 타는 내 심정은 모르고 맥주를 권하며 "다이어트는 뭣하러 해?" "이번에도 다시 찔걸?" 하고 놀리던 친구가, 지금은 나를 몹시 부러워하며 내게 다이어트 방법을 가르쳐달라고 조른다.

친구 사이에 이런 마음이 들면 안 되겠지만, 솔직하게 아주 솔직하게 말하면 통쾌하다!

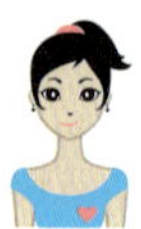

세상에는 정말 예쁜 옷도 많고, 요즘엔 인터넷을 통해 아주 저렴한 가격에 힘들이지 않고 옷을 살 수 있다. 단 66사이즈 이하만.

77, 88을 넘나들던 나에게 인터넷 쇼핑은 참으로 어려운 일이었다. 간혹 상품평에 '크게 나와서 편해요'라고 적힌 것을 보고 망설이다 옷을 구입하면 '역시나'다. 왠지 사이즈가 작아서 반품한다는 것이 너무 부끄러워 그냥 옷장에 처박아뒀다. 에잇, 또 돈만 버렸다.

옷을 사는 것은 물론 아침마다 옷장을 여는 것도 스트레스였다. 옷장을 열어도 맘에 드는 옷이 없다. 대부분 검고 어두운 색상이 대부분이다.

대학생이 된 후에는 아무래도 이성에 더욱 신경이 쓰이기 마련. 아무리 뚱뚱하다고 해도 아침마다 거울을 보면서 조금이라도 날씬해 보이는 옷을 찾게 된다. 큰맘 먹고 새로 산 옷이 너무 화사하고 예뻐 보일 때도 있다. 나름대로 이것저것 챙겨서 맞춰 입고 나갔는데 남자 동기며 선배들이 한마디 한다.

"넌 만날 스타일이 왜 그 모양이냐?"

그런 날은 정말 수업 받기도 싫었다. 온통 꽉 끼는 옷에 신경이 쓰여 움직이는 것도 불편하고, 결국 수업도 듣는 둥 마는 둥 한시 바삐 집으로 향하고 말았다.

그런 일상이 반복되고 시간이 지나다보면 '그게 그거지, 외모에 뭐 그리 신경 쓰나~' 하고 저 스스로 위로를 하며 대충 보이는 옷을 꺼내 입는다. 그러나 군색한 자기변명일 뿐이란 것은, 나 자신이 가장 잘 알고 있다.

"나경아, ○○백화점 오늘부터 세일이래~"

예쁜 옷 좋아하는 여자애들이 으레 그렇듯이, 나도 친구들과 함께 백화점으로 우르르 몰려간다. 하지만…. 할인판매를 한다는 옷들은 어쩜 하나같이 작은 사이즈뿐인지! 바지는 허리사이즈 26, 27인치뿐이고 셔츠나 블라우스, 재킷도 팔이 안 들어갈 것 같다. 아아, 정말 묻고 싶다.

"원래 작은 사이즈만 만드는 것입니까? 아니면 나처럼 뚱뚱한 고객들이 큰 사이즈를 먼저 싹~ 쓸어간 것입니까!?"

동대문 쇼핑몰도 마찬가지다. 예쁜 옷은 모두 사이즈 44, 55뿐. 간혹 66도 있지만, 그곳에서 파는 66은 웬일인지 55만큼 작기만 하다. 어쩌다 사이즈가 맞는 옷을 찾아서 "이거 이 색깔뿐이에요? 다른 디자인은 없나요?"라고 묻기라도 하면, 그 주인장의 눈초리는 마치 '사이즈 있을 때 입어. 그리 큰 게 자주 있는 건 줄 알아?' 라고 되묻는 것만 같다. 돈을 내고 물건을 사는 건 나인데, 왜 항상 내가 주눅 들어야 한단 말인가. 어쩌면 내가 너무 예민하게 판단한 것일 수도 있지만, 그런 느낌을 떨쳐버리기는 힘들었다.

물론 큰 옷을 파는 곳도 있다. 그러나 디자인이나 색상을 선택하는 것은 불가능하다. 단지 맞는 사이즈의 옷을 발견하면 '앗싸, 봉 잡았다!' 는 마음으로 가져오는 수밖에.

그러나 워낙 예쁜 것을 좋아하는 터라 옷에 대한 욕심을 버릴 수는 없다. 늘 상처받지만 '역시나, 하더라도 혹시나…' 하는 마음으로 다시 쇼핑을 나선다. 나의 눈을 사로잡는 옷들은 너무너무 많다. 가서 만져보지만 점원 언니들은 관심도 없다. '네가 그 옷을?' 하는 눈빛에 그냥 갈까도 생각하지만 그래도 참고 물어본다.

"이거 사이즈 몇까지 나와요?"

그러면 기다렸다는 듯 "66이요" 한다. 혹시라도 66이 좀 크게 나와서 나한테도 맞지 않을까 하는 기대로 옷을 계속 만지작거리면 점원 언니의 한마디. "저희 옷이 좀 타이트하게 나오거든요."

우리나라엔 진정 나한테 맞는 77, 88사이즈 옷이 그리도 없단 말인가? 정녕 크게 만들면 디자인이 살지 않는가? 만들면 적자라도 나는가? 우리는 어디 가서 뭘 입고 살아야 하나! 정말 너무하다!

전국의 수많은 옷가게 점원에게 이렇게 외치고 싶다.

"여러분, 뚱뚱해도 손님입니다. 그렇지 않아도 상처받은 영혼, 좀 더 친절하게 대해주시면 안 되나요~?"

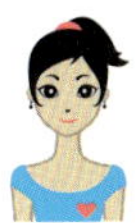

친구들은 언제나 내게 물었다.

"요즘 ○○다이어트가 유행하던데, 그거 어때?"

그럴 때마다 내 입에서는 대답이 술술 나온다. "아, 그건 요요가 너무 심하대!"

나는야, 다이어트 박사. 하지만 나는 매번 다이어트에 실패하고 여전히 뚱뚱했다. 굉장한 아이러니가 아닐 수 없다. 하지만 살이 쪄서 고민인 사람이라면 분명 나의 경험담에 "맞아, 맞아!"를 연발할 것이다. 다이어트 박사가 되고 싶어서 된 게 아니라, 초미의 관심으로 자연스럽게 해박한 지식을 갖게 된다는 것. 웬만한 음식의 칼로리는 죄다 외우고 있고, 어떤 운동이 체중 감소에 효과적인지, 요즘 다이어트 트렌드가 어떤지, 정말 모르는 게 없다.

20년이 넘도록 늘 풍만한 체격을 유지했던 나에게 다이어트란 평생의 숙제와 같았다. 대놓고 표시를 내진 않았지만, 유행하는 다이어트 책은 모조리 사서 방에 혼자 틀어박혀 몰래 읽었고, 인터넷에 뜬 '다이어트' '감량'이라는 단어는 눈에 띄는 대로 클릭하여 열심히 정독했다.

문제는 '알고만' 있다는 것이다. 알고 있으니까 박사는 박산데, 정작 실천은 못하는 '머리만 박사'다. 공부만큼 실천이 따라주지 못했다. 마치 책상정리하고 필요한 책들 꺼내놓고 이것저것 챙기느라 정작 공부는 시작하자마자 잠드는 시험 전날의 불쌍한 학생처럼 말이다. 큰맘 먹고 실천을 하더라도 의지가 약해 금방 포기해버리거나, 여러 가지 이유로 요요를 겪고 말았다. 이론과 실전은 그야말로 하늘과 땅만큼 멀리 떨어져 있다.또 하나, 다이어트 박사가 된 비결은 몸소 겪은 경험에서 얻은 노하우. 다이어트의 고전인 '무조건 굶고 버티기' 부터 시대를 풍미했던 사과 다이어트와 원-푸드 다이어트, 빨래집게 다이어트 등 정말 안 해본 게 없다. 그러니 그 다이어트의 장 · 단점을 그 누구보다도 확실히 알고 있는 게 당연했다. 날이 갈수록, 새로운 다이어트법이 소개될수록, 나는 더욱 똑똑한 다이어트 박사가 되어갔다. 나는 언제나 친구들의 다이어트 고문으로서, 여러 가지 조언을 시원시원하게 해줄 수 있었다. 하지만 그러면 뭐하나. 머리만 박사고, 몸은 뚱뚱한데….

　중요한 것은 따로 있었다. 아는 것보다 중요한 것, 바로 '실천' 이 그것이다. 아는 것이 힘이 아니라, 아는 것을 행동으로 옮길 때 비로소 다이어트가 시작되는 것이다. 무엇보다도 올바른 다이어트로 말이다.

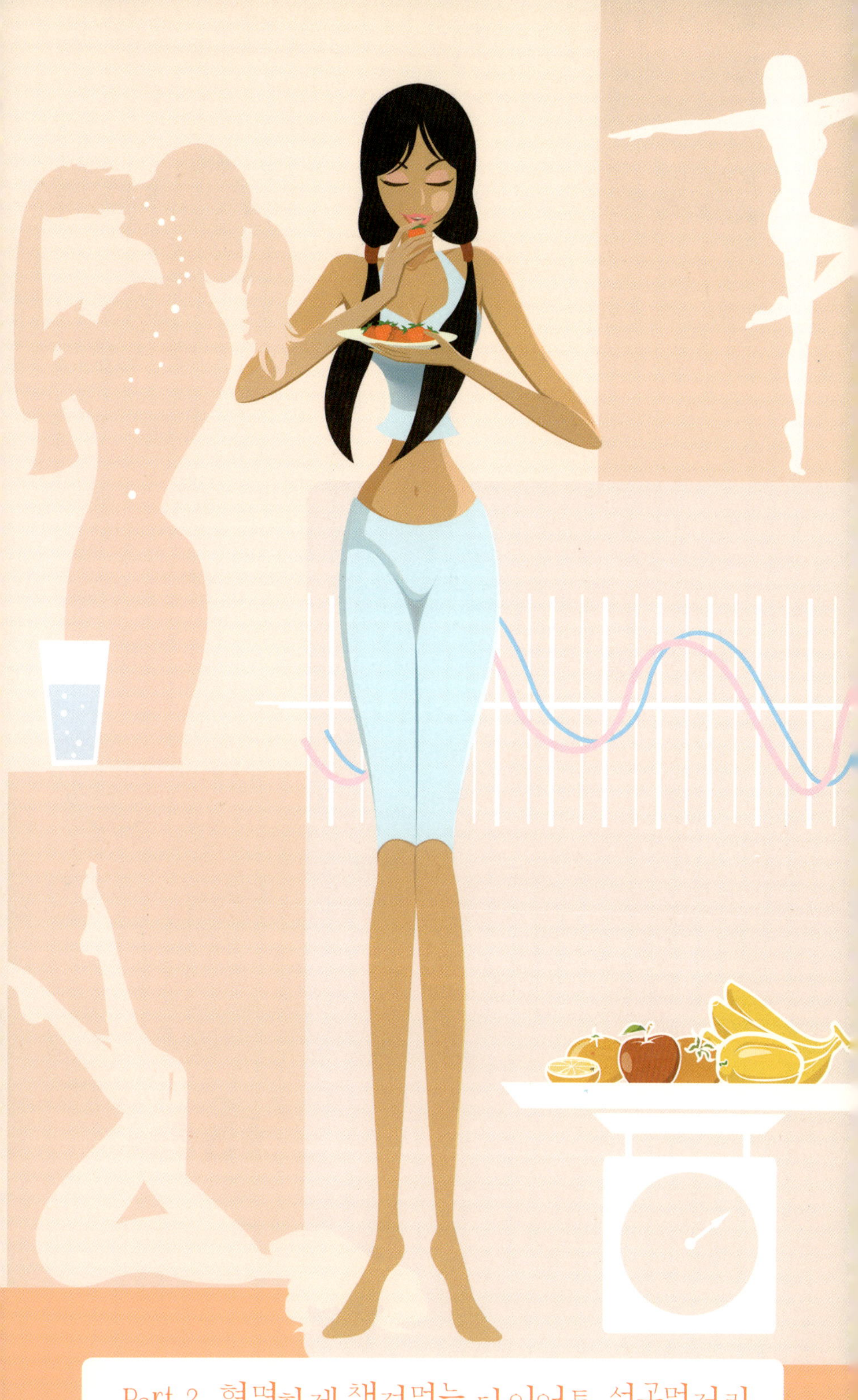

Part 2 현명하게 챙겨먹는 다이어트 성공먹거리

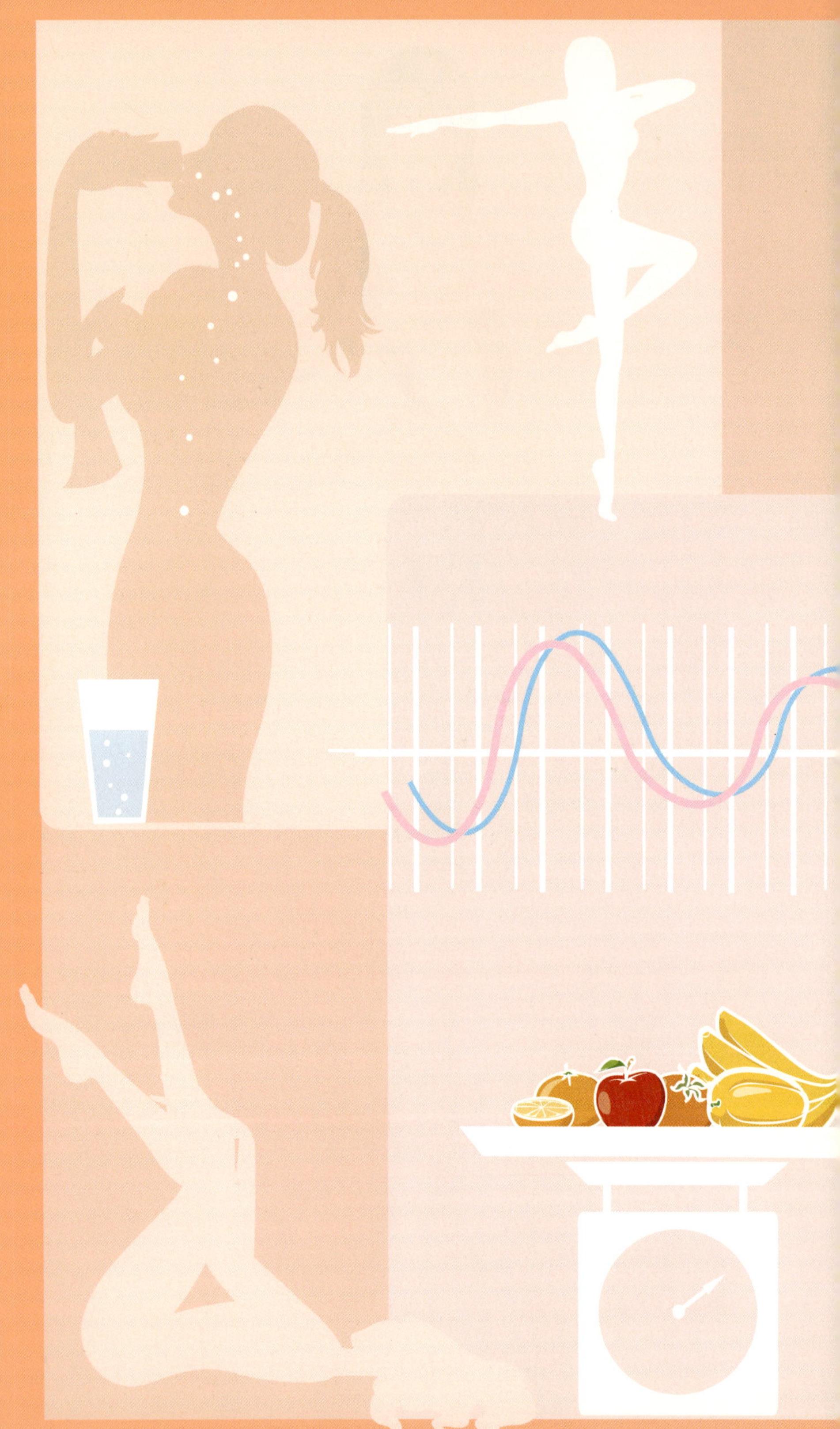

현명하게 챙겨먹는 다이어트 성공먹거리

무조건 굶는다?

무조건 적게 먹는다?

NO! 절대 굶지 마라!

다이어트의 80%는

식습관이 좌우한다고 해도 과언이 아닙니다.

절대 굶어서는 안 됩니다!

굶으면 '물만 먹어도 찌는 체질'로 변하거든요.

충분히, 건강하게, 그리고 현명하게 먹는

식습관이 관건이랍니다.

Chapter 10

물만 먹어도 찌는 체질, 있다

"나는 정말 물만 먹어도 살이 쪄요."

"정말 조금 먹는데 쪄요. 저주받은 체질이에요!"

다이어트에 관심을 두는 많은 사람들이 적게 먹어도 살이 찐다며 스트레스를 받는다. 실제로 먹는 양이 굉장히 적은데도 온몸에 군살이 덕지덕지 붙어 있는 사람들이 있다. '저렇게 먹는데 왜 살이 쪘을까?' 의아할 정도다.

결론부터 이야기하자면, '물만 마셔도 살이 찌는 체질'은 있다. 정말 조금만 먹어도 살이 찌는 체질이 있다는 말이다. 그 이유는 바로 잘못된 식습관 때문이다.

수차례 반복해서 이야기했듯이 무조건 굶게 되면 체지방을 줄이는 다이어트가 아닌 우리 몸에 꼭 필요한 근육을 줄이는 잘못된 다이어트가 되고 만다. 굶어버리면 우리 몸은 에너지 절약을 위해 근육의 양을 줄임으로써 스스로 자기 몸을 물만 먹어도 찌는 체질로

만들어놓는 잘못된 다이어트가 낳은, 정말 가슴 아픈 결과다. 나
역시 다이어트에 성공하기 전까지 왜 물만 먹어도 살이 찌는지, 왜
먹는 족족 살로만 가는지 속상하기만 하고 혼자 끙끙 앓기만 했다.
이제부터 공개하는 나의 경험담을 바탕으로, 당신도 현명하게 먹
고 요요 없는 체질 만들기에 도전해보길 바란다.

그래, 나는 EBM이야

　한창 살이 찌고 다이어트란 다이어트는 모조리 섭렵하던 무렵,
가끔 들었던 말이 있다.

　"야, 너 그거 먹고 되겠냐? 먹는 거 봐서는 절대 살 안 찌겠는
데…." 그 뒤에 생략된 말은 안 들어도 뻔하다. "왜 살이 쪘니?" 그
런 말을 들었을 때, 나는 아무 말도 할 수 없었다. 그 누구보다 나
자신이 나를 잘 알기 때문이다.

　밖에서 음식을 먹을 때는 늘 다른 사람들의 눈치를 보게 된다.
'어휴, 저렇게 먹으니까 살이 찌지' '완전 돼지네, 돼지야' 하고
생각하면서 나를 한심하게 보지는 않을까 하는 걱정 때문에 더 먹
고 싶어도 더 이상 수저를 놀릴 수 없는 경우가 대부분이었다. 그
런데 문제는 집에 돌아왔을 때다. 계속 먹는 걸 자제할 수 있으면
좋지만 집에 돌아오면 꼭 밤 10시가 훌쩍 넘은 시간에 냉장고 문을
열게 되는 것이다. 아니면 혼자 '아, 밖에서 너무 조금 먹었더니

허기가 지네. 이래서는 밤에 잠도 못 자겠어' 라고 생각하면서 스스로에게 보상이라도 해주듯 초콜릿이나 과자 같은 것을 먹는다. 야밤중에 이렇게 엄청난 칼로리를 섭취하게 되다니.

드라마나 영화에서도 이런 모습을 흔히 볼 수 있다. 여자들이 남자 앞에서 내숭을 떨며 "아, 배부르다. 그만 먹을래" 하며 조신하게 입을 닦는다. 그러고 나서 집에 돌아가면 커다란 양푼에 밥 한 솥과 냉장고에 있는 반찬을 모두 털어 넣고 쓱싹쓱싹 비벼먹는다…. 이것이야말로 가장 경계해야 할, 잘못된 식습관의 대표적인 예다. 하지만 예전의 나에겐 너무나 익숙한 모습이었다. 차라리 저녁식사를 할 때 2인분을 먹는 게 나을 텐데.

또 하나 말릴 수 없는 최악의 시나리오가 있다. 하루 종일 밖에서 못 먹은 것을 보상이라도 하듯, 그 밤에 허겁지겁 2인분은 먹어 치운다는 것이다. 배가 고플 때는 먹으면서 정말 아무런 생각도 나지 않는다. 배고픔을 참고 오래 견뎠거나, 하루 종일 일 때문에 아무것도 못 먹었을 때 특히 그렇다.

그런데 어처구니없게도 늘 먹고 나면 너무 배가 불러서 화가 난다. 배고파서 먹었는데 이제는 먹었다고 화를 내다니, 뚱뚱하지 않은 사람은 절대 그 심정 모를 거다. 실컷 먹고 배가 빵빵해진 후에야 비로소 '내가 왜 먹었을까? 또 살찌겠네. 아, 속상해. 난 의지박약인가봐' 하면서 스스로를 원망하게 되는 기분. 그런데 이미 먹은 걸 어찌하겠는가? 게워낼 수도 없고….

더더욱 난감한 시나리오를 만들어볼까? 터질 듯한 배를 만지며 속상해서 눈물을 지으면서도 너무 배가 불러 그대로 잠이 들어버

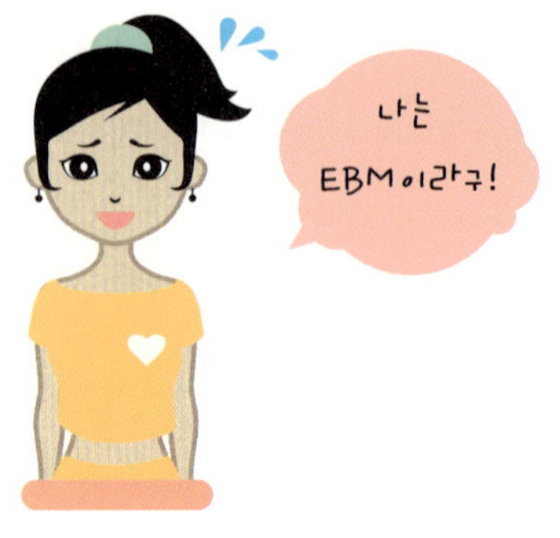

리는 것. 아아악!

다음날 아침 퉁퉁 부은 얼굴을 보면서 "미쳤어, 미쳤어! 그 시간에 그렇게 먹어대다니!" 하고 자학해보지만, 이미 부은 몸을 다시 되돌릴 길은 없다. 거울을 보고, 땅이 꺼져라 한숨을 내쉬고는, 자포자기하게 된다.

'그래, 내가 무슨 다이어트냐. 나는 E(이미) B(버린) M(몸)이야, EBM! 이미 버린 몸, 에라 모르겠다~' 그러고는 또 아무 생각 없이 먹는 것이다.

이렇게 어처구니없는 일들이 다람쥐 쳇바퀴 돌 듯 되풀이되면서 다이어트에 대한 자신감은 날로 없어지고 몸은 날로 퉁퉁 부어간다.

나는 몇 년간 이런 최악의 시나리오를 재현하며 끊임없이 다이어트에 실패했다. 특히 고등학교 1, 2학년 때는 다이어트에 아주 푹 빠져 있었다. 교복치마를 입는 것이 너무 창피해서 어떻게든 날씬한 다리를 만들고 싶었다. 그러나 언제나 결과는 실패, 실패뿐이었다. 도대체 왜 그랬을까? 수많은 다이어트에 실패를 하며 뼈아프게 얻은 교훈은 다음과 같다.

1. 절대 한 가지만 먹어서는 안 된다. 단기간에 살은 빠지지만 요요 또한 한 방이다.

2. 무조건 굶으면 안 된다. 어느 순간, 나도 의식하지 못하는 찰나, 정신을 차려보면 음식물을 입 안으로 우적우적 넣고 있는 나를 발견한다.

3. 세상에 먹어서 살이 빠지는 음식은 없다. 살이 덜 찌는 음식이 있을 뿐이다.

물만 먹어도 찌는 체질, 이렇게 만들어진다

굶으면 당연히 살이 빠진다. 그러나 살과 함께 진도 맥도 다 빠진다. 건강이 나빠지는 것은 두 말하면 잔소리. 굶어서 빠지는 살은 체지방이 아닌 우리 몸에 꼭 필요한 수분과 근육이다. 나는 그 사실을 몰랐다. 근육이 빠지면 나중에 더욱 무시무시한 결과, 요요가 온다는 사실을 꿈에도 몰랐던 것이다.

무조건 체중계가 가리키는 숫자가 적어지는 것만이 능사라고 생각했다. 그래서 잘못된 다이어트를 하면서도 체중이 빠진다며 기뻐했다. 정말 안 해본 다이어트가 없을 정도로 셀 수 없이 많은 다이어트를 했다. 그때마다 살은 빠졌다. 그러나 금세 요요가 찾아오고, 그 때의 체중계는 다이어트를 하기 전보다 더 높은 숫자를 가리켰다.

사회체육을 전공하면서 내가 했던 다이어트 방법이 왜 잘못된 것인지, 왜 그렇게 힘들었는지, 왜 요요를 불렀는지를 이론적으로 알게 되었다. 또한 퍼스널 트레이너가 되기 위해 여러 선생님, 선배님들의 조언과 도움을 받으면서 확신을 가질 수 있었다. 이 자리를 빌어 학교에서 많은 도움을 주신 선생님들께 감사의 말씀을 드린다. 또한 학교에서 배우지 못한 현실적이고 실질적인 현장 경험들, 그리고 효과적인 운동기술을 직접 지도해주신 사부님 이하 선배님들께도 진심으로 감사의 인사를 드리고 싶다. 이러한 많은 분들의 도움과 이론적인 확신으로 다시 한 번 자신 있게 다이어트에 도전하고, 성공할 수 있었던 것이다!

내가 했다면, 당신도 할 수 있다. 누구나 할 수 있다. 조금만 알면 누구나 성공할 수 있는 아주 쉬운 원리만 알면 된다. 그동안 번번이 다이어트에 속고 실패하고 좌절하고 힘들었던 사람들…. 딱 한 번만 열심히 내 이야기에 귀 기울이고 도전해보라. 다이어트에 성공하고 얻게 된 수많은 행복을 나처럼 살이 쪄서 힘든 시기를 겪어야 했던 모든 사람들과 함께 나누고 싶다. 아자아자!

한 가지 음식만을 먹는 원-푸드 다이어트나 굶는 다이어트는 그야말로 저주받은 체질을 만드는 원흉이다. 다이어트를 할 때 주의해서 빼야 할 것은 체지방이다. 하지만 잘못된 다이어트 방법을 쓰면 수분과 근육이 빠져 체중이 줄어든다.

올바른 다이어트는 수분과 근육이 아닌 체지방을 줄이는 것임을 명심해야 한다. 먹는 양을 갑자기 팍 줄이거나 원-푸드 다이어트 같은 것을 하면 처음에 5kg 정도는 쫙쫙 빠진다. 이렇게 몸무게가 빠지면 덩실덩실 춤을 추면서 '앗싸~ 더 열심히 굶어야지!' 하면서 몸을 더욱 혹사시키게 된다. 실제로 나도 그랬다. 하지만 이러는 동안 우리 몸은 영양분을 유지하기 위한 대응조치에 들어간다. 일상생활을 하기 위해서는 일정량의 에너지가 필요한데, 음식섭취량이 급격히 감소되어 그 에너지가 모자라게 되니 최대한 에너지를 아끼기 위해 우리 몸에서 유지비용이 가장 많이 드는 근육부터 없애버리는 것이다. 집에서 전기세가 많이 나오면 전기를 가장 많이 잡아먹는 에어컨의 사용부터 줄이는 것과 같은 이치라 하겠다. 또한 몸이 신진대사율을 낮춰 지방을 쌓아두려고 하게 되니, 아무리 적은 양이라도 들어오기만 하면 무조건 저장부터 하여 살이 찌는 것이다.

자, 체지방은 그대로인 채 근육만 빠져나간 몸. 몸이 좀 날씬해진 것 같긴 하지만 피부는 흐늘흐늘, 몸매는 이상하게 균형이 안 맞고 다이어트가 끝나고 다른 음식을 먹자마자 무섭게 살이 다시 찐다. 참고로 한 번 빠진 근육은 정말 피나는 노력을 하지 않는 한 잘 생기지 않는다. 그러니 다이어트 성공 이후 안심한 채 예전처럼 먹기 시작하면 체지방은 더욱 쌓이고 근육량은 상대적으로 적은 몸이 되고 마는 것이다.

또 한 가지, 무리하게 식사량을 줄여 다이어트를 하면 불필요한 열량까지 지방으로 저장하는 아주 몹쓸 체질을 만들게 된다. 우리 몸은 스스로를 보호하기 위해 굉장히 똑똑하게 움직인다. 그런데 일정하게 몸속으로 들어오던 영양분이 급속히 줄어들거나 뚝 끊겨

버리면 몸은 잔뜩 긴장을 한다. '아니 이럴 수가…. 음식량이 이렇게 줄다가 기초대사량도 못 맞추는 거 아냐?' 이렇게 걱정을 하던 우리 몸은 몸속에 들어온 음식을 최대한 저장하기 시작한다. 그렇게 되면 평소에 먹은 음식의 50은 저장하고 50은 내보내던 몸이, 나중에는 80을 저장하고 20만 내보내는 체질로 바뀌게 되는 것이다. 일상생활을 하는 데 있어서 하루에 필요한 에너지는 50인데, 30을 여분으로 저장하고 있다고 생각해보라. 에너지를 내는 영양분은 포도당에서 체지방으로 바뀌어 저장된다는 사실은 고등학교 생물시간에도 알려준다. 일정 시간이 지나면 포도당으로 저장되었던 여분의 에너지가 배출되는 것이 아니라, 그대로 체지방으로 쌓이는 것이다. 그것도 바로 우리의 똥배로, 허벅지로, 팔뚝으로, 이중턱으로 말이다.

그렇기 때문에 적절한 영양분을 공급하는 일이 필요하다. 몸이 긴장하여 여분의 에너지를 저장하지 않도록 현명하게 속여줘야 한다는 것이다. 현명하게 몸을 속이는 식이요법, 그것이 바로 다이어트의 핵심이다.

현명하게 우리 몸을 속이자!

다이어트를 할 때 식사량을 줄여야 한다는 것은 틀림없는 사실이다. 식사량을 줄이지 않고 살을 빼는 다이어트는 없다. 시중에 유통되는 약 중에 그런 성분이 있을지 모르지만, 정상적인 음식 중에 먹어서 살이 빠지는 효과를 주는 것은 단연코 없다. 모든 음식은 기본 칼로리를 갖고 있다. 단지 칼로리가 낮아서 살이 '덜' 찌는 음식이 있을 뿐이다. 그런 음식을 현명하게 골라 먹는 것, 그리고 내 몸에 꼭 필요한 기본 영양분을 따져서 먹는 지혜가 필요하다.

단식 다이어트는 100% 요요가 찾아온다. 대신 양은 크게 줄이지 않고 적절한 시간에 영양분을 넣어주어 몸이 긴장하지 않도록 하는 다이어트가 효과적이다. 이 때 흡수보다는 배출이 잘되고, 칼로리가 낮은 음식들을 찾아 먹는 것이 포인트다. 우리 몸은 완벽하게 현명한 다이어트에 속아 요요 없는 날씬한 몸매를 허락하게 될 것이다.

우리 몸이 허락하는
건강 다이어트 비법

보통 남자보다 여자가 다이어트 하기 어렵다고들 한다. 물론 예외와 정도의 차이는 있지만 이런 말이 나오게 된 근거가 분명히 있다. 바로 '기초대사량.' 남자가 여자보다 기초대사량이 높기 때문에 기본적으로 같은 양의 음식을 섭취해도 남는 에너지가 적다. 그래서 살도 덜 찌는 것이다. 다시 말해 기초대사량만 높여준다면 '많이 먹어도 살 안 찌는 체질' 이 될 수 있다는 뜻이다.

기초대사량이 뭔데요?

세상에, 먹어도 살이 안 찌는 체질이 다 있다니! 그런 환상적인 체질을 만드는 열쇠가 바로 기초대사량이다. 기초대사량이 도대체 무엇이기에 몇 번을 강조하는지 궁금하지 않은가?

이론적인 것들을 다 알 필요는 없지만, 지피지기면 백전백승이라 했다. 똑똑한 다이어트를 위해 몇 가지 상식을 가지고 가도록 하자.

기초대사량이란 아무것도 안하고 그냥 가만히 숨쉬고만 있을 때, 기본적으로 숨을 쉬고 장기들이 정상적인 움직임을 하는 데 필요한 에너지량을 말한다. 멍하니 누워서 TV를 보거나 잠을 잘 때조차 우리 몸은 에너지를 필요로 한다. 심장이 뛰고, 숨을 쉬고, 혈액이 운반되고, 소화가 되고…. 이 모든 일에 에너지가 필요한데, 기초대사량은 운동을 하지 않을 때 필요한 최소한의 에너지량이다.

평균 남자는 체중 1kg 당 한 시간에 1kcal를, 여자는 0.9kcal를 소비한다고 하는데, 이것을 기준으로 하루 기초대사량을 측정한다. 역시 남자가 여자보다 기초대사량이 약간 높다. 가령 체중이 똑같이 60kg인 남녀가 있다고 가정해보자. 둘 다 가만히 누워서 아무것도 안 한다고 치면 남자는 한 시간에 60kcal를 소비하고 여자는 54kcal를 소비한다. 한 시간에도 6kcal 정도니, 하루 24시간이 되면 더욱 그 차이가 커지는 것이다. 이러한 차이 때문에 같은 양을 먹어도 여자가 더 쉽게 살이 찐다.

기억을 더듬어보면, 중학교 때쯤 이 '기초대사량' 이란 말을 들어봤을 것이다. 특히 시험 때면 남녀 연령별 기초대사량을 묻는 문제가 꼭 한 번씩 나왔다. 그때는 기초대사량이 뭘 뜻하는지도 모르고 무작정 숫자만 외웠는데…. 일반적인 통계를 기초로 교과서에 실린 기초대사량은 20~29세 남자가 약 1,500~1,800kcal, 20~29세 여자는 약 1,200~1,500kcal다.

그러나! 기초대사량은 사람마다 다 다르다. 체중에 따라, 체질에 따라 각기 다르기 때문이다. 그렇다면 나는 과연 살이 찌는 체질일까, 빠지는 체질일까? 각자의 기초대사량을 직접 계산해보도록 하자.

나 원래 살찌는 체질일까?

기초대사량은 보통 체중과 비례한다. 즉 체중이 많이 나가면 기초대사량도 높다는 것. 그러나 체중을 이루는 요인 중에서 근육량보다 지방이나 수분의 비율이 높다면 기초대사량이 상대적으로 떨어진다. 현명한 다이어트란, 근육량을 늘리고 지방을 줄여 '체중은 적게 기초대사량은 높게' 만드는 것이다.

보통 여성들은 근육운동, 하면 보디빌더 선수 같은 울퉁불퉁한 근육을 생각하는데, 여성은 정말 피나는 훈련을 하지 않는 한 그런 근육을 만들기 어렵다. 근육운동으로 우락부락한 몸이 될까봐 걱정할 필요가 전혀 없다는 것! 눈에 보이지는 않아도 우리 몸속엔 일정 근육이 있는데, 그 근육의 양이 많을수록 기초대사량도 높다. 그러니 근육량만 많아도 자연스럽게 기초대사량이 높아지고, 가만히 있어도 살이 빠지는 체질이 되는 것이다.

그럼 내 기초대사량을 한번 구해볼까?

나의 기초대사량은 얼마일까?

기초대사량 구하는 법

남자 : 66.47 + (13.75 × 체중) + (5 × 키) − (6.76 × 나이)

여자 : 655.1 + (9.56 × 체중) + (1.85 × 키) − (4.68 × 나이)

※ 키는 센티미터로 계산

계산도 어렵고 숫자도 복잡하지만 계산기가 있지 않은가? 더 쉽게 알고 싶다면 가까운 보건소를 방문해보자. 체성분 분석기기를 통해 기초대사량을 바로 알 수 있다.

그러나 기초대사량은 근육량과 비례하기 때문에 숫자로 계산한 것만이 절대적 수치가 될 수 없다. 몸무게와 키가 같다고 해도 근육의 양이 사람들마다 다를 수 있기 때문에 기초대사량도 차이가 날 수 있다. 예를 들어 같은 키에 100kg의 몸무게를 지닌 두 사람이 있다 해도, 운동을 전혀 하지 않는 사람과 운동이 직업인 보디빌더는 체질적으로 차이가 난다. 위의 식대로 계산하면 이 두 사람은 키와 체중이 같기 때문에 기초대사량도 똑같이 나올 것이다. 둘 다 과체중일 수 있겠지만, 보디빌더는 근육의 양이 많고 체지방이 적어서 이상적인 몸을 가지고 있다. 당연히 기초대사량도 높다. 숫자로 계산한 수치와 실제의 기초대사량이 다른 것이다. 그렇기 때문에 숫자가 절대적일 수는 없다.

약 0.45kg의 근육을 잃을 때마다 우리 몸은 하루 30~50kcal씩의 에너지(지방)를 몸속에 저장하게 된다고 한다. 반면 1.35kg의 근육량이 늘어나면 기초대사량은 그에 따라 약 7% 증가한다. 자, 이제부터 할 일은 뭘까? 바로 기초대사량을 높이는 것이다!

비법은 있다! 기초대사량 높이기

기초대사량을 높이는 방법은 간단하다. 근육량을 늘리면 된다. 근육량을 늘리는 방법은 〈운동요법〉에 자세하게 나와 있다.

운동 이외에 기초대사량을 높일 수 있는 생활 속의 지혜를 알아보자.

1. 따뜻하게 즐겨라

웰빙 트렌드가 선풍적인 인기를 끌면서 TV 등의 여러 매체를 통해 '반신욕'이 건강에 좋다는 건 모두가 알고 있을 것이다. 다이어트에도 좋은 반신욕은 기초대사량을 높인다는 원리를 활용한 것이다. 따뜻한 물에 오래 앉아 있으면 신진대사가 원활해지고 각 장기들의 활동도 활발해진다. 그러면서 자연스럽게 기초대사량이 높아지는 것이다.

몸이 차가운 상태보다 따뜻한 상태에서 운동을 하면 땀도 더 많이 나고 다이어트에도 효과만점이다.

2. 아침을 먹고 반드시 규칙적인 식사패턴을 갖자

조금씩 자주 먹어주면 신진대사가 활발해진다. 일정한 시간에 조금씩 자주 영양분을 공급해주면 우리 몸이 이에 적응을 하여 받아들이게 된다. 식사를 규칙적으로 하면 '아, 조금만 있으면 또 식사(영양분)가 들어올 테니 빨리빨리 소화시키고 소비해서 비워놔야지~' 하면서 몸에 축적시키지 않고 배출한다. 이러한 몸의 심리를 이용하여 나는 하루에 5끼를 규칙적으로 나누어 먹었다. 5끼로 나누어 일정한 시간에 적당량의 탄수화물과 단백질을 넣어주면 체지방 축적을 막고 동시에 근육을 만들 수 있다.

아침식사 습관은 정말 중요하다. 아침을 먹으면 에너지원이 생겨 활동력을 향상시킨다. 반면 아침부터 쫄쫄 굶으면 운동을 하려는 의지도 약해지기 쉽다. 금세 피곤하고 힘이 들어 포기하게 되는 것이다. 아침에 일어나 간단한 운동을 한 후 식사를 하면 지난 밤 잠을 자면서 함께 잠들었던 장기들이 활발하게 운동하기 시작한다. 당연히 거기에 에너지가 필요하니, 기초대사량도 높아지는 것이다. 아침부터 충분한 영양을 공급받고 활발하게 운동을 시작한 장기들은 하루 종일 건강한 리듬을 지키면서 많은 에너지를 소비한다.

그런데 중요한 것은 규칙적인 식사패턴이다. 하루하루 들어가는 열량이 똑같다고 해도, 장기적으로 보면 매일 조금씩 규칙적으로 먹는 사람과 불규칙한 식사를 하는 사람은 분명히 차이가 난다. 규칙적으로 먹으면 우리 몸은 긴장하지 않고 평소대로 원활하게 돌아가지만, 언제 에너지원이 들어올지 알 수 없는 상태가 되면 몸이 긴장을 하고 스트레스를 받아 갖가지 나쁜 호르몬들을 내보내기 때문이다. 결국 몸에 무리가 가고 먹는 족족 체지방으로 저장하게 되는 것이다.

　'뭐야, 누구나 다 아는 걸 떠들고 있네?' 라고 비웃는 사람이 있을지도 모르겠다. 안다면 실천하라. 아는 것만으로는 아무것도 이뤄지지 않는다. 몸소 실천하는 것만이 성공적인 다이어트 결과를 당신에게 안겨줄 것이다.

3. 교감신경을 자극하라

　고등학교 생물 교과서에 매일 나오던 교감신경, 부교감신경….
머리 아프게 그걸 다시 끄집어내어 외우라는 것인가? 아니, 고민할 필요 없다. 교감신경을 자극하면 기초대사량이 늘어난다는 사실만 알면 된다. 어떻게 하면 교감신경을 자극시킬 수 있을까? 단단한 것을 먹고, 씹는 활동을 많이 하고, 평상시 스트레칭을 자주 하여 근육을 부드럽게 풀어주고, 혈액순환을 원활하게 하면 도움이 된다.

비법은 있다! 스트레스 줄이기

　'폭식증' 이라고 들어봤을 것이다. 배가 부르면 더 이상 먹고 싶은 마음이 들지 않는 것이 정상인데, 배가 부르다는 걸 느껴도 계속 먹게 되는 증상이다. 식이장애로 구분이 되는데, 아이러니하게도 상당수의 사람들이 다이어트로 인한 부작용으로 폭식증을 앓는다고 한다. 앞에서 언급했던 것처럼, 잘못된 다이어트를 믿고 식음을 전폐하다가 어느 순간 폭식을 하게 되는 것이다. 며칠 굶고 나면 꼭 먹고 싶은 음식이 생긴다. 기름진 피자를 먹고 싶어서 먹고 나면 이젠 매콤한 떡볶이나 라면이 먹고 싶어지고, 그걸 먹고 나면 이제 달콤한 것이 먹고 싶고, 그 후에는 좀 딱딱한 것이 먹고 싶고…. 이런 식으로 악순환이 계속되다 보니 결국 쉴 틈 없이 먹고 있는 꼴이 되는 것이다.

스트레스를 받아서 폭식을 하게 된다는 사람들이 많다. 특히 여자들은 단 음식이나 매운 음식을 먹으며 스트레스를 푸는 경우가 많다. 하지만 그렇게 스트레스를 풀었다 해도 '살'이라는 단어에서 다시 한 번 또 다른 스트레스가 생긴다. 결국 일로 받은 스트레스를 풀려다가 다이어트 스트레스를 받게 되는 것이다. 그렇다면 스트레스를 받을 때 먹는 것보다는 음악이나 영화 같은 다른 쪽으로 풀면 되지 않느냐고 물을 것이다. 그렇다. 기본 식사량을 초과하여 음식을 먹기보다는 음악을 듣거나 스트레칭을 하거나 영화를 보거나 소리를 지르거나 수다를 떨거나 아무튼 다른 행위로 스트레스를 푸는 것이 바람직하다.

스트레스는 인체의 자연스러운 긴장상태다. 사실 스트레스가 아주 없어도 건강하지 못하다고 하는데, 문제는 그 정도가 과할 때다. 스트레스가 과도하게 축적될 경우엔 꼭 음식을 섭취하지 않아도 살이 찐다. 이게 무슨 소리냐고? 스트레스를 받으면 똑똑한 우리 몸은 그 스트레스라는 적을 해결하기 위해 해결사를 분비한다. 그 중 하나가 스트레스 호르몬이라 일컬어지는 코티졸이다. 코티졸은 스트레스 해소를 위해 지방을 잔뜩 쌓아두려고 한다. 그래서 스트레스가 과할 때 기름진 음식이 당기고 비만의 악순환이 계속되는 것이다.

호르몬은 크게 스테로이드 호르몬과 비스테로이드 호르몬으로 나뉘는데, 코티졸은 스테로이드 호르몬의 일종이다. 스테로이드 호르몬의 기능 중 하나가 몸속에 남아 있는 지방을 내장에 축적시키는 것이다. 내장 중에서도 가장 심각한, 뱃살로 축적하기가 가장 쉽다. 그러니 스트레스를 받으면 먹지 않아도 비만이 될 수 있는 가능성이 높아진다는 것이다.

살이 찌는 것도 문제지만, 스트레스를 받으면 정말 만사에 의욕이 없어지고 괴롭다. 하지만 스트레스도 조절하기 나름! 나의 경우, 스트레스를 받을 때마다 음악을 듣거나 영화를 보거나 친구들과 수다를 떠는 것 등으로 스트레스를 풀려고 노력했다. 그리고 무엇보다도 다이어트 일기장이 정말 큰 도움이 되었다. 맨 앞장에 붙은 내 사진과 현재의 모습을 비교해보면 내가 원하는 모습에 점점 다가가고 있다는 사실이 즐거워 스트레스도 잊게 된다.

스트레스를 푸는 방법은 사람마다 다를 것이다. 다이어트 원칙에 어긋나지만 않게, 자신이 좋아하는 일을 찾아 스트레스를 풀어보자. 스트레스는 비만을 부르는 정말 나쁜 적이다.

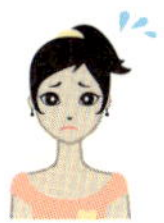

시작이 반이다.

다이어트 역시 계획만 세워도 절반은 성공하는 셈이라고 생각했다. 정리나 계획표 하면 또 자신 있다. 오나경, 다이어트 계획 짜는 데는 대한민국에서 2등 가라면 서러울 정도다. 일단 자료 쭉 뽑고 도표 그리고 일일계획 짜고 형형색색 펜들을 이용해 보기도 쉽게 정리해둔다. 그날그날 먹은 것들을 기록하는 다이어리를 마련하여 책꽂이에 딱 꽂아놓고, 매일 따라해야 할 운동과 스트레칭 사진과 그림을 벽에 붙여놓는다.

이게 다가 아니다. 전체적인 몸매 다듬는 데는 줄넘기만큼 좋은 게 없다고 해서 줄넘기도 하나 장만했다. 폼 나는 허리라인을 위해 큰맘 먹고 훌라후프도 준비한다.

모든 계획은, 언제나 완벽하다.

그리고 드디어 다이어트에 돌입!

각오로 충만한 첫째 날을 보내고, 둘째 날은 어찌나 배가 고프고 기운이 없던지…. 그래도 '작심삼일은 금물!' 열심히 식사일지를 쓰고 줄넘기도 목표량을 다 채운다. '아 드디어 나도 해내는구나~' 뿌듯하다.

그런데 밤에 배가 고파서 잠이 안 온다. 다이어트를 시작한 그 이틀이 꼭 20년 같이 길기만 하고…. 다음날은 잠자리에서 일어나니 머리가 빙글빙글 어지럽게 돈다. 거울을 보니 눈이 퀭~한 것이 건강이 걱정되기 시작한다. '이러다 정말 쓰러지는 거 아냐?'

그러나 적당히 세끼 식사를 하고 적당한 정도의 운동을 해서 생기는 어지러움은 빈혈이 아니고 우리 몸이 새로운 환경에 적응하기 시작한다는 신호탄이라고 한다. 물론 무리하게 굶고 운동한 후 나타난 현상이라면 당연히 병원에 가야겠지만, 대부분은 일주일 정도 지나면 사라진다.

그렇게 힘들게 이기고 이겨서 거울 앞에 선 어느 날.

별로 변화가 없어 보인다. 조금 날씬해진 것 같긴 하지만 몸은 힘들어 죽겠고, 그 긴 시간 동안 투자한 것에 비하면 너무 기운 빠지는 결과다.

'그렇게 힘들었는데 고작 이거야? 앞으로 얼마를 더 해야 하는 거야…?'

심한 배고픔에 우울해지고 결과에 우울해지고 결국 다시 먹을 것을 찾는다. 먹으면서 생각한다. '그래, 난 원래 살이 안 빠지는 체질이야. 우리 가족을 봐. 가족이 다 뚱뚱한데, 타고난 거야. 타고난 체질을 어떻게 바꿔…?'

그렇게 나 자신을 위로한다.

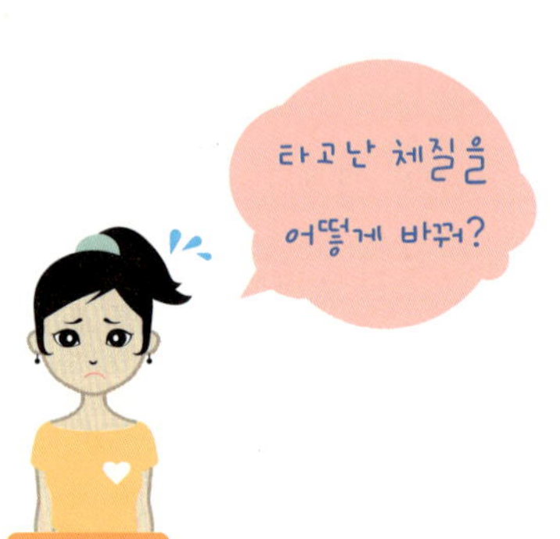

무엇을 먹을까?
다이어트 8주 식단

내가 실천했던 식단의 포인트는 아주 간단했다.

1. 무염식

2. 하루 5끼 챙겨먹기

3. 탄수화물 섭취 최소화하기

4. 양파 반드시 챙겨 먹기

5. 같은 시간에 같은 양을 먹기

6. 하루 물 3L 이상 마시기

무엇보다 중요한 것은 정해진 시간에 규칙적으로 식사를 하는 것이다. 불규칙적인 식사를 하면 너무나도 똑똑한 우리 몸은 '이 사람이 언제 또 뭘 먹을지 몰라. 미리 저장해둬야 해!' 하면서 여분의 에너지를 지방의 형태로 저장하게 된다. 한 번 저장된 지방은 운동을 하여 태우지 않는 한 절대 빠지지 않는다. 참고로 1kg의 지방을 태우기 위해서는 무려 150km를 걸어야 한다는 사실!

그러나 규칙적인 식사를 하면 우리 몸은 '음, 3시간 후면 또 음식을 먹을 텐데, 열심히 소화시켜서 나머지는 빨리 배출해야지!' 하고 몸속에 과잉 영양분을 축적하지 않고 바로바로 배출을 시킨다. 비로소 먹어도 살이 안 찌는 체질로 바뀌어가는 것이다.

그런데 규칙적인 식사가 몸에 익는 데는 적어도 2주가 걸린다. 즉 최소한 2주는 반복적으로 시행을 해줘야 우리 몸이 인식을 한다는 것이다.

나의 식단과 다이어트 식이에 관한 정보를 알려주면서 꼭 짚고 넘어가고 싶은 것이 있다. 나는 트레이너를 꿈꾸는 학생으로서 분명하고 눈에 띄는 확실한 결과를 만들어내고 싶었다. 다시는 나약한 모습을 보이기 싫었고, 제대로 된 방법이니만큼 꼭 실천해서 그 결과를 많은 사람들 앞에 내보이고 싶었다. 나의 목표는 8주 안에 살을 빼는 동시에 근육도 만드는 것이었다. 그래서 단기간 내에 최대의 효과를 볼 수 있는 철저한 방법을 연구하여 악착같이 성공을 위해 달렸다.

이런 방법으로 단기간에 효과를 볼 수 있고 그 결과를 오랫동안 지속할 수 있는 것은 사실이다. 그러나 '무염식' 이라는 것은 말처럼 쉬운 일이 아니다. 그리고 무염식 이후에 일반식으로 넘어오기까지 굉장한 자기관리가 필요하다. 도시에만 살던 사람들은 늘 매연을 마시며 살기 때문에 면역력이 생겨 대기오염이 다소 심해도 무리 없이 생활하지만, 청정지역에서만 살던 사람이 도시에 처음 오면 숨쉬기도 힘들다고 느끼는 것과 같은 이치다. 깨끗한 공기만 마시며 살던 터라 여러 가지 질병에 상대적으로 더 쉽게 노출될 수 있다는 것이다. 염분 등의 자극적인 요소에 물들어 있던 몸을 무염식으로 깨끗하게 만들어놓은 후 다시 온갖 양념을 넣는다고 생각해보라. 당연히 자극을 심하게 느끼고 해로울 것이다. 그렇기 때문에 무염식을 실천하고 다시 일반식으로 돌아갈 때의 관리가 중요한 것이다.

나처럼 단기간에 몸을 만들어야 하는 사람, 보디빌더 대회를 목표로 근육을 만드는 사람들이라면 이 식이요법을 실천하는 것도 나쁘지 않을 것 같다. 실제로 나는 무염식과 운동을 병행하여 8주 만에 16kg(65kg → 49kg)을 감량했다. 그러나 나도 무염식을 하는 과정이 쉽지는 않았다.

이것은 선택의 문제다. 평생 무염식만 할 수는 없다. 무염식을 하면 목표한 체중에 도달하는 기간을 앞당길 수 있다. 그러나 무염식이 끝난 이후에 일반식으로 돌아가기까지 세심한 주의가 필요하다. 나처럼 8주 만에 눈에 띄는 효과를 원한다면 반드시 8주 후에도 나와 같은 생활패턴을 유지하길 바란다(8주 후의 생활패턴은 222페이지 참조).

무염식보다는 약간 돌아가더라도 좀더 견디기 쉬운 다이어트를 하려는 사람이라면 저염식을 권한다. 우리나라 사람들의 염분섭취가 과하다는 사실은 최근의 뉴스를 통해 익히 알고 있을 것이다. 라면, 햄버거, 찌개, 떡볶이 등 짭짤한 음식이 맛있는 건 사실이지만 과한 염분섭취는 여러 가지 질병을 부르는 주범이다. 이 참에 저염식을 생활화 해보는 것은 어떨까?

내가 다이어트에 성공한 이후, 내 다이어트 프로그램에 대한 확신을 얻기 위해 내 동생을 실험대상으로 삼았다. 내 동생은 160cm의 키에 80kg까지 나가던 거구였다. 나보다 좀더 심각한 상태였지만, 동생은 직장에 다녔고 나처럼 전문 트레이너를 꿈꾸는 사람도 아니었기 때문에 목표의식이 나보다 덜했다. 그런 동생에게 나와 똑같은 방법을 강요할 수는 없었다. 그래서 택한 것이 바로 저염식이다.

이제부터 나와 내 동생의 식단을 모두 공개하도록 하겠다. 당신도 당신의 몸 상태와 목표에 알맞은 식단을 선택하여 현명하게 조절하길 바란다.

그리고 중요한 것 한 가지. 반드시 식이요법과 운동을 병행해야 한다. 근육을 만드는 단백질을 섭취하기만 하고 소비하지 않는다면, 결국 지방으로 저장되어 뱃속을 더부룩하게 만들고 여기저기 군살로 남게 될 것이다.

굶는 다이어트 No! 무조건 목표한 양을 먹어치워라!

굶어서 뺀 살은 100% 요요가 온다. 제대로 먹어야 요요도 막고 건강한 다이어트에도 성공할 수 있다. 또한 반드시 '정확한 양'을 '정확한 시간'에 하루도 빠짐없이 '규칙적으로' 먹어줘야 한다.

"으윽…. 오늘도 이걸 다 먹어야 돼?" 다 챙겨 먹는 게 가장 힘들었다면 믿을 수 있겠는가? 못 믿겠다면 딱 하루만 실천해보라. 너무 배가 고파서 다이어트를 포기하는 일은 절대 없을 것이다. 그동안 배고픔을 이기지 못해 소원을 이루지 못했던 사람이라면 '강력추천'이다!

정말 먹는 게 일이었어요

다이어트를 하면서 나는 정말 먹는 것이 괴로웠다. 제대로 된 다이어트 식사방법을 알고 나니, 먹는 것이 고역이었다. 항상 불규칙한 식사습관으로 하루 한 끼 혹은 두 끼를 폭식으로 하던 내가, 하루 다섯 끼를 꼬박꼬박 챙겨먹어야 하다니. 잠자는 시간 6시간을 제외하고 하루 18시간 동안 다섯 끼면, 평균 3.5시간에 한 끼를 먹어야 한다는 것이다. 밥 먹고 조금 쉬다가 수업 하나 듣고 나면 또 먹어야 하고, 친구들과 차 한 잔 마시면서 수다 떨고 보면 또 밥 먹을 시간이 돌아왔다.

놀라지 마라. 86페이지의 사진에 보이는 모든 것이 단 한 끼의 식사다. 하루가 아니고 한 끼! 나는 이 식사를 하루에 다섯 번 했다. 이제 내가 왜 먹는 것이 괴로웠는지 이해하겠는가?

'뭐 이리 많아?' 하는 사람도 있을 것이다. 하지만 배가 고파서는 절대 다이어트를 할 수 없다. 다이어트하는 사람들 대부분은

‘뱃가죽이 등짝에 붙을 정도로’ 허기를 느껴서 폭식을 하는 것이 아니다. 스트레스와 같은 심리적인 여러 가지 이유로 배고픔에 상관없이 습관성 섭취를 하게 되는 것이다.

아래 식단은 ‘몸짱열풍’을 일으킨 유명연예인들이 했던 기본식사와 거의 동일하다. 내가 선택한 식단의 기본은, 단백질 섭취량을 최대로 하고 탄수화물 섭취를 최소로 줄이는 것이다. 이 식단을 하루 다섯 끼씩 챙겨 먹어야 하는 데는 다 이유가 있다.

그리고 절대 빠질 수 없는 것이 물이다. 물은 얼마든지 마셔도 좋다. 갈증이 날 때뿐 아니라 수시로, 충분히, 최대한 많이 마시도록 하자.

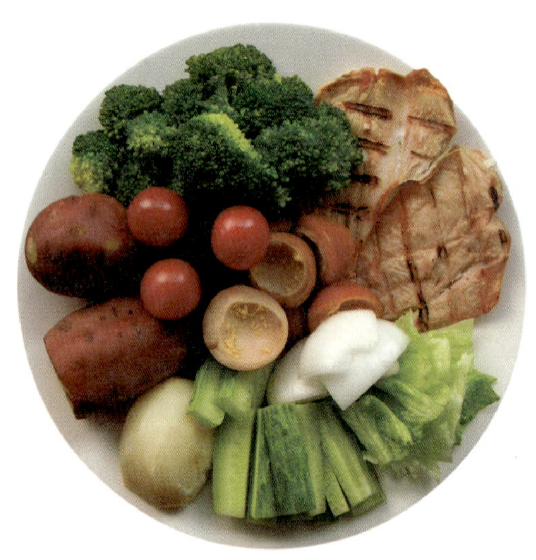

다이어트 8주 식단 기본 메뉴

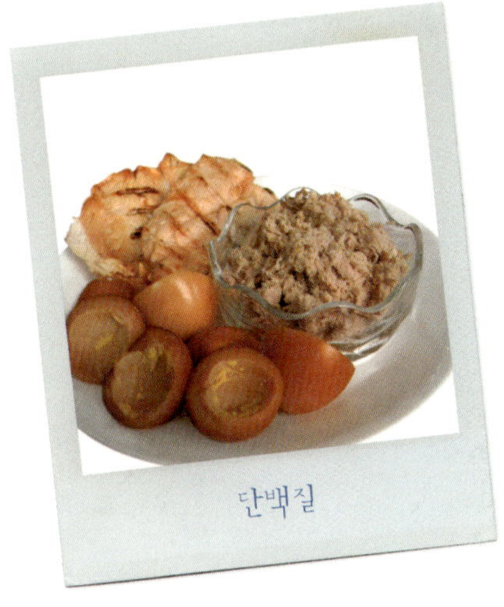

단백질

- 닭 가슴살과 달걀, 참치 등을 합쳐 한 끼에 약 100g 섭취한다.
- 하루 5끼, 총 500g 섭취한다.

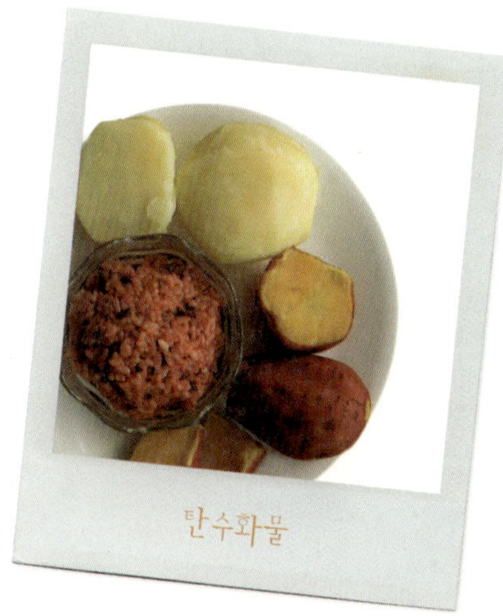

탄수화물

- 탄수화물은 최소로 제한한다.
- 아침식사는 탄수화물 위주로, 저녁식사는 가능한 한 제한한다.
- 한 끼에 잡곡밥 1/4 공기 정도 섭취한다.
- 밥 대신 감자, 고구마 등도 반쪽 정도 섭취한다.

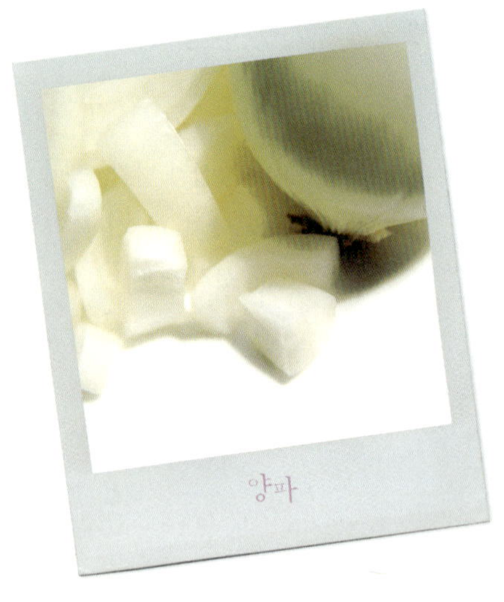

- 꼭 빠뜨리지 않고 먹어주
  도록 한다.
- 살짝 구워주면 영양소는
  파괴되지 않고 매운 맛만
  없앨 수 있다.

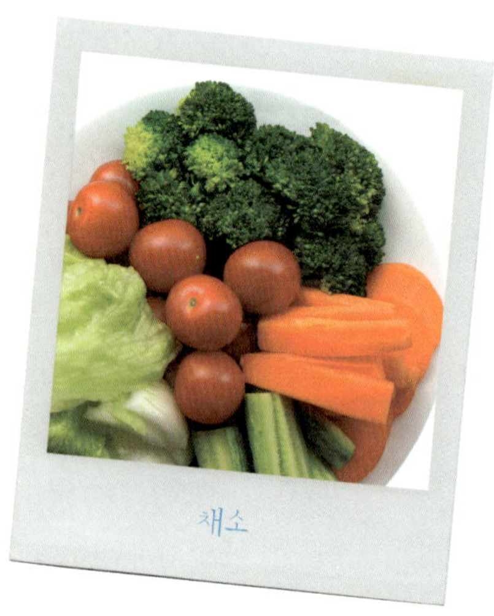

- 당근과 오이는 함께 먹으
  면 효과가 반감된다고 한
  다. 따라서 당근이나 오
  이 중에 한 가지를 선택
  해서 섭취하도록 한다.
- 양에 특별히 제한을 두지
  않고 최대한 많이, 수시
  로 섭취한다.

이렇게 먹는 데는 다 이유가 있다

　닭 가슴살을 구하기 힘들다거나 너무 질려서 먹기가 힘들 경우, 그 외에 다른 식단에도 변화가 필요한 경우에는 얼마든지 변형이 가능하다. 각 음식을 왜 섭취하는지를 알고, 먹는 양만 맞춰준다면 다양한 변화를 줄 수 있다.

1. 닭 가슴살은 단백질 섭취

　닭 가슴살을 먹는 이유는 단백질을 섭취하기 위해서다. 그러므로 닭 가슴살 대신에 다른 단백질인 쇠고기, 달걀, 참치 등으로 대체해도 좋다.

　닭 가슴살은 순 살코기로만 되어 있어 지방질이 거의 없다. 단백질 섭취에 이보다 좋은 것이 없는 셈이다. 따라서 닭 가슴살 대신 닭고기의 다른 부위를 먹고 싶다면 철저하게 살코기만으로 같은 양을 맞춰라. 그걸 맞추느니 대형마트에 가서 닭 가슴살만 따로 파는 것을 사는 게 가장 편리할 것이다. 또한 쇠고기로 단백질을 섭취하고자 할 때도 지방은 철저하게 떼어내야 한다. 순 살코기만 먹는다면 닭 가슴살을 쇠고기로 대신해도 된다. 단 지방질이 적은 쇠고기는 구하기도 힘들고 가격이 비싸다는 단점이 있다.

　깜빡 잊고 닭 가슴살을 사놓지 않았다거나 가까운 마트에 닭 가슴살이 없을 경우에도 방법이 있다. 바로 작은 구멍가게에서도 쉽고 싸게 구할 수 있는 '참치'다. 단, 반드시 캔 안에 들어 있는 기름을 제거해야 한다.

참치 캔 기름 제거법

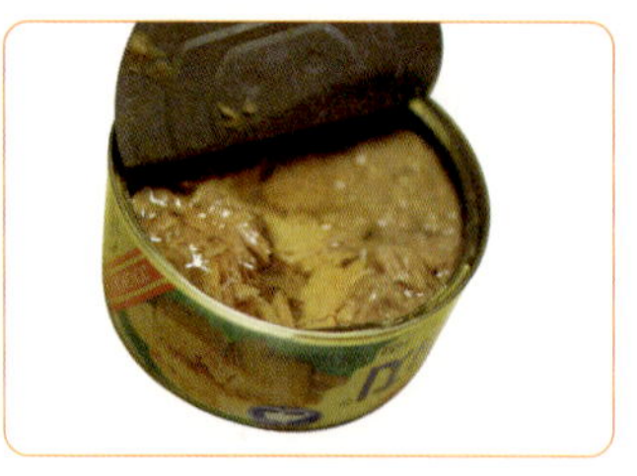 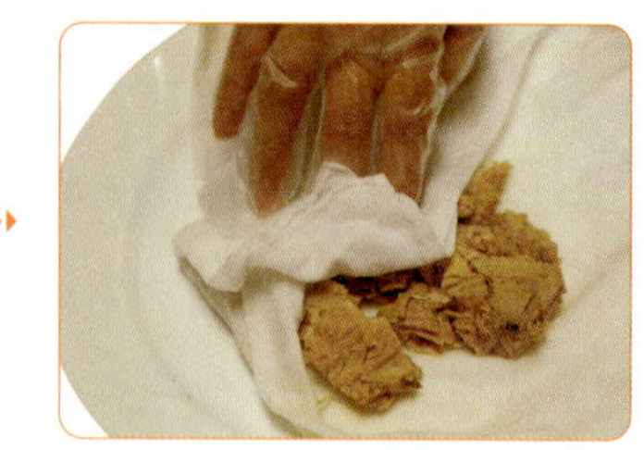

- 참치 캔의 뚜껑을 약간만 열고 기름을 따라 버린다.

- 뚜껑을 마저 열고 참치를 꺼내 거즈에 싸서 남은 기름기를 꾹 꾹 짜낸다.

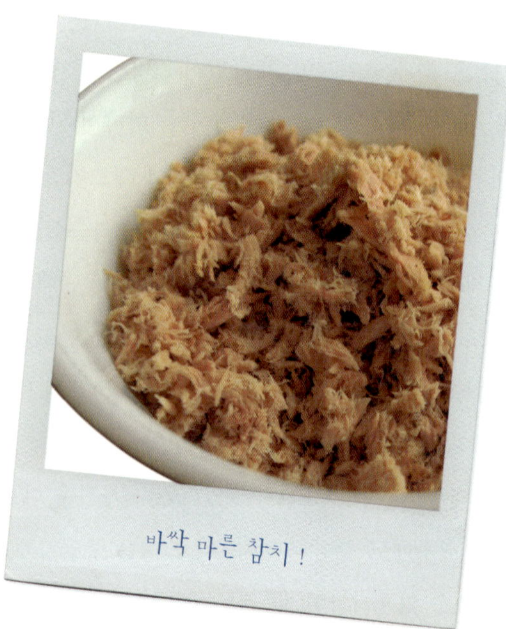

참치는 기름과 같이 먹으면 말짱 '꽝'이다. 기름을 빼는 게 귀찮은가? 돈 들여서 운동할 생각하지 말고, 기름을 빼내는 귀찮은 과정 속에 열량이 타고 있다고 생각하라. 내가 먹을 음식을 만들면서 살까지 빼는, 일석이조 아닌가? 이 정도가 귀찮다면 아직 다이어트할 마음의 자세가 안 된 것이다. 다시 한 번 잘 생각해보라. 다이어트할 마음이 있는가?

2. 1일 단백질 섭취 권장량

기초대사량을 포함하여 한국인의 1일 영양권장량은 대략 여성이 2,100kcal, 남성이 2,500kcal다. 이 중 20대 성인들에게 필요한 단백질의 양은 여성이 55g, 남성은 70g 정도다. 물론 체중과 신장에 따라 다소 달라지지만, 여기서는 평균을 기준으로 한다.

일반적인 성인이 하루 동안 먹어야 할 단백질은 체중 1kg 당 1g 정도. 그러나 운동을 하는 경우에는 더욱 많은 단백질 섭취가 필요하기 때문에 매일 체중 1kg 당 2g을 섭취하도록 한다. 단백질은 우리의 몸의 세포, 신체조직, 근육의 기본 구성요소로 활용된다. 요요를 막는 근육을 키우는 데는 단백질이 주 원료가 되기 때문에 운동량이 많을수록 단백질 섭취를 늘릴 필요가 있다. 그러나 무조건 먹기만 한다고 근육이 되는 건 아니다. 운동을 하지 않는다면 단백질도 마찬가지로 저장되어 살이 된다.

닭 가슴살 100g에 단백질의 양은 약 25~30g이다. 따라서 100g 씩 5끼를 먹으면 하루에 약 125~150g 의 단백질을 섭취하게 되는 것이다.

나는 1kg 당 단백질 2 ~ 2.2g 정도를 먹었다. 단백질 섭취량은 자신의 운동능력, 성별, 보디라인 등에 따라 달라질 수 있다. 너무 복잡해서 계산하기 귀찮다, 먹는 것 챙기는 것도 힘든데 몇 g까지 어떻게 계산하느냐 하는 사람은 보통 160cm에 70kg을 기준으로 한 끼에 단백질 음식 100g 정도를 먹는다고 생각하면 될 것이다.

무엇보다 중요한 것은 단백질이 근육의 재료가 되기 때문에 섭취량을 늘리고 운동을 병행해야 한다는 것이다.

다시 한 번 강조! 단백질은 근육을 만드는 데 꼭 필요한 영양소다. 특히 필수아미노산이 풍부한 단백질을 섭취해야 탄수화물이나 지방이 쉽게 연소되고 에너지대사가 활발해진다.

3. 고구마와 감자는 탄수화물 섭취

탄수화물은 하루 기준 체중 1kg 당 5.5~7.7g을 섭취하는 것이 적당하다. 운동을 병행할 때 탄수화물 섭취가 부족하면 몸 안에 있는 단백질과 지방이 에너지원으로 사용된다. 그렇게 단백질이 소모되면 근육의 위축현상이 나타날 수 있다. 따라서 1일 적당량의 탄수화물 섭취는 반드시 필요하다. 그러나 탄수화물의 양은 가장 최소가 좋다. 탄수화물은 중요한 에너지원이지만, 과잉섭취할 경우 글리코겐 형태로 근육과 간에 저장된다. 저장된 에너지를 사용하지 않고 계속 먹기만 한다면 근육과 간은 포화상태에 이르고 마침내 포도당이 피하지방으로 전환되어 우리의 뱃살을 출렁이게 하는 것이다.

하루에 90분 정도 운동하는 경우라면 하루에 400 ~ 500g의 탄수화물을 섭취하는 것이 좋다. 하루 다섯 끼 식사를 원칙으로 할 때, 한 끼에 약 100g 정도다. 기본적으로 시중에서 파는 햇반이 210g이므로, 햇반의 절반 정도를 한 끼에 먹는다고 생각하면 된다.

'어떻게 요만큼만 먹고 살아?' 하는 생각이 든다면, 빨리 다시 86페이지 사진을 보라. 밥 말고 단백질과 채소 등 다른 음식들이 많이 있지 않은가? 겁먹을 필요 없다. 충분히 포만감을 느낄 수 있을 것이다.

4. 아침 첫 끼는 주로 탄수화물 위주로

하루의 첫번째 식사, 즉 아침식사는 탄수화물 위주로 한다. 뇌의 활동을 원활하게 하고 바로 에너지원이 되는 포도당을 공급할 수 있다.

나는 탄수화물 위주로 아침식사를 하며 섭취량은 감자 작은 것 2~3개, 그것이 질리면 고구마 2개, 그것도 질리면 밥 1/2공기 정도를 먹었다. 이 분량을 대충 흘려서 듣지 마라. 감자, 고구마, 밥을 다 먹었다는 게 아니라 그 중 하나를 선택하여 먹었다는 것이다. 크기에 너무 연연하지 말고, 보통 주먹 정도 크기의 감자나 고구마를 먹는다. 욕심을 내서 주먹 두 개 크기는 될 것 같은 커다란 고구마를 하나 먹고, '아, 고구마 한 개 딱 좋아!' 라며 타협하지 마라. 먹는 양을 조절하는 것도 지혜이고 건강한 다이어트의 지름길이다.

5. 양파는 마그네슘 섭취

고대 이집트에서 피라미드를 지을 때, 그곳에 동원된 노예들에게 양파를 먹었다는 기록이 있다. 고된 노동을 견뎌내게 한 원동력이 바로 양파라는 이야기다. 양파는 운동을 할 때 반드시 먹어야 하는 식품이다.

하루 반 개 정도의 양파를 먹어주면 각종 암과 고혈압, 위장병 등을 예방할 수 있다고 한다. 이밖에도 정말 다양한 효능을 갖고 있는 팔방미인이다. 가격도 싸고 어디서나 쉽게 구할 수 있으니 어렵지 않게 섭취할 수 있을 것이다.

다이어트를 할 때 양파를 꼭 먹어야 한다고 강조하는 이유는 양파에 특히 근육을 만드는 데 도움이 되는 마그네슘 성분이 많이 들어 있기 때문이다. 따라서 근육운동을 할 때는 반드시 양파를 먹어야 한다. 보디빌더로 몸을 만드는 사람들도 닭 가슴살만큼이나 필수적으로 챙겨 먹는 것이 바로 양파다.

그런데 문제는 생 양파를 먹기가 힘들다는 것. 그럴 때는 불에 살짝 구우면 매운 맛이 사라진다. 양파는 굽거나 튀기거나 삶거나 말려도 그 영양이나 약효가 날것과 똑같다. 물론 튀기는 방법은 다이어트에 전혀 도움이 되지 않는다는 것은 알고 있으리라 믿는다. 구워 먹는 것도 질린다면 식초나 저염간장을 활용해보라. 무염식을 기본으로 한다면 식초만을 활용하고, 저염식을 기본으로 한다면 저염간장을 활용할 수 있다.

양파 절임

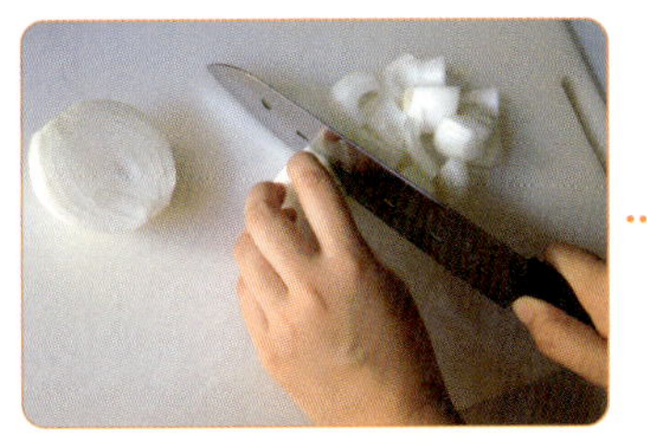 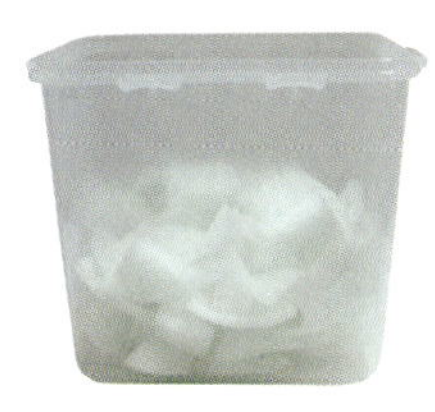 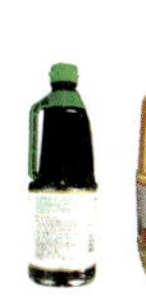 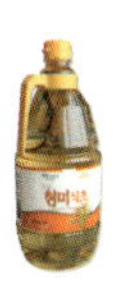

1. 양파를 한 입 크기로 자른다.

2. 식초 혹은 저염간장(식성에 따라 식초와 저염간장을 섞어도 좋다)을 양파가 잠길 정도로 붓는다.

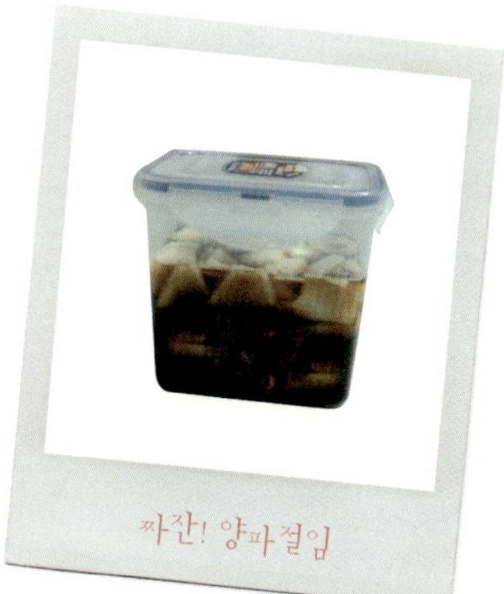

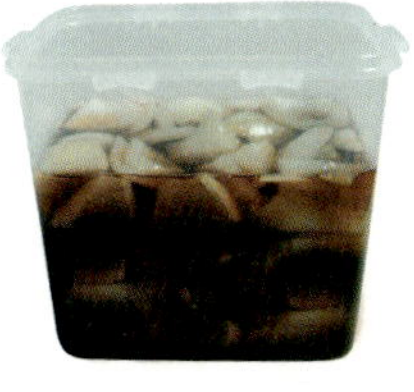

3. 뚜껑을 닫아 밀폐한 후 냉장고에 1~2일 재워둔다.

6. 채소는 마음껏!

채소에는 기본 비타민뿐 아니라 철분이나 칼슘 등 다양한 영양소들이 들어 있으면서 칼로리가 낮다. 또한 공복감을 채워주고 일단 씹는 즐거움을 주기 때문에 다이어트에 반드시 필요하다.

간혹 매일 죽만 먹고 다이어트를 하는 사람도 있는데, 그런 다이어트도 오래 가기 힘들다. 살찐 사람들의 습관 중 하나가 바로 씹는 맛을 즐기는 것이기 때문이다. 당근이나 오이 등 딱딱한 채소는 아작아작 씹어 먹을 수 있으니, 채소는 그야말로 일거양득, 아니 일거다득이다.

내가 가장 즐겨 먹는 채소는 브로콜리다. 그 밖에 셀러리나 마늘쫑, 고추, 당근, 오이 등 꼭 먹고 싶은 게 있으면 마음껏 즐겨도 상관없다. 채소의 양은 굳이 제한을 두지 않아도 좋다. 입이 심심해서 꼭 때만 되면 간식생각이 나는 사람이라면, 이런 단단한 채소들을 적당한 크기로 잘라서 갖고 다니며 스틱과자를 먹듯 즐기는 것도 다이어트 성공을 위한 현명한 방법이다. 집안 곳곳에 과자 대신 채소스틱을 놓아두는 센스! 나뿐만 아니라 가족 모두의 건강까지 챙기는 일이 될 것이다.

Chapter 13

무염식이 어렵다면, 저염식으로!

내가 다이어트에 성공한 이후, 엄마의 성화가 장난이 아니었다. 내 동생은 나보다 조금 더 심한 뚱뚱녀였기 때문이다. 동생은 일찍부터 직장생활을 시작했고, 생활패턴도 여러 가지로 나와 다른 점이 많았다. 나는 학교에서 수시로 식사를 할 수 있었지만, 동생은 식사시간이 정해져 있고 가끔은 회식도 가야 하고…. 그래서 그런 동생을 위해 응용식단을 만들었다.

사회생활을 하는 동생에게는 늘 도시락을 싸가지고 다니며 식사를 하는 것이 만만치 않은 일이고, 또 절대 무염식은 할 수 없다고 선언을 하기에 동생에게 맞춰 식단을 꾸몄다. 동생은 내 응용식단의 실험대상이 되었다. 다이어트 효과가 있었느냐고?

사진에서 보는 바와 같다.

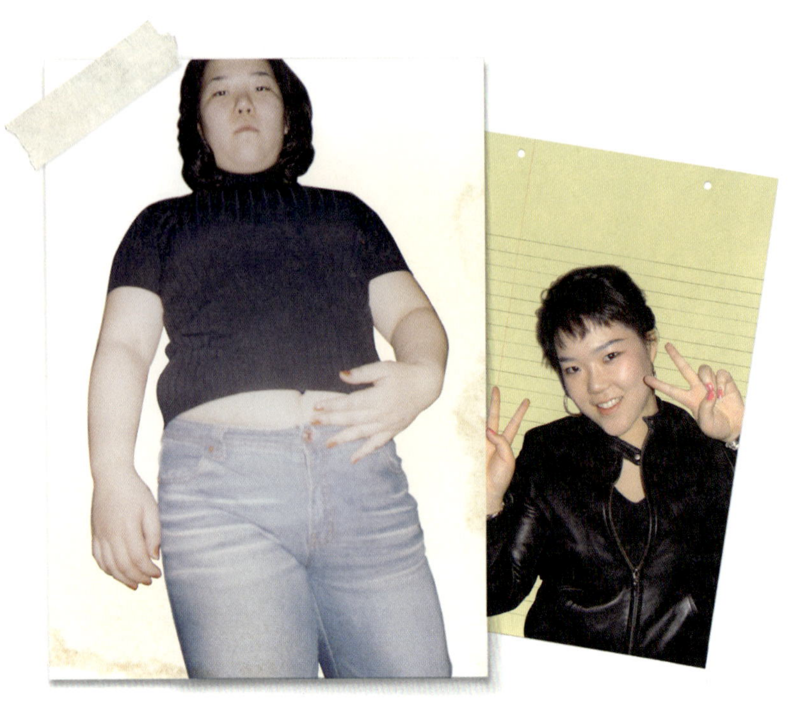

내가 했던 8주 다이어트는 무염식을 기본으로 하여 좋은 결과를 보았다. 하지만 모든 사람들에게 무염식을 하라고 강요하진 않을 생각이다. 단, 단기간에 좀더 큰 효과가 필요한 사람, 몸이 많이 붓는 사람에게는 적극 권장한다. 하지만 무염식을 한 이후에 일반식으로 돌아갈 때 자칫하면 건강이 흐트러질 수 있기 때문에, 자신의 상황에 맞춰 적당한 방법을 선택하라고 이야기하고 싶다.

사회생활을 하면서 무염식을 한다는 건 말처럼 쉬운 일이 아닐 것이다. 적어도 8주는 도시락을 갖고 다니며 혼자 책상에 앉아 식사해야 하고, 그렇지 않아도 눈치 보는 뚱뚱녀가 또 다시 눈치를 볼 수밖에 없다. 그런 상황을 견딜 수 없어 결국 다이어트를 포기하게 될지도 모르는 일이다.

내 친동생도 160cm의 키에 체중은 80kg이나 나가는 과체중이었다. 내가 다이어트에 성공한 이후, 여러 가지 변수를 생각하여 동생에게도 다이어트 프로그램을 짜주었다. 기본적인 운동방법은 나와 비슷하게 가고, 식이요법에 변화를 주었다. 나의 철저한 무염식 다이어트가 도저히 실천 불가능하다고 생각하는 사람들이 있다면, 지금부터 눈을 크게 뜨고 내 동생 나영이의 식단을 살펴보길 바란다.

우선 나를 잘 따라서 열심히 다이어트에 임해준 동생에게 사랑한다고 말하고 싶다.

"나영아~ 정말 멋지다. 우린 결국 해냈어. 사랑해~♥ 나경, 나영 자매 만세!!!"

저염식 응용요리

살찐 사람들의 공통점 중 하나가 배부를 때는 '절대 먹지 말아야지, 오늘부터는 안 먹을 거야!' 하고 다짐하고는 배가 고파지면 아무 생각 없이 먹는 것이다. 그리고 먹고 난 후에는 꼭 후회를 한다. 이런 과정이 되풀이되면서 자신감도 잃어가고 다이어트를 포기하게 된다. 이제 제대로 된 식단을 준비하여 배고픈 다이어트에 안녕을 고하자.

다이어트 식이요법의 핵심은 체지방을 줄이고 근육을 키우는 데 도움이 되는 기본적인 영양소를 섭취하는 것이다. 나는 8주 안에 보디빌더 같은 근육을 만들기 위해 일반 사람들보다 더 독하게 식단을 유지했다. 그러나 무염식은 정말 맛이 없어서 먹는 것이 고역인데다, 매일 도시락을 싸 갖고 다니는 것도 쉬운 일이 아니다. 또 식단 이외에 정말 너무 먹고 싶은 음식이 있는데, 안 먹으면 또 다이어트에 실패할 것 같은데, 그럴 땐 어떻게 하면 좋은가? 그래서 만들고 동생에게 적용시켜본 식단이 바로 저염식이다. 무염식과 마찬가지로, 기본만 지킨다면 식단의 변형은 얼마든지 가능하다. 저염식의 기본원리도 아주 간단하다.

1. 저탄수화물
2. 고단백질
3. 풍부한 섬유질과 비타민
4. 충분한 수분 섭취
5. 규칙적인 시간에 규칙적인 양 먹기

1. 닭 가슴살 장조림

먹어본 사람은 알겠지만, 구운 닭 가슴살은 꽤 퍽퍽해서 먹기가 힘들다. 씹기도 힘들고, 간이 안 돼 있어 맛도 느낄 수 없다. 먹는 즐거움에 있어서는 빵점짜리 요리인 셈이다. 이런 경우에는 저염 간장을 이용한 닭 가슴살 장조림을 해서 먹어보자.

닭 가슴살 장조림

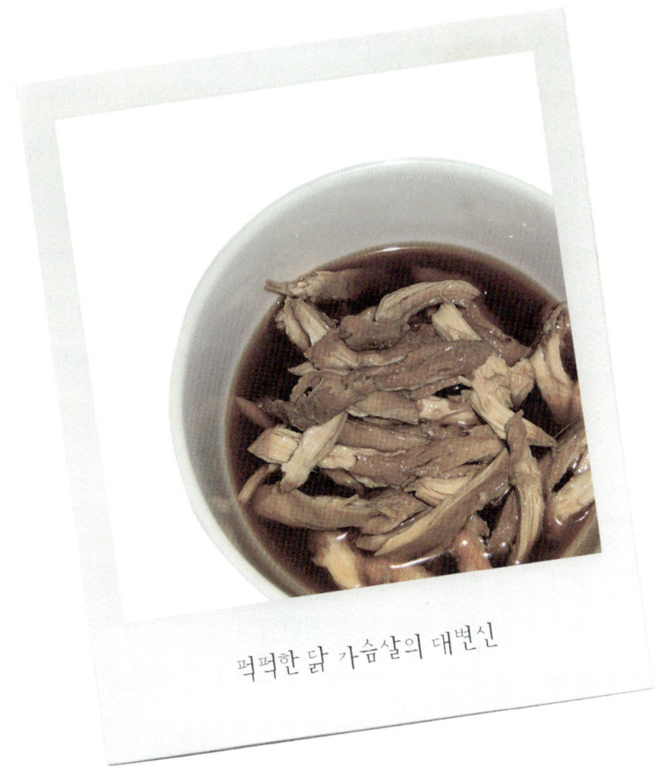

퍽퍽한 닭 가슴살의 대변신

1. 닭 가슴살을 구워서 먹기 좋은 크기로 썬다.

2. 저염간장과 식초를 1:1의 비율로 넣고 하루 정도 냉장고에 보관한다.

3. 꺼내서 먹는다.

아주 간단하다. '에게, 이게 뭐야? 별것도 아니네' 하는 생각이 들 정도다. 하지만 그냥 구운 닭 가슴살과 저염간장에 절인 닭 가슴살을 직접 먹어보라. 분명히 차이를 느낄 것이다.

일단 고기의 퍽퍽함이 사라져 먹고 소화시키기에도 편안함을 느낄 수 있다. 또한 약간의 염분으로 닭고기의 고소한 맛이 더욱 살아난다.

꼭 주의할 점! 반드시 '저염간장'을 사용해야 한다. 일반 가정에서 먹는 것과 같이 반찬용으로 장조림을 만든다면, 결국 짠 맛 때문에 밥을 찾게 될 것이다. 이렇게 되면 정말 곤란하지 않겠는가?

2. 달걀 완숙 절임

냉면을 먹을 때도 달걀 흰자만 먹는 사람이 있고 노른자만 먹는 사람이 있다. 노른자를 선호하는 사람에게 흰자만 따로 먹으라고 하면 비리다고 싫어할 것이다. 그러나 근육을 만들기 위해서는 노른자보다 흰자가 더 좋다. 먹기는 먹어야겠고, 먹으러니 힘겹고, 그런 사람들은 이렇게 해보라. 우리 엄마가 나를 위해 직접 개발해주신 메뉴인데, 아주 독특하고 효과만점이다.

달걀 완숙 절임

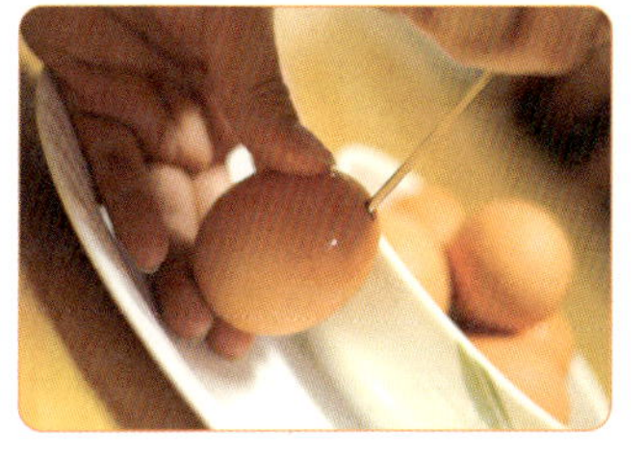 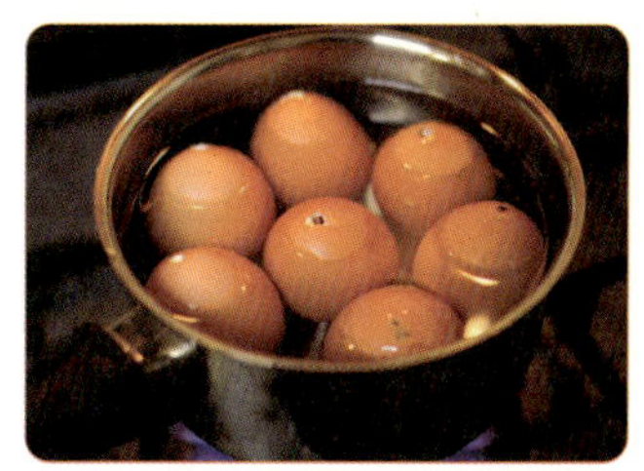

1. 날달걀 한쪽에 젓가락으로 구멍을 뽕 뚫는다.

2. 구멍 한쪽에 젓가락을 넣고 휘휘 저어 노른자와 흰자가 잘 섞이도록 한다.

3. 냄비에 달걀이 쓰러지지 않도록 담고 완숙으로 삶는다.

4. 껍질을 까서 알맹이를 1:1 비율의 식초와 저염 간장에 넣고 냉장고에 보관한다.

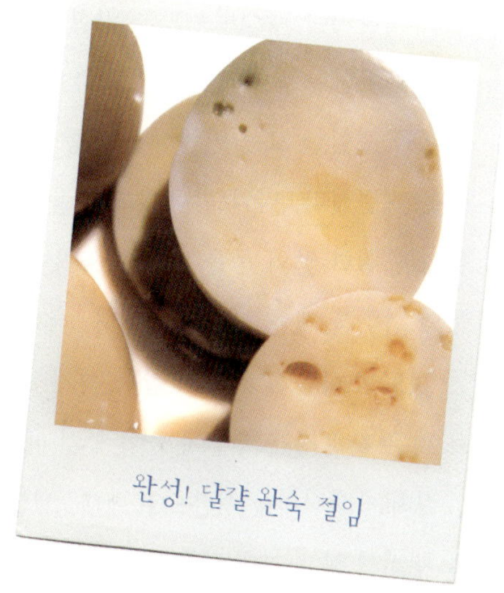

나는 8주 동안 똑같은 기본메뉴를 유지했지만, 동생에게는 변화를 주었다. 기본적으로 회사에 나가서 점심을 먹을 것이고, 가끔은 회식자리도 있을 것이고, 그런 식의 여러 가지 변수들을 감안한 것이다. 직장인들이 동료들과 유일하게 여담을 즐기며 시간을 보내는 점심식사 및 회식에 빠지면 어떻게 사회생활을 제대로 유지할 수 있겠는가? 약간만 경계를 하면 현명하게 다이어트도 하고 원만한 인간관계까지 유지하여 두 마리 토끼를 다 잡을 수 있다.

하루 세 끼를 일반식으로 먹을 때는

여기서 말하는 일반식은 밥, 국, 나물, 김치, 생선 등이다. 인스턴트 식품이나 패스트푸드는 일절 제외하며, 밥은 흰 쌀밥이 아닌 현미를 포함한 잡곡밥을 기본으로 한다.

국을 포함한 모든 반찬에는 보통 사람이 먹는 것의 절반으로 염분을 제한한다. 만약 밖에서 백반을 사먹었을 때 국이 나오면, 국물과 동일한 양의 물을 넣고 먹도록 한다. 맛이 없다면, 그래서 국물의 섭취를 제한하게 될 것이다. 식사를 하면서 국물을 많이 마시는 것도 소화를 방해하고 살을 찌게 하는 원인이 될 수 있다. 의외로 많은 칼로리가 국물에 들어 있기 때문이다.

김치는 백김치를 기본으로 한다. 생선도 집에서는 고등어에 소금을 뿌리지 않고 그대로 구워 먹고, 불가피하게 외식을 하게 될 경우에는 살코기만을 소량 섭취하여 염분의 과다한 섭취를 막도록 한다.

아침과 점심, 저녁을 먹는 시간은 최대한 규칙적으로 맞춘다. 예를 들어 아침 8시, 점심 12시, 저녁 6시로 정했다면 다이어트 기간 내내 그 시간을 맞추도록 최대한 노력하자. 시간을 맞추는 게 어려울 것 같으면, 도시락을 싸 가서라도 맞춰야 한다.

또한 하루에 필요한 최소한의 탄수화물을 섭취하되, 되도록 아침에 섭취하도록 한다. 저녁식사 이후에는 활동량이 상대적으로 적기 때문에, 저녁에는 탄수화물 섭취를 자제한다.

간식은 단백질로 섭취한다. 누누이 강조하듯이, '저탄수화물, 고단백질' 섭취가 기본이다. 그런데 일반식으로 세 끼를 먹는 것으로는 충분한 단백질을 공급받기 힘들다. 그래서 하루 두 번 정도는 간식을 단백질로 대신한다. 닭 가슴살이나 계란, 기름 쏙 뺀 참치 등을 먹으면 될 것이다. 약간의 허기나 입의 심심함을 달래주고, 단백질도 충분히 제공받을 수 있다.

일주일에 한 번은 스스로에게 선물을

대부분 살이 찐 사람은 패스트푸드나 인스턴트 식품에 길들여진 경우가 많다. 더욱이 어린 학생의 경우라면 그 유혹을 끊기란 정말 힘들 것이다. 그렇기 때문에 일주일에 한 번 '포상'이 반드시 필요하다.

'열심히 일한 당신 떠나라'라는 광고카피처럼, 일주일 동안 잘 견뎌온 장한 당신에게 적당한 선물을 주어라. 일주일에 한 번, 식이요법에도 휴식을 선물하는 것이다. 선물은 지금껏 해온 노력에 대한 보상이자 가슴 설레는 기쁨이기도 하지만, 내일부터 다시 다이어트에 박차를 가할 수 있는 원동력이 될 것이다. 하지만 기준을 무시하고 자기 자신을 컨트롤할 수 없을 만큼 마구 먹어대는 것은 정말 위험하다. 먹은 다음날 분명 여러 가지 변수로 영향을 주게 되고, 다이어트는 실패로 돌아갈 것이다. 다이어트를 하고 있다는 사실을 잊지 말고 적당히, 건강하게, 그리고 즐겁게 그 선물을 즐기도록 하자.

내 동생의 경우, 일주일간 내가 짜준 식단을 잘 지켰을 때 한 번은 동생이 먹고 싶다는 음식을 먹도록 허락해주었다. 동생은 주중에 먹고 싶은 것이 생기면 일기장에 그림을 그리거나 "언니, 이번 주말엔 나 이거 사줘…. 아니다, 아니다, 이거 말고 그걸로 사줘!" 하는 식으로 소풍을 기다리는 초등학생마냥 너무도 행복하게 주말을 기다렸다. 그 덕분에 다소 힘들었던 주중의 다이어트 식단도 꿋꿋이 지켜낼 수 있었던 것이다.

먹고 싶은 게 있다면 일기장에 쓰자.

'주말엔 ○○ 먹어야지. 그러기 위해서 오늘은 참자!'

무염식보다는 낫지만 저염식도 그리 쉽지는 않다. 세 살 버릇 여든까지 간다지 않던가. 평생에 걸쳐 익숙해진 식습관을 하루아침에 바꾼다는 것은 결코 쉬운 일이 아니다. 그러나 불가능한 일도 아니다. 어느 순간 짠 음식이 입에 맞지 않는 날이 반드시 올 것이다. 건강을 위해 그날까지 파이팅!

먹고 싶은데 어떡해!

라면이 너무 먹고 싶다면?

염분을 제한하고 인스턴트 식품을 끊기로 작정해도, 가장 참기 힘든 것 중 하나가 '라면' 이다. 라면의 그 향기와 면발의 쫄깃함을 잊기가 어디 쉬운 일이겠는가?

그렇다면 일주일에 한 번 보상의 시간이 있지 않은가! 정 먹고 싶다면 그 때 라면을 허락한다. 그렇다고 저염식을 하고 있는 상태에서 예전에 먹던 방식으로 라면을 끓여 먹는다면, 되돌리기 힘든 결과를 낳을 수도 있다. 공든 탑이 무너질지도 모르니 주의할 것!

다이어트 기간 중에 라면을 먹을 때는 이렇게 해보자. 일단 물을 두 개의 주전자나 냄비에 넣고 끓인다. 한쪽에는 면을 넣고 기름기를 쏙 뺀 다음에 면발을 건져 다른 쪽 끓는 물에 넣어 마저 끓여 먹는 것이다. 이 때 스프는 반 정도만 넣는다. 그러면 맛이 없을 거라고? 오히려 잘됐다. 맛이 없으니 그만 라면을 잊어라. 맛이 조금 떨어져도 얼마 만에 먹는 라면인가 하며 기쁘게 먹을 때는, 국물을 다 마시지 않도록 하라. 앞에도 말했듯이, 국물에도 상당한 양의 칼로리가 도사리고 있다.

쫄깃쫄깃 탱탱한 면발을 즐기고 싶다면 이런 메뉴도 소개한다. 동생 나영이가 라면을 굉장히 좋아한다. 일주일 열심히 일한 동생에게 "선물 줄게. 뭐 줄까?"하면, 1초도 생각하지 않고 "라면!"이라고 대답할 정도다. 그런 동생을 위해 새로 개발한 메뉴다. 이름하여 '아삭아삭 라면 쌈.'

아삭아삭 라면 쌈

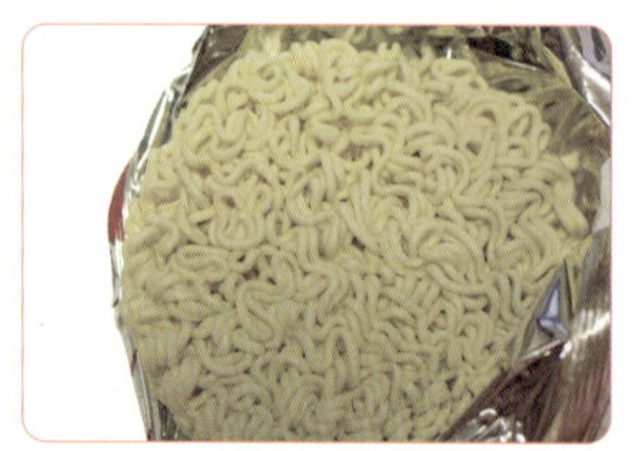  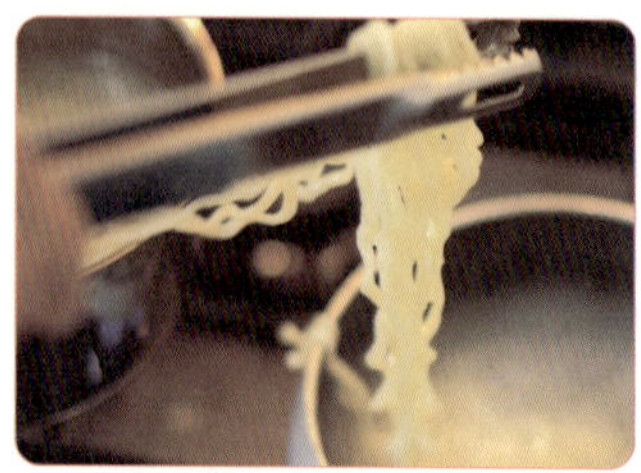

1. 면발이 굵은 라면을 택한다.

2. 다시마나 양상추 등 쌈 싸먹기 좋은 채소를 준비한다.

3. 저염된장 혹은 청국장을 준비한다.

4. 면발을 삶아 찬 물에 씻어 건져낸다.

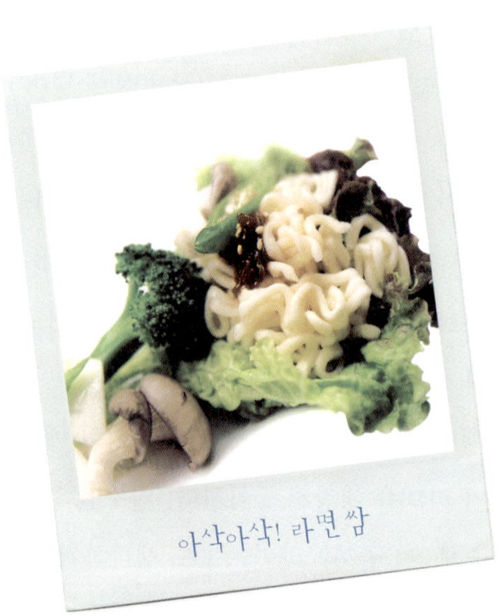

5. 다시마나 양상추에 면을 얹은 후 장을 넣고 쌈을 싸먹는다.

만들면서 에너지를 소비하게 되고, 쌈을 싸먹는 과정에서도 천천히 소화를 시키므로 과식을 막을 수 있다. 이 정도도 귀찮다면 라면을 포기하라고 말하고 싶다.

떡볶이가 너무 먹고 싶다면?

떡볶이는 여자들이 특히 더 좋아한다. 쫄깃쫄깃하고 고소한 떡과 매콤달콤한 양념의 맛이 어우러진 떡볶이를 누가 거부할 수 있겠는가? 떡볶이는 주로 간식으로 많이 먹는데, 떡볶이 1인분에 칼로리가 무려 570kcal라는 사실은 알고 있는가? 탄수화물 덩어리인 떡의 칼로리도 있지만 양념의 칼로리도 무시할 수 없다.

그렇다면 이것도 일주일 동안 열심히 운동하고 식사를 조절한 당신에게 딱 한 번 줄 수 있는 선물이다. 일단 떡볶이를 먹는다면 저녁보다는 아침이나 점심식사로 챙겨라.

단순히 떡의 쫄깃함을 즐기고 싶다면, 떡볶이보다는 떡국을 끓여먹도록 하자. 다시마와 멸치로 국물을 내어 떡국을 끓여먹어라. 단, 다시마와 멸치 이외에 양념은 전혀 하지 않는다. 채소는 원하는 만큼 넣어도 좋다.

그러나 떡볶이의 매콤함을 즐기고 싶다면 이렇게 해보자. 집에서 직접 만들어 먹을 때는 평상시에 만들 때보다 물을 한 컵 더 부어 싱겁고 묽게 만든다. 밖에서 사왔을 경우에도 따뜻한 물을 한 컵 부어서 먹는다. 이렇게 하면 칼로리를 조금 낮출 수 있다. 물 한 컵을 앞에 놓고 떡볶이를 씻어 먹으면 저염식이 된다.

회식이나 모임 등을 패밀리 레스토랑에서 할 경우가 많다. 그렇다면 정작 자리에 나가서도 쫄쫄 굶어야 하겠는가? 그럴 필요는 없다. 머릿속에 단순한 식사법칙, 즉 '저염·저탄수화물·고단백질'을 떠올려라.

메뉴 중에 분명 닭 가슴살을 이용한 요리가 있을 것이다. 그 요리를 시키면서 최대한 소금과 후추를 자제해달라고 주문한다. 여기서 닭 가슴살 요리는, 튀김옷을 입혀 튀긴 것이 아니라 그대로 구운 것을 말한다.

그리고 샐러드를 주문하라. 드레싱은 올리브 오일이 들어간 것을 선택하고 그것이 없다고 하면 그냥 샐러드만 주문한다. 대부분 패밀리 레스토랑의 음식들도 엄청나게 짜고 염분의 양이 많다. 사람들도 많은데 구운 닭 가슴살을 물에 담갔다가 먹을 수는 없으니 드레싱 없는 채소를 섭취하여 고기의 염분을 낮추는 것이다. 채소를 곁들여 먹으면 고기를 먹는 양도 줄어들고 금방 포만감을 느낄수 있다.

좀더 먹고 운동을 더 많이 하면 되잖아?

'그래, 다이어트. 무조건 덜 먹고, 더 운동해야지!'

물론 맞는 말이다. 그러나 기본적으로 과체중인 사람들은 먹는 습관을 하루아침에 고치기가 거의 불가능하다. 생각한 대로 실천하는 의지가 그토록 굳건했다면 진즉에 다이어트에 성공했을 것이다. 갑자기 무작정 음식 먹는 양을 제한하면 결국 폭식을 부르기 쉬울 뿐만 아니라, 몸의 상태도 리듬을 잃어버리게 된다. 따라서 규칙적으로, '적당히' 먹는 현명한 식습관을 익혀야 한다.

뭔가 먹고 싶다고 해서 일단 먹고 나서 운동을 더 많이 하겠다는 생각은 금물이다. 십중팔구 계획에 차질이 생기게 마련이다. 갑자기 회의나 모임이 생길 수도 있고, 컨디션이 영 좋지 않아 도저히 운동을 할 수 없게 되는 상황도 온다. 이렇게 하루가 무너지면 다음날도 무너지고, 결국 또 다시 실패할 수밖에 없는 것이다. 또한 너무 지나친 운동도 오히려 관절에 무리를 주고 여러 가지 부작용을 일으킬 수 있다. 적당히 먹고 요령껏 운동하는 것, 그것이 바로 다이어트 성공의 열쇠다.

다이어트는 절대 배고파서는 안 된다. 적당한 운동으로 요요까지 막는 근육의 양을 늘리고 기초대사량을 높여 체질을 변화시키는 것이 바로 다이어트의 목적이다. 그러므로 반드시 적당한 양을 일정한 시간에 먹어줘야 한다.

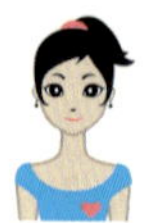

미팅이나 소개팅을 한 날, 친구들과 백화점이나 옷가게 쇼핑을 한 날, 모임을 통해 오랜만에 친구들을 만나 굉장히 예뻐진 친구를 본 날…. 특히 이런 날들은 집에 오면 그냥 눈물이 나고 서럽다. 그래도 집에서는 우리 할아버지 할머니가 "우리 꽃돼지, 귀엽네" "통통해도 귀엽게 통통한 거다" 하시며 예뻐해 주시는데.

내가 보기에도 그리 비호감은 아닌 것 같은데, 미팅이나 소개팅에서는 당최 남자의 눈길을 받기 힘들다. 친구들 들러리로 나간 것 같은 느낌을 감출 수가 없다. 집에 돌아오는 버스 안에서 눈물이 흐른 적도 있다.

그런데 그렇게 충격을 받고도 집에 와선 가장 먼저 생각나는 것이 음식이다. 먹어도 먹어도 먹을 게 자꾸 들어가는 내 배에는 도대체 거지가 들어 앉아 있는 건지, 어디로 구멍이 난 건지, 아니면 배 전체가 위인 건지, 철도 소화시킬 왕성한 소화력인 건지…. 아무튼 신기할 정도로 끝도 없이 먹는다. 먹고 나면 우울한 기분이 조금 사라지는 것도 같고, 실제로 그나마 먹으면 기분이 좋아지기도 한다. 그런데 우울함을 달래기 위해 시작한 먹기가 한도 끝도 없이 이어지는 게 문제다.

냉장고에서 아이스크림 하나를 꺼내어 먹고 열 받은 속을 달랜 후, 느끼한 감이 있어 매콤한 것이 당긴다. 찬장에서 라면을 꺼내어 끓여 먹고, 음료수를 마신다. 그리고 과자랑 과일을 챙겨 TV 앞에 앉는다.

아무 생각 없이 먹는다. 먹으면서 잊으려고 한다.

그런데 너무도 어이없게, 먹다 보면 배가 부르다. 배가 부르면 다시 화가 난다. '도대체 네가 인간이냐? 살 쪄서 그런 모멸감을 느낀지 얼마나 지났다고 또 먹고 싶은 생각이 들어?' 앞에 놓인 과자와 과일을 모두 휴지통에 처넣는다. 그리고 다시 방으로 들어가 침대에 드러눕는다. 답답하고 속상하다.

'왜 이렇게 살이 쪘을까? 다이어트 어떻게 할까?'

머릿속으로 여러 가지 계획들을 세워본다. '뭐가 좋을까? 어떤 다이어트 할까? 그래, 내일부터 먹지 말자. 운동도 하고, 정말 독하게 살 빼자!' 그런데 꼭 '내일부터' 다. 아무튼 그렇게 독하게 맘먹고 스르르 잠이 든다. 라면 먹고 아이스크림 먹고 과자 먹은 뒤 소화도 다 안 되었는데, 내일 다이어트 계획을 위해 오늘 편안히 잠이 든다.

다음날은 무조건 굶는다. '하자, 하자, 열심히 하자' 결의를 다지면서.

그러나 또 하루가 지나면 파김치처럼 축 늘어진 채로 여지없이 냉장고를 뒤져 마구 먹고 있는 나를 발견한다. 폭식증. 또 다시 우울해진다. '역시 난 안 돼. 안 된다구!'

우울함을 달래기 위해 먹고, 먹으니 살이 찌고, 살 빼려고 굶다가 결국 어느 순간 나도 모르게 폭식하게 되고, 폭식하니 다시 우울해지고….

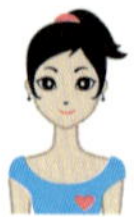

학교는 안 가도 좋지만, 밥은 거르면 큰일 나는 게 바로 우리 집이다. 엄마는 딸에게 다이어트를 권하면서도 정작 한 끼라도 거르면 난리가 날 것처럼 걱정하신다. 시험 보는 날, 늦었다고 징징거리고 집을 나서는데 밥그릇을 들고 대문까지 따라 나와서는 "한술이라도 뜨고 가, 그래야 머리가 돌아가지. 아침밥이 보약이라고 하더라"며 입에 넣어주시는 분이 바로 우리 엄마다. 물론 아침을 먹는 것은 아주 좋은 일이다. 어쨌든 그만큼 우리 집 사람들은 한 끼라도 거르면 안 된다고 철석같이 믿는다.

이러니 아무리 부모님이 다이어트를 하라고 종용하시고 나 스스로도 독하게 마음을 다잡아도, 일단 먹는 문제에 들어가면 집안이 난리가 난다. "쓰러지면 너만 손해야. 먹으면서 해야지. 이건 먹어도 살 안 찐다…." 부모님이 늘 하시던 말씀이다.

다이어트에는 계획이 필요하다. 규칙적인 시간에 자신에게 맞는 식단을 조절해 먹어야 한다. 아무리 칼로리가 낮은 음식이라 해도 어쨌든 기본 칼로리가 있기 때문에, 많이 먹으면 당연히 살이 찐다.

강냉이 한 봉지가 밥 두 그릇 반과 같은 열량을 낸다는 사실을 알고 있었는가? 대부분 강냉이는 살이 안 찌는 다이어트 식품이라고 알고 있는데, 그것도 양이 많아지면 결국 날씬한 몸매와는 점점 멀어지는 것이다.

한 번은 굳게 결심하고 엄마를 설득했다. "딱 이 식단대로만 먹을 래. 다른 거 먹으면 절대로 안 된대. 유명 연예인도 이 식단으로 다이 어트에 성공했다고 TV에 나오던걸. 그러니까 이것만 먹을 거야. 다 른 거 먹으라고 하지 마." 엄마도 걱정이 많으셨던 터라 어렵게 승낙 을 하셨다.

그러나 워낙 위가 커져 있는 상태라, 아무리 마음껏 먹는 다이어트 식단이라 해도 도저히 배고픔을 치울 수가 없었다. 먹는 양은 둘째 치 고라도, 당기는 음식은 배고프지 않아도 먹던 습관, 씹고 삼키는 즐거 움은 어떻게 해볼 도리가 없었다.

피자나 자장면 같은 것은 원래 좋아하지 않았지만 달콤하고 부드 러운 크림을 듬뿍 얹은 커피나 케이크의 유혹은 거의 고통이었다. 빵 집을 지나가면 그 향기만으로도 군침이 나왔다. 중학교에선가 배운 파블로프의 조건반사처럼, 음식을 주지 않아도 식사시간을 알리면 침을 흘리는 개처럼…. 냄새만으로도 그 달콤함, 그 부드러움, 혀를 감도는 맛의 향연이 느껴졌다. 그 외에도 평상시 좋아했던 음식들(라 면, 빵, 떡볶이 등)의 유혹을 참기가 너무 힘들었다.

다이어트 5일째. 몸은 지칠 대로 지치고 신경질만 늘어갔다. 집에 있으면 자꾸 짜증만 나고 나가서 친구라도 만나자는 생각에 오랜만 에 친구를 만났다. 나는 다이어트한다고 친구에게 말하지 않은 상태 였고, 우리는 평소처럼 분식점에 들어가 라면과 떡볶이를 시켰다.

'먹지 말자, 먹지 말자. 그래, 친구한테 다이어트 한다고 말하자!'

각오에 각오를 다졌는데, 매콤한 떡볶이가 어찌나 맛있어 보이는지!

‘그래 딱 하나만 먹자. 그리고 오늘 저녁 굶으면 되지. 아직 6시 전이니까…. 그래, 6시 전에는 먹어도 된다고 했어.’

갖가지 생각들로 나의 행동을 합리화했다. 딱 하나 먹는 거니까 당연 빨간 국물을 듬뿍 묻혀서 떡볶이 하나를 먹는다.

입안 가득 도는 달콤함과 매콤함의 행복~!

그 순간부터는 기억이 나질 않는다. 정신을 차리고 나니 라면과 떡볶이는 이미 빈 그릇이었다. 배가 부르다는 느낌을 받으면 갑자기 퍼뜩 정신이 든다.

‘아아, 이런…!’

그제야 비로소 후회를 한다. 왜 그랬을까? 배가 불러온다. 속이 답답하다 배가 부르니까 더욱 짜증이 솟구친다. 너무 배가 불러서 짜증이 나고 이겨내지 못하고 먹었다는 사실에 화가 난다.

너무 굶주려서 먹는 순간엔, 아주 잠시 이성을 잃는다. 어쨌든 깨진 독을 바라보며 울고 있는 격이 아닌가? 다이어트 하면서 실패했던 가장 큰 이유 중에 하나가 ‘오늘만…. 그래, 내일부터 하자!’ ‘이것만, 요거 하난데 뭐’ 하는 생각들이었다. 하나는 둘이 되고, 둘은 셋이 되고, 전체적인 다이어트 리듬을 와장창 깨놓는다.

‘이번엔 진짜야!’ 다른 때와는 사뭇 다른, 나의 비장한 태도에 작전을 바꾼 어머니. 내 앞에 밥상을 턱 내려놓고는 “어차피 시작할 다이어트, 오늘까지만 먹어. 그리고 내일부터 엄마랑 같이 독하게 다이어트 한번 해보자!”

돌솥 안에는 아직도 보글보글 된장찌개가 끓고 있다. 솔솔 풍겨
오는 맛있는 냄새에 마음이 약해지고 기어코 밥숟가락을 들고 말았
으니.

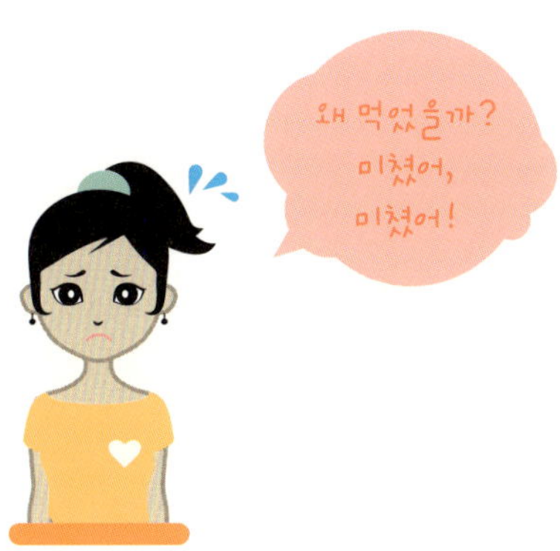

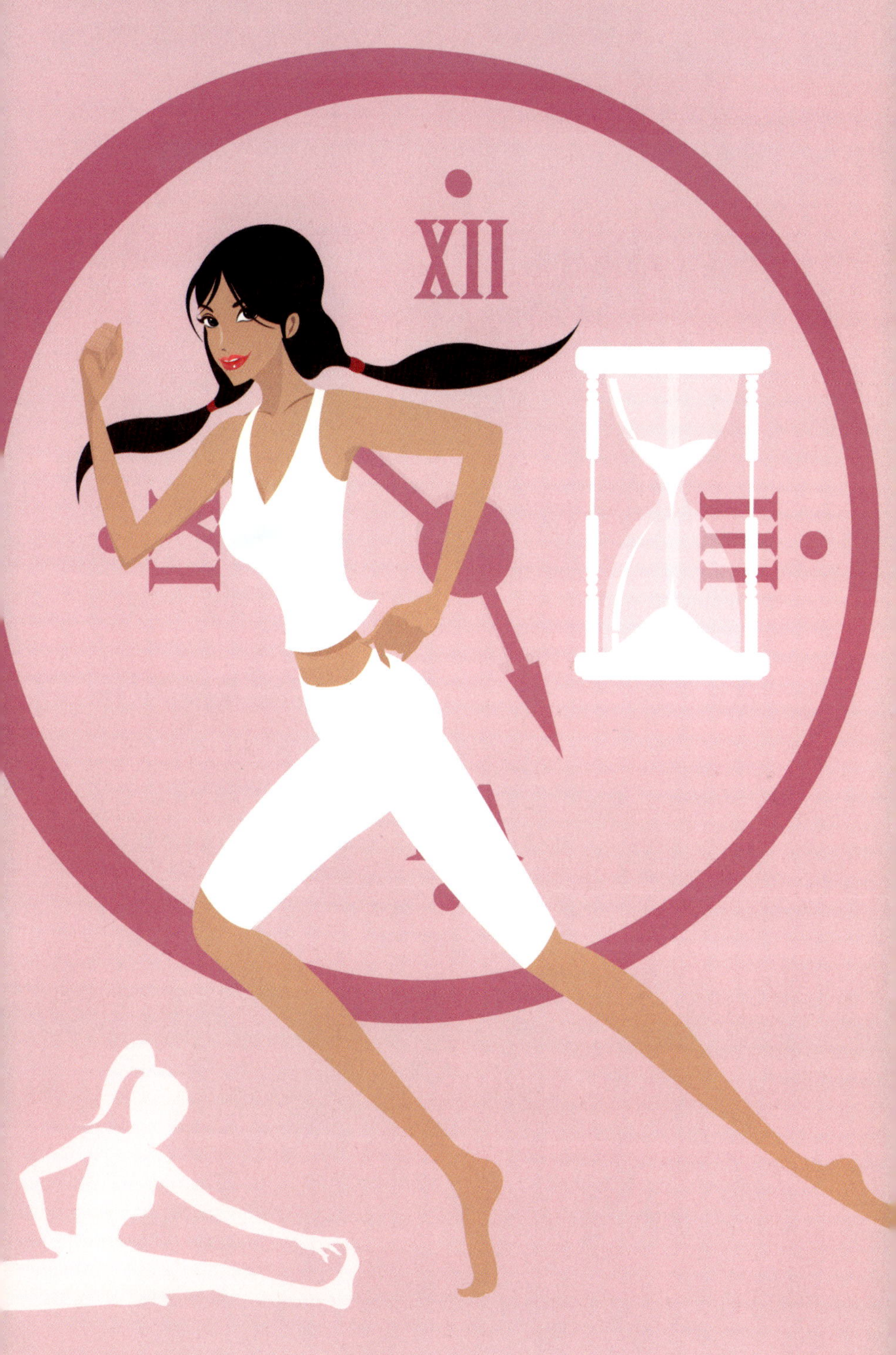

Part 3 운동에도 요령이 있다

운동에도 요령이 있다

무조건 적게 먹고 운동만 많이 하라고요?
당연히 그렇게 하면 살이 빠지겠죠.
하지만 그게 어디 말처럼 쉽냐고요.
그렇게 할 수 있었으면 지금까지
살찐 상태에서 고통 받으며 살진 않았겠죠?

"나에게 좀더 현실적인 방법을 달라~~!"
이렇게 외치던 제가 드디어 요령을 깨달았습니다.
게으르고 나태하고 지구력 부족이던 제가 성공할 수 있었던 비밀!
뭐냐고요? 그건 바로 요령피우기! 대신 '제대로 정확한' 요령이죠.
지치고 힘들고 지루하다면 쉽게 포기하겠죠?
운동에도 요령이 필요합니다. 그 요령이 뭐냐고요?
자, 이제부터 나경이의 8주 운동요령을 공개합니다!

Chapter 14

돼지보다는 여우가 돼라

운동은 식이요법과 더불어 다이어트의 핵심이라고 할 수 있는 부분이다. 다이어트에 성공한 이후 받았던 수많은 질문 중에서 가장 많은 문의가 들어온 부분이자, 이 책이 소개하는 다이어트 프로그램에서도 가장 중요한 부분이기도 하다.

그런데 사람들의 고민을 들어주면서 정말 안타까운 마음을 금할 길이 없었다. 바로 이런 사람들 때문이다.

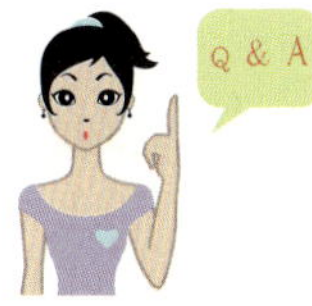

나경 씨, 나는 하루에 운동을 2시간 이상씩 해요. 정말 열심히 하는데, 도무지 살이 안 빠져요…. 왜 그럴까요? 어떻게 하면 살이 빠지는 거죠?

이런 사연을 들으면 정말 너무나 안타깝다. 이런 사람들에게는 공통적으로 이렇게 대답을 해드린다. 조금만 운동하시라고, 대신 요령껏 하시라고 말이다.

'요령껏'이라…. 요령껏 하라는 말은 참 애매한 말이기도 하다. 그래서 이번 기회에 요령껏 운동한다는 것이 어떻게 하는 것인지 자세히 알려주도록 하겠다.

쉽게 지치지 않는 즐거운 운동법

운동, 참 열심히 하는데 힘만 죽어라 들고 별로 변화는 없으니 3일 정도 되면 포기하고 싶어진다. 대부분 그럴 것이다. 하지만 운동은 최소한 석 달은 꾸준히 해야 효과를 볼 수 있다. 이론적으로는 나를 비롯해 누구나 잘 알고 있다. 그러나 뚱뚱한 사람들의 안타까운 공통점 중 하나가 바로 포기가 쉽다는 것. 정말 독하게 마음먹지 않으면 성공을 거두기 힘들다. 그래서 다이어트에 성공한 여자와 금연에 성공한 남자들을 보고 '독하다'고 하는 모양이다.

내가 제안하는 운동이 특별히 다른 운동과 다른 점이 있거나, 유별나고 획기적인 것은 아니다. 다만 운동에도 요령이 있다는 것을 꼭 알아줬으면 좋겠다. '돼지보다 여우가 돼라! 요령을 피워라!' 그것이 나경이가 강력하게 이야기하고 싶은 운동법칙의 핵심이다.

'두드려라 그러면 열릴 것이라 했고, 믿는 자에게 복이 있나니 했는데….' 하루 종일 기진맥진하도록 열심히 운동한 사람에게 돌아온 것이 물에 젖은 휴지마냥 잔뜩 지친 몸과 그로 인한 절망

감뿐이라면?

　나도 그런 적이 있다. 다이어트 방법을 정확히 몰랐을 때는 무작정 아무거나 닥치는 대로 시작했다.

　하루는 정말 굳게 맘먹고 '죽기 아니면 까무러치기다!' 는 심정으로 운동을 시작하게 되었다. '아자아자, 나경이는 할 수 있어! 이번만큼은 꼭 성공해서 지난 설움에 대해 복수하고 말리라!'

　무작정 나갔다. 그리고 한 시간을 열심히 달렸다. '그래, 이 놈의 살, 오늘 내가 다 떨쳐버릴 테다!' 불타는 결의로 몸이 가벼워질 때까지 뛰겠다며 달리고 달리고 또 달렸다.

　그런데 불과 10분 남짓 지났을까, 숨이 헉헉 차고 무릎이 아파왔다. 게다가 사람들이 모두 나만 쳐다보는 것 같은 느낌에 하늘을 찌를 듯했던 의지가 갑자기 바닥을 향하는 기분이 들었다. 뛰는 순간 출렁이는 내 살들, 그 살들만 바라보는 듯한 느낌을 떨칠 수가 없어서, 모자를 팍 눌러쓰고 더 열심히 더 빠르게 뛰었다. 그렇게 몇 시간이 흘렀는지 모르게 달리고 땀을 한 바가지 쏟으며 집으로 돌아왔다. 그런 식으로 며칠을 용케 잘 버티며 운동을 했는데, 오히려 식욕이 좋아져서 밥 먹는 양이 늘어나기만 했다.

　그러던 어느 날, 여느 때와 마찬가지로 숨이 턱에 닿은 채 헉헉거리며 집에 들어왔다. 그런데 방에 들어오자 괜히 눈물이 나오는 것이다. '이렇게까지 해서 살을 빼야 하나…?'

　나 자신이 너무 원망스럽고, 내 몸을 바라보는 것조차 몹시 괴로웠다. 그 자리에서 주저앉아 펑펑 울었다. 그날 밤엔 다리가 너무 아파서 또 엉엉 울었다.

뭐가 그리 서러웠는지 모르겠다. 하지만 한없이 울었다.

며칠 후 달리기를 하다가 무릎에 이상을 느끼고 병원을 찾았다. 의사 선생님은 더 이상 뛰면 안 된다고, 걷기를 하라고 말씀하셨다. 그 말을 듣는 순간에도 눈물이 났다. '난 뛰지도 못하는 사람이구나…. 왜 이 모양이 되도록 나 자신을 조절하지 못했던 걸까? 길거리엔 날씬한 사람들이 널렸는데, 왜 나는 거기에 속하지 못하는 걸까?' 나 자신을 원망하고 탓하기만 했다.

나는 결국 며칠 못 가서 운동을 포기하고 말았다.

그러다가 사회체육을 공부하게 되었다. 다이어트와 연결지으니 공부조차도 어찌나 재미나던지. 정말 열심히 공부할 수 있었다. 내가 해온 다이어트 방법에서 무엇이 잘못되었고, 무엇을 어떻게 바꿔야 하는지를 책을 통해, 교수님들의 입을 통해 하나하나 알아가면서 자신감을 되찾았다. '그동안 내가 정말 아무것도 모르고 내 몸만 학대하고 있었구나!'

그래서 공부한 사실을 바탕으로 식단과 운동 프로그램을 짜서 '진짜 다이어트'를 시작하게 된 것이다. 그렇다고 그 운동이나 식단이 프로 운동선수들처럼 거창하고 복잡한 것도 아니다. 다만 다이어트에 도움이 되는 운동에는 나름의 기본적인 페이스가 있다는 것을 전제로 간 것이다. 뭐든지 꾸역꾸역 먹어대는 돼지처럼 무작정 운동만 많이 한다고 될 일이 아니다. 기회를 잡아 얍삽하게 실속을 챙기는 여우처럼, 몇 가지만 주의를 기울이면 지치지 않고 즐겁게 운동할 수 있다. 이제부터 그 몇 가지를 살펴보자.

Chapter 15

운동요령 1

공복에 운동하라

다이어트를 결심했다면, 아침 공복운동으로 첫 스타트를 끊자. 아침이 아니더라도 수면을 취한 이후, 식사를 하기 전의 시간을 말하는 것이다. 야근은 물론 밤샘작업이 많은 사람들조차 매일 아침에 일찍 일어날 필요는 없다. 만약 다음날 아침에 조금 여유가 있다면 잠을 좀더 자도 상관은 없다. 시간이 문제가 아니라, 공복이라는 사실이 중요하기 때문이다. 외출하기 전에 운동할 시간여유를 계산하면 된다.

헉, 공복에 운동이라니? 공복이라는 말만 들어도 기운이 쭉~빠지고 허기져서 '어떻게 운동해!' 하는 생각부터 들기 마련이다. 아침은 원래 잘 안 챙겨먹고 하루 두 끼, 저녁을 거하게 먹는 데 익숙했던 나의 라이프스타일에도 크나큰 변화를 주어야 했다. 말처럼 쉬운 것은 아니었다. 공복에 운동을 하려고 생각하니 시작도 하기

전에 겁부터 덜컥 났다. '공복에 운동하다가 빈혈로 쓰러지면 어떡하지?' '금세 배고파서 지칠 텐데.'

그러나 건강한 요령만 안다면, 이런 걱정들은 일주일이면 온데간데없이 사라질 것이다. 거기에 살빠지는 즐거움까지 더하면 운동하는 시간이 기다려지기까지 한다.

지금과 달라지지 않는다면 내가 원하는 변화는 없다. 변화를 위해서 지금 당장 바뀌야 할 것이 있다면, 바로 달콤한 잠의 유혹을 뿌리치고 이불 속에서 빠져나와 활기차게 아침운동을 시작하는 것이다.

1시간 일찍 자고 1시간 일찍 일어나는 습관

7시에 출근하는 사람이라면 6시에 일어나야 한다. 학생, 직장인 모두 아침시간은 1분 1초가 달콤하다. 밥을 포기해야 하더라도 침대 속에서의 단잠을 택하게 된다. 나 역시 그랬다. 대학교 3학년이었던 나는 8주 다이어트를 하는 동안 학교수업도 많이 들어야 했고 취업준비도 해야 했기 때문에 아침에 일찍 일어나는 것이 정말 힘겨웠다. 더욱이 규칙적인 직장생활을 하는 사람에게 아침운동을 하라고 하면 숨이 턱 막힐 것이다.

그러나 아침운동을 시작하면서 오히려 건강한 변화들이 생기기 시작했다. 아침운동을 하기 위해 저녁에 친구들과의 과도한 술자리를 피하게 되었고, 적당히 놀고 일찍 귀가하게 되었다. 10시까지 집에 돌아와 대충 정리하고 과제 등을 한 후 잠들면 1시에서 2시. 다음날 7시나 8시쯤 일어나면 하루 6~7시간 정도를 푹 잘 수 있다.

충분한 휴식, 다이어트를 위해 반드시 필요하다

맨 처음에 언급했듯이, 8주 다이어트의 가장 큰 골격은 '3박자'다. 운동과 식이, 그리고 휴식이 반드시 균형을 이루어야 한다. 대부분 다이어트를 한다고 하면 식사량을 조절하고 운동을 많이 하면 된다고 알고 있지만, 휴식은 장기적으로 건강한 다이어트를 위해, 또 근육의 성장과 재생을 위해 빠질 수 없는 요소다.

잠잘 시간까지 뺏어서 운동을 하면 결국 건강을 위해 한 운동이 몸에 무리를 주고 각종 부작용으로 생명까지 위협할 수 있다. 적당한 운동을 위해서는 반드시 적당한 휴식이 보장되어야 한다. 너무 적게 자면 몸이 피곤해지고, 운동량이나 신체 활동량도 덩달아 줄어들게 된다. 그러면 살이 찌는 게 당연하다. 근육도 자라지 않을뿐더러 하루 생활계획에도 큰 차질이 생길 것이다. 보통 성인의 수면시간은 6~8시간이다. 수면시간을 지킬 수 없다면 다이어트는 당분간 보류하라고 말하고 싶다.

마찬가지로 다이어트를 할 때 8시간 이상의 수면은 피하는 것이 좋다. 부족해도 문제지만 넘쳐도 좋을 것이 없다. 우리 몸의 에너지 소비량은 신체 활동량에 따라 달라진다. 너무 많이 자면 그만큼 신체 활동량이 적어지니 에너지 소비도 줄고, 결국 다이어트에 실패할 가능성이 높아진다.

여기까지 읽고 '으윽, 나는 불가능해. 매일 야근에 지쳐 새벽에 잠들고 새벽에 일어나 출근해야 하는데…' 라고 생각하며 책을 덮거나 포기하려는 사람이 있을 것이다. 한 가지만 더 물어보자.

"지난밤에는 무엇 때문에 12시 전에 잠들지 못했나요?"

직장인이라면 회사의 중요한 프로젝트 때문에, 학생의 경우 시험공부나 자격증 시험준비 때문에, 혹은 집안에 큰일이 있어 부득이 밤을 샐 수밖에 없는 경우라면 할 말이 없다. 그러나 혹시 게임을 하느라 밤을 지새우진 않았는지? 인터넷 쇼핑몰에 빠져 시간 가는 줄 몰랐던 건 아닌지? 친구와 메신저로 수다를 떠느라 날이 샌 건 아닌지? 혹시 성격이 워낙 좋아 이런저런 모임에 불려 다니다 보니 새벽이 되어야 집에 돌아오게 되는 건 아닌지?

다이어트를 하려는 사람이라면, 우선 자신의 상태를 객관적으로 판단해 문제가 무엇인지 파악할 수 있어야 한다. '성격 좋다, 인간관계 좋다' 는 말을 들으면 기분은 좋겠지만, 비만이 엄연한 질병이라는 사실을 잊지 마라. 이 책이 소개하는 다이어트는 정상체중인 사람이 모델처럼 깡마른 몸을 만들기 위해 살을 빼는 비법이 아니다. 과체중인 사람들이 건강하게 정상체중을 만들 수 있게 하기 위한 방법이다. 비만은 만병의 근원이므로 건강한 삶을 위해 당신은 과감히 포기할 것들을 선택해야 한다. 모든 것을 한 번에 가질 수는 없다. 어떤 것이 우선인지 생각하고, 불필요한 생활습관을 정리해가도록 하자.

게임을 너무 좋아한다거나, 쇼핑중독에 빠져 있다거나, 친구들과 어울리는 것에서 삶의 유일한 낙을 찾고 있다면, 일주일 뒤 혹은 한 달 뒤 놀랍게 변해 있을 자신의 모습을 관찰하는 데 재미를 들여보자. 일주일만 꾹 참고 운동과 식이요법, 충분한 휴식을 병행한다면 어느덧 가뿐해진 몸에 깜짝 놀라게 될 것이다. 다이어트 시작 첫날 찍어놓은 사진 옆에 지금의 모습을 찍은 사진을 붙여 비교해보라. 크지는 않아도 분명 변화를 눈으로 확인할 수 있을 것이다. 꽉 끼던 청바지에서 여유가 느껴지고, 퉁퉁 부어보였던 눈에 선이 살아나는 것, 그것을 비교하는 즐거움을 누려보지 못한 사람은 정말 모를 것이다.

아직도 믿을 수 없는가? 일단 일주일만 해보라. 그 후에 다시 이야기해보도록 하자.

일단 시작하라. 자기 자신과의 약속에 도전해보라. 일주일도 버겁다면, 당신의 의지부터 다시 다져보자. 현재 누리는 생활패턴에서 조금도 변화하지 않고 살을 뺄 방법은 이 세상 그 어디에도 없다.

그래도 절실한 자극이 부족한가? 꼭 빼야 한다는 명확한 동기부여가 아직 부족한 것은 아닌가?

'한번 빼볼까?' '뭐 독특한 거 있나?'

이런 생각으로 책을 읽고 있다면 그냥 덮어주길. 차라리 이 책이 꼭 필요할 것 같은 지인에게 선물하는 게 낫다.

성공 다이어트를 위한 확실하고도 분명한 법칙은 있다. 하지만 그것이 처음 들어보는 말들은 아닐 것이다. '그래, 한번 해보자. 이대로만 해보자. 이번엔 꼭 성공하리라!' 시작이 반이라고 하지 않았는가? 당신의 자세, 의지, 마음가짐이 가장 중요한 시작이다.

내 경우도 그리 만만한 싸움이 아니었다. 한창 친구들과 어울리고 싶은 스물세 살. 할 일도 많고 만날 사람도 많고 갈 곳도 많은 때다. 그러나 아침운동을 위해 무조건 저녁에는 가볍게 모임을 마무리했다.

어떤 날은 진짜 너무너무 집에 들어가기 싫을 때가 있다. 친구들과의 만남이 너무도 유쾌하고 즐거워 헤어짐이 못내 아쉬울 때…. 다이어트를 위해 더 소중한 것을 잃어버리는 것은 아닌지, 다이어트 그까짓 거 포기하고 싶은 생각이 밀려들었다.

그러나 생각을 바꾸기로 했다. 어린 시절 읽었던 원효대사 이야기도 있지 않은가. 통일신라 시대의 유명한 고승인 원효대사는 젊은 시절, 불법을 더 깊이 알기 위해 당나라 유학길에 올랐다고 한다. 가는 도중 수원 근처에서 하룻밤을 지내게 되었다. 여행길에 몹시 지치고 피곤한데다 심한 갈증을 느낀 원효대사는 어둠 속을 더듬어 물을 찾았다. 다행히 머리맡에서 바가지에 물이 담겨 있는 것이 만져져 그 물을 아주 달게 마셨다. 그런데 아침에 일어나보니, 자신이 마신 것은 해골에 고인 썩은 물이었다. 그 사실을 알고 원효대사는 구역질이 나서 견딜 수가 없었다.

바로 어젯밤 나의 갈증을 해소해주었던 그 달디 달던 물. 그러나 아침이 되고 보니 구역질이 난다. 똑같은 물이라 해도 마음먹기에 따라 독이 될 수도, 약이 될 수도 있다는 사실을 알려주는 아주 교훈적인 이야기다.

'그래! 이제 마음을 바꾸자! 마음을 바꾸면 이제 내가 하는 모든 행동들이 나에게 약이 되어 날씬하고 건강한 아름다움을 선사해줄 것이다!'

당신에게도 당부하고 싶다. 일단 믿자. 자기 자신을 믿고, 이제부터 8주 다이어트 프로그램을 실천하려는 당신의 의지에 어떤 이유로도 핑계가 끼어들지 못하게 하자. 당신은 변화할 준비가 되어 있고, 그 어떤 상황이라도 그 사실은 변하지 않을 것이다.

지금까지의 나태함을 이겨내지 못한다면, 지금까지와 똑같이 행동하고 살이 빠지길 기다린다면, 그건 복권을 사지도 않고 당첨되기를 바라는 것이나 다름없다. 스스로 변화하기 위해 투자하고 노력하지 않으면, 성공 다이어트는 남의 나라 이야기일 뿐이다. 슬픈 현실이지만 그냥 그대로 피둥피둥한 살들과 함께 괴로운 나날을 보낼 수밖에.

누구나 할 수 있다. 의지를 갖고 1시간만 일찍 일어나자. 밤늦게까지 TV를 시청하거나 인터넷을 헤엄치거나 게임에 몰두하지만 않는다면 불가능한 일이 아닐 것이다.

나의 일상을 돌이켜 봤을 때, 대부분은 친구들과 놀거나 인터넷

이곳저곳을 돌아다니거나 TV를 보다가 꼭 새벽 2~3시가 다 되어 잠자리에 들곤 했다. 가끔은 숙제를 한다든지 하는 꼭 필요한 일 때문에 늦게까지 잠들지 못한 적도 있었지만, 대부분은 내가 통제 할 수 있는 일들이었다. 차라리 그 시간을 나 자신을 위해 효율적 으로 쓰는 것이 옳았다. 그래서 잠자리에 드는 시간을 1~2시간 앞 당기기로 했다. 덕분에 아침에 일어나는 것이 좀더 수월해졌다.

물론 라이프스타일을 하루아침에 바꾸는 것이 쉬운 일은 아니 다. 나는 쉬운 일이 아니라, 나 자신을 위해 나를 변화시키기 위해 조금은 어려워도 의지를 갖고 노력하는 나의 모습을 보고 싶었다.

왜 공복운동을 강조하는가?

운동을 하면 우리 몸은 몸속에 있는 에너지원을 사용한다. 에너 지원으로 사용되는 영양소는 탄수화물, 단백질, 지방이다. 이 세 가지를 사용하는 데도 순서가 있다. 1순위는 탄수화물, 2순위는 단 백질, 꼴찌가 지방이다. 몸속에 탄수화물이 있는 상태에서는 단백 질을 에너지원으로 사용하지 않고, 당연히 탄수화물과 단백질이 있는 상태에서 지방을 연소하지도 않는다. 다시 말하면 우리 몸속 에 탄수화물과 단백질이 없어야만 비로소 문제덩어리인 지방을 태 우기 시작한다는 것이다.

우리가 섭취하는 대부분, 아니 거의 모든 음식은 이 모든 영양소 를 포함하고 있다. 그렇기 때문에 식사를 하고 운동을 하는 것은 결국 식사한 열량을 소비하는 정도의 효과밖에는 볼 수 없다. 밥 먹은 후 열심히 운동했다면 결국 밥 한 끼 굶은 것 정도의 효과밖에는 기대할 수 없다는 결론. 정작 빼고 싶은 지방은 그대로 몸에 붙이고 다녀야 할 것이다.

음식을 먹으면 탄수화물과 단백질은 일단 소화·흡수·신진대사 등에 필요한 열량을 공급하고 나머지는 일정 시간이 지나면 지방의 형태로 몸에 저장한다. 보통 하루에 약 300kcal를 여분으로 남겨두는데, 이 지방질은 특히 복부에 침착되기 쉽다. 출렁이는 뱃살을 방지하기 위해서는 최소한 매일 300kcal 이상을 어떠한 수를 써서라도 소비하는 것이 좋다.

그러니 결국 먹은 열량만큼 운동하지 않는다면 또 새로운 지방 덩어리를 몸속에 붙이게 되는 것이다. 팔뚝에, 허벅지에, 옆구리에, 허리에, 인정사정 볼 것 없이, 혹 떼러 갔다가 혹 붙이고 온 못된 혹부리 영감처럼….

따라서 탄수화물과 단백질이 보충되지 않은 상태인 공복에 유산소운동을 하면 뱃속과 팔뚝, 허벅지에 붙어 있는 우리의 적 '지방덩어리'를 효과적으로 없앨 수 있다. 열심히 운동해도 살이 안 빠진다고 푸념을 일삼는 사람이라면, 공복에 운동을 시작해보라. 정말로 사이즈가 줄어드는 마술 같은 일을 경험할 것이다.

아무리 가벼운 유산소운동이라도, 모든 근육과 신경들이 갓 잠에서 깨어난 이후이기 때문에 가벼운 스트레칭은 반드시 해주어야 한다. 운동 전에 하기 좋은 스트레칭은 뒤에서 다시 설명할 것이다 (149페이지 참조). 아침에 일어나면 간단하게 스트레칭을 하고, 반드시 식사를 하기 전에 운동을 시작한다. 공복운동은 유산소운동이 좋다. 공복에 웨이트 같은 무산소 운동은 절대 금물이다. 또 하나, 아직 잠에서 덜 깬 근육들과 수많은 장기들, 신경들을 근육운동으로 깜짝 놀라게 해서는 안 된다. 따라서 먼저 스트레칭으로 몸을 충분히 풀어준 후에 본격적인 운동에 들어갈 것을 권한다.

운동요령 2

많이 할 필요 없다 - 3050 법칙

공복에 하는 것도 모자라 오래 하라고? 아마 작심삼일은커녕 하루만 해도 지쳐서 포기하고 말 것이다. 평소 운동량이 적은 사람이라면 픽 쓰러져버릴 수도 있다. 책 대강 읽고 무조건 공복에 운동하다가 나경에게 항의하는 사람은 없기를.

공복에 하는 운동은 반드시 30분 이상 50분 이하로 해주는 것이 좋다. 30분 이상을 해야 운동효과를 볼 수 있고 50분 이하로 해 주어야 피로함을 덜 수 있다.

반드시 30분 이상!

30분 이상 유산소운동을 하라는 이유가 있다. 바로 지방의 효율성 문제 때문이다. 지방은 운동을 시작하고 15~20분이 지난 후부터 타기 시작하고, 그 이후에 가장 활발하게 연소된다.

따라서 20분 미만으로 운동을 하면 체중감량에 아무런 도움이 되지 않는다는 사실. 지방이 타기 시작하는 20분 이후부터가 정작 뱃살과 군살들을 태우면서 운동효과를 눈으로 확인시켜준다.

어째서 50분 이하라는 것일까?

운동은 오래하면 할수록 좋다고? 오~노, 착각을 버려라! 헬스 클럽에 가면 가끔 나보다도 더 체력 좋은 사람들을 만난다. 땀을 뻘뻘 흘리며 1시간이 넘게 쉬지도 않고 운동을 하는 것이다.

보기만 해도 군침이 도는 맛있는 조각케이크를 상상해보자. 한 입 베어 물면 스르르 녹는 그 맛에 황홀함을 감출 수 없을 것이다. 배가 고픈 터였다면 2~3개 정도 먹고 포만감을 느낄 때까지는 아주 맛있게 그 황홀함을 만끽할 수 있다. 하지만 한 개 먹고 나서 두 개째 먹을 때, 세 개째 먹을 때, 갈수록 그 맛에 대한 감흥이 줄어들 것이다. 이미 배가 부른 상태에서 또 케이크를 먹으라고 한다면 그때부터는 곤욕이다.

우리 몸의 지방 이용률도 일정 시간이 지난 후엔 더 높아지지 않고 오히려 낮아진다. 40~45분 이후에는 운동을 해도 몸이 지방을 태우려고 하지 않는다. 시간이 지날수록 운동의 효율성이 떨어진다는 것이다. 또한 1시간 이하의 운동은 식욕을 감퇴시키지만, 그 이상의 운동은 식욕을 왕성하게 만든다.

50분 이상을 뛸 필요는 없다. 50분이 지나면 오히려 몸을 피곤하게 하는 젖산(피로감을 유발하는 물질)이 배출된다. 결과적으로 몸이 피로감을 느껴 다이어트에 대한 의욕이 뚝 떨어진다는 것이다. 고생은 고생대로 하고 헛물켜는 격이 된다.

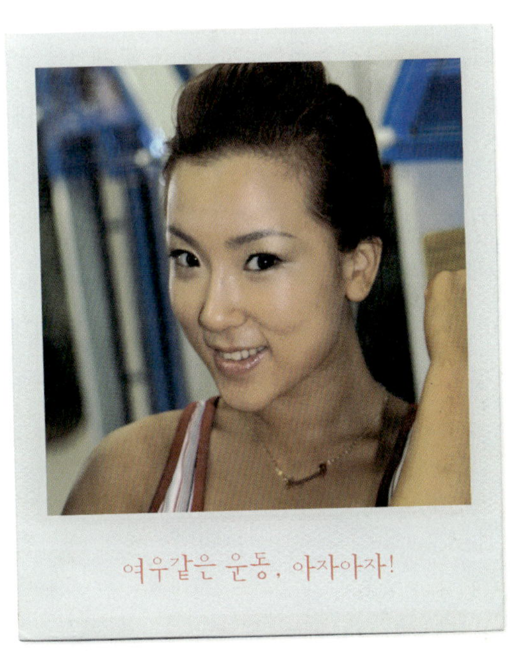

운동요령 3
저강도의 유산소운동이 효과적이다

공복에 하는 운동은 근육운동이 아닌 유산소운동만을 원칙으로
한다. '뭐든 운동을 하면 좋은 거 아냐?' 라고 생각하는 사람들이
많은데, 정말 몸을 망치는 잘못된 생각이다. 우리 몸에 에너지원이
없는 공복상태에서 근력운동을 할 경우, 영양공급원이 없기 때문
에 그나마 가지고 있던 근육에서 에너지를 뽑아 쓰게 된다. 요요를
막기 위해서는 근육의 양을 늘리는 것이 가장 중요한데, 더군다나
살이 찐 체형이라면 근육의 양이 절대적으로 부족할 텐데, 그 소중
한 근육을 줄인다니 말도 안 된다. 공복에 하는 근력운동은 안하느
니만 못한 결과를 낳는다.

　운동은 크게 유산소운동과 무산소운동으로 나뉜다. 유산소운동은 우리 몸의 생명유지 활동을 위해 일상호흡으로는 충분하지 못한 산소를 운동을 통해 체내에 공급해주는 것을 말한다. 유산소운동을 함으로써 심혈관 기능을 향상시키고 호흡량과 호흡수도 증가시킬 수 있다. 또한 각 세포에 원활하게 영양공급을 할 수 있다.

　반면 단거리 달리기나 역도 등은 운동이 무산소운동에 속한다. 헬스클럽에서 기구를 사용하여 하는 운동이 무산소운동이라고 생각하면 쉬울 것이다. 천천히 걷기는 유산소, 빠르게 달리기는 무산소운동에 해당된다.

　우리가 목표로 하는 다이어트는 체지방을 감량하는 것이다. 정작 없애야 할 덜렁거리는 살덩어리들은 유산소운동을 통해서만 효율적으로 제거할 수 있다. 유산소운동을 하면 지방이나 글리코겐이 분해되어 이산화탄소와 물의 형태로 바뀌고 체외로 배출된다. 주로 지방을 에너지 연료로 쓰기 때문에 다이어트에 유산소운동이 중요한 것이다. 실내에서 할 수 있는 유산소운동으로는 러닝머신, 사이클, 스텝퍼 등이 있고 그 밖에 파워워킹, 달리기, 에어로빅, 수영 등이 있다.

우리는 아침운동, 공복상태에서 운동할 때의 법칙들을 익히고 있다. 공복에 운동을 할 때는 강하고 힘이 들어가는 운동보다는 천천히 할 수 있는 저강도운동을 권한다. 즉 빨리 달리기보다는 빠르게 걷기가 더 좋다는 말이다.

저강도운동이란, 자신의 최대심박수의 60% 정도 강도로 운동하는 것을 말한다. 운동강도를 계속 높인다 해도 심박수는 어느 순간 이후로는 더 이상 올라가지 않는데, 바로 그 순간의 심박수를 '최대심박수' 라 부르는 것이다. 최대심박수는 대체로 220에서 자신이 나이를 뺀 수치(220 – 자신의 나이 = 최대심박수)로 계산하는데, 사람마다 오차가 있을 수 있으며 대략적인 수치라고 보면 될 것이다.

저강도운동은 주로 지방과 혈당이 에너지원이다. 체지방을 줄이기 위한 유산소운동은 비교적 낮은 강도에서 장시간(여기서의 장시간은 30분 이상, 50분 이하) 지속되는 전신운동을 말한다.

가능한 한 효율적으로 지방을 연소시키기 위해서는 고강도로 뛰는 것보다는 빠르게 걷는 파워워킹이 가장 효과적이다. 파워워킹을 하는 방법은, 보폭을 평소 걷는 것보다 좀 넓게(자신의 키에서 100~110cm를 뺀 정도) 하며 약간 숨이 차고 상대방과 대화가 가능한 정도로 빠르게 걷는 것이다. 또한 불필요한 체지방까지 연소시키기 위해 동작은 최대한 크게 하도록 한다. 등은 곧게 펴고, 팔을 앞뒤로 힘차게 흔들면서 평소에 쓰지 않던 근육까지 쓰게 만든다.

이와 같은 유산소운동은 심폐기능을 향상시키고 혈압과 콜레스테롤 수치를 낮추어 여러 가지 대사성 질환을 예방하는 효과가 있다. 게다가 공복에 유산소운동을 하면 체지방을 분해하여 에너지원으로 이용하기 때문에 다이어트에 커다란 도움이 된다.

참고로 고강도운동은 100m 달리기처럼 폭발적인 힘을 내는 운동으로서, 최대심박수의 80% 강도로 하는 운동이다. 이때 주 에너지원은 글리코겐과 단백질이다.

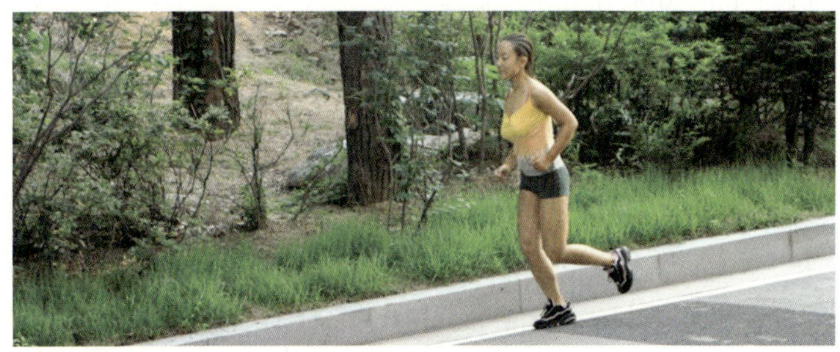

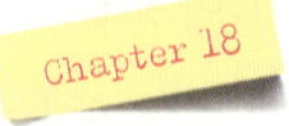

저녁엔 이런 운동을 하자

물론 유산소운동이 체지방을 분해하는 데 효과적이기는 하지만, 유산소운동만으로는 지방을 완벽하게 제거할 수 없다. 몸에 탄력을 줄 수도 없고 요요현상도 막을 수 없다.

지방을 효과적이고 완벽하게 분해하기 위해서는 무산소운동을 한 후 유산소운동을 하는 것이 좋다. 공복상태의 아침운동에서는 간단한 스트레칭을 한 후 유산소운동을 30~50분 해주고, 오후 시간에는 탄탄한 몸매, 요요 없는 다이어트를 위해 무산소운동과 유산소운동을 함께 해주도록 하자.

일부 여성들은 알이 배기거나 우락부락한 근육질 몸이 될 것이라는 잘못된 생각에 웨이트 트레이닝을 멀리하는 경우가 있다. 그러나 여성들에게 있어 무엇보다도 웨이트 트레이닝은 꼭 필요하고 중요한 운동이다. 다이어트를 위한 적절한 웨이트 트레이닝의 목적은 엄청나게 볼록볼록 튀어나온 커다란 근육을 만드는 것이 아니라, 근육을 정리하여 탄력 있고 건강한, 균형 잡힌 몸매로 바꾸는 것이다.

다시 한 번 강조하건대, 유산소운동만으로는 탄력 있는 건강한 체형을 만들 수 없다. 온 몸을 꽁꽁 싸매고 다닐 거니까 무조건 체구만 작아지면 된다고 생각하는 사람들에게는 더 이상 뭐라 할 말이 없지만, 올 여름 아름다운 허리라인과 탄탄하고 날씬한 몸매를 당당하게 드러내고 싶다면 반드시 웨이트 트레이닝을 병행하길 당부한다.

근육량이 증가하면 기초대사량이 높아지기 때문에 가만히 누워 있거나 앉아만 있어도, 심지어 잠을 잘 때조차 많은 양의 에너지가 사용되어 살이 찌지 않는 체질이 된다는 사실은 이미 수차례 이야기했다.

저녁운동 순서

1. 준비운동 : 사이클 + 스트레칭

2. 본 운동 : 웨이트 트레이닝

3. 정리운동 : 러닝머신 같은 유산소운동 + 스트레칭

하루 평균 어느 정도 운동을 해야 하는가?

나의 경우, 8주 만에 다이어트도 하고 몸도 만들어야 했기 때문에 보통 사람들보다는 좀더 강도 높은 운동을 했다. 그래서 아침 공복운동과 웨이트 트레이닝을 포함하여 하루 평균 3시간 정도 운동을 했다. 이것은 평상시 생활하면서 걷기 등의 시간을 제외한, 따로 운동에만 투자한 시간이다. 나는 아침 공복운동으로 파워워킹을 50분간 했고, 저녁에는 웨이트 트레이닝 1시간, 유산소운동 1시간을 했다.

그러나 다이어트를 하려는 일반인들은 나처럼 하지 않아도 된다. 다이어트를 위해서는 하루 평균 2시간 정도 운동을 하는 것이 좋다. 아침 공복운동으로 유산소운동을 1시간 내외로 하고, 저녁 시간에 또 1시간 내외, 약간의 웨이트 트레이닝을 권한다.

운동할 때의 복장은?

많은 사람들이 운동의 종류나, 시간, 정확한 동작은 꼼꼼히 체크하면서 복장은 별로 신경 쓰지 않는다. 물론 정장에 하이힐 차림으로 운동하는 사람은 없겠지만, '그냥 편한 옷 입으면 되지, 뭐' 하는 생각으로 별 생각 없이 그야말로 아무 옷이나 주워 입고 운동을 하러 나가는 사람이 대부분인 것 같다. 실제로 헬스클럽에 운동하러 오는 사람들을 보면, 잘못된 복장으로 운동효과를 팍팍 줄이는 모습을 자주 볼 수 있다. 살 빼려고, 건강하려고 하는 운동이 복장의 사소한 문제 때문에 오히려 건강을 해치게 되어서는 안 되지 않겠는가? 힘은 힘대로 들이고 몸은 몸대로 망가지면 너무 억울하지 않은가?

특히 '땀복'으로 무장하고 땀을 줄줄 흘리며 운동하면 살이 빠질 거라고 믿는 건 정말 위험천만한 생각이다. 운동을 하면 신체는 땀을 통해 열을 방출시키는데, 통풍이 잘 되지 않는 땀복은 열의 발산을 막아서 체온을 더 오르게 할 뿐이다. 물론 땀도 더 많이 나겠지만, 누누이 이야기했듯이 우리가 몸에서 없애야 할 것은 지방이지 수분이 아니다. 게다가 땀복을 입고 운동을 하면 몸은 지방보다 글리코겐을 먼저 에너지원으로 사용한다. 즉 탄수화물이 먼저 연소되기 때문에 지방 연소율은 오히려 낮아진다는 것. 정말 다이어트에는 아무 짝에도 쓸모없는 것이 바로 땀복이다.

너무 큰 옷은 동작을 할 때 거치적거리고 동작이 정확한지 확인할 수 없어 좋지 않으며, 반대로 너무 작거나 꽉 끼는 옷은 관절에 무리를 주고 편안하게 운동할 수 없게 한다. 그러므로 운동복은 편안하고 잘 맞는 것은 기본이고, 통풍이 잘 되고 체온조절에 도움이 되는 소재를 고르도록 한다.

옷만큼 중요한 것이 신발. 운동화에도 여러 종류가 있다. 운동화를 고르는 원칙은 아주 단순하다. 바로 운동의 종류에 맞는 신발을 선택하는 것. 그 중에서도 걷기, 달리기 등의 유산소운동에 적합한 운동화는 런닝화다. 다리 관절에 오는 충격을 완화시켜주는 쿠션이 들어 있고, 바닥이 10～20mm 정도 두께이며 부드럽게 구부러져 있는 것을 고른다. 또한 직접 신었을 때 발바닥의 아치 부분이 자신의 발과 편안하게 잘 맞는지 살펴보아야 한다. 아침운동을 하러 밖에 나가면 의외로 등산화를 신고 운동하는 아주머니들, 캔버스화를 신고 달리기까지 하는 젊은이들이 많은데, 항상 '저거, 다리가 천근만근 무거울 텐데, 발바닥 무지 뜨거울 텐데' 하는 생각을 하게 된다. 옷이든 신발이든 운동할 때 불편함을 느끼게 되면 얻는 것보다 잃는 것이 많기 마련이다. 자신이 하려는 운동에 맞추어 적절한 복장으로 최대의 효과를 만끽하는 센스를 발휘해보자.

Chapter 19

반드시 필요한 스트레칭 동작

무방비 상태로 다른 일에 몰두하고 있을 때 누군가 뒤에서 "워!" 하고 등을 친다면 화들짝 놀라며 "헉, 간 떨어지겠네!"라고 말하듯, 일어나자마자 공복에 운동을 한다면 잠에서 덜 깨어 무방비 상태인 근육을 놀라게 할 수 있다.

살살 달래며 '살아, 운동 좀 하면 안 되겠니~?' 라고 반드시 먼저 알려줘야 한다. 그래야 근육도 준비를 하고 운동의 효과를 배가시켜 다이어트에 도움을 줄 것이다.

그렇다면 어떤 동작을 몇 번씩 해야 할까? 요것만 익혀두도록 하자.

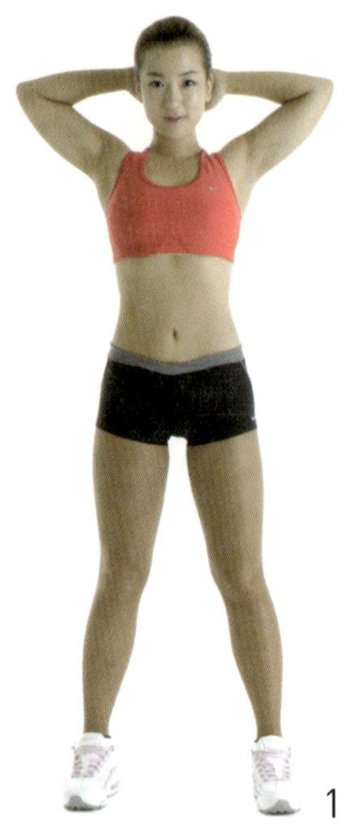

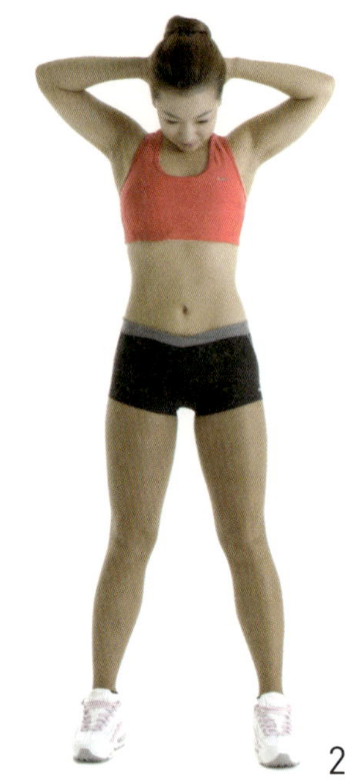

❶ 두 팔로 편안하게 머리를 받친다.

❷ 고개를 숙이고 뒷목을 쭉쭉 늘여준다.

3

4

❸ 두 손으로 턱을 받치고 고개를 뒤로 천천히 힘껏 젖힌다.

❹ 옆으로도 목을 늘여준다. 좌 - 우 번갈아 충분히 늘인다.

❺ 마지막으로 부드럽게 목을 전체적으로 돌려준다. 오른쪽, 왼쪽
번갈아서 돌려 목을 충분히 풀어주도록 한다.

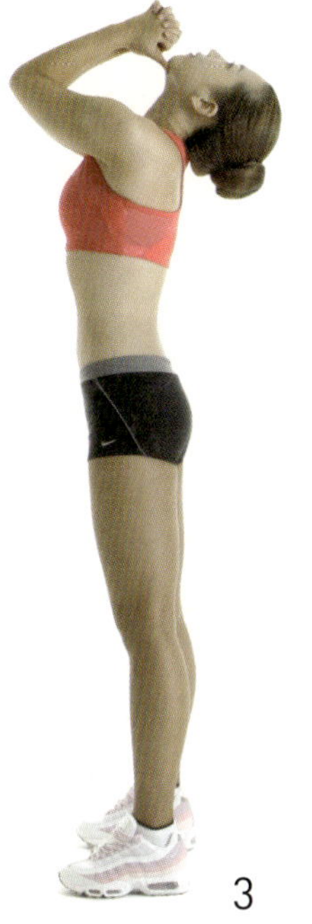

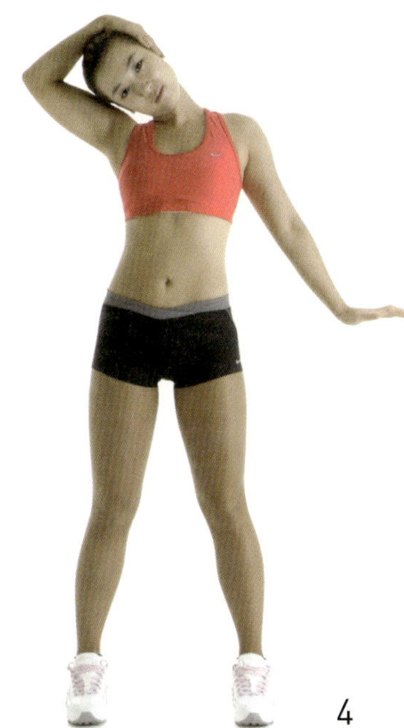

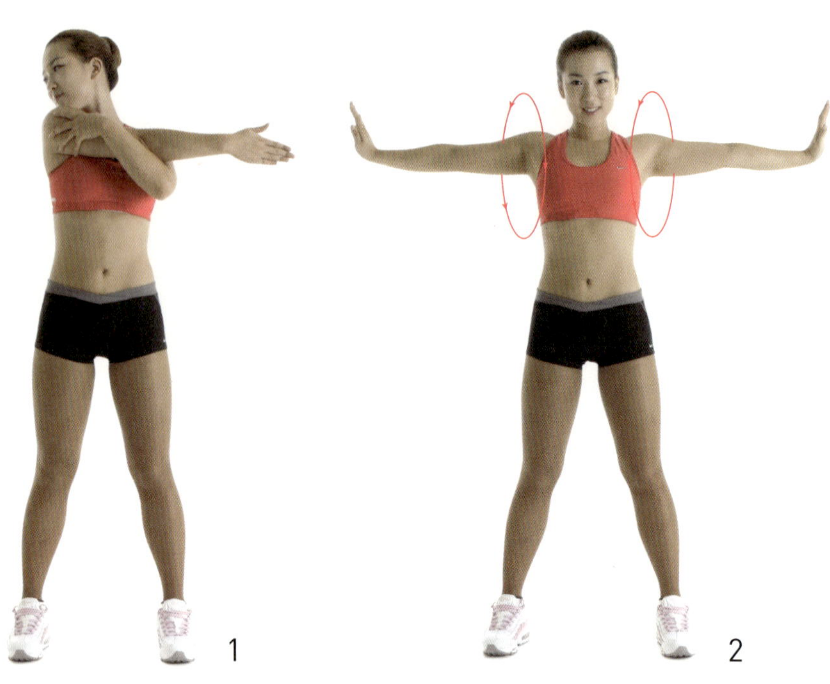

① 한쪽 손으로 다른 쪽 어깨를 잡고 시선은 반대방향을 향한 채 팔을 쭉쭉 늘인다. 좌우 번갈아서 실시한다.

② 양 팔을 좌우로 쭉 펴고 '어깨를 이용하여' 크게 돌려준다.

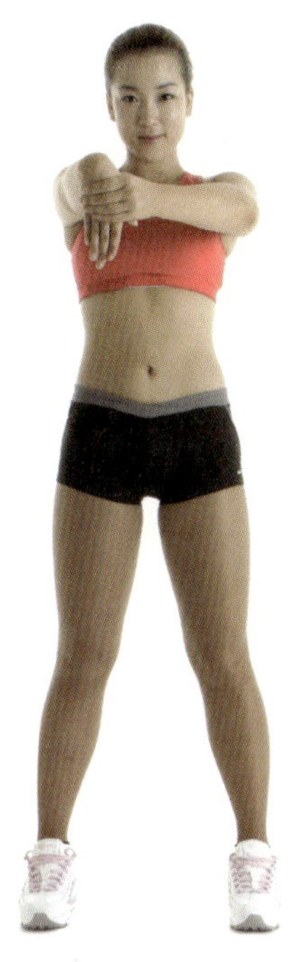

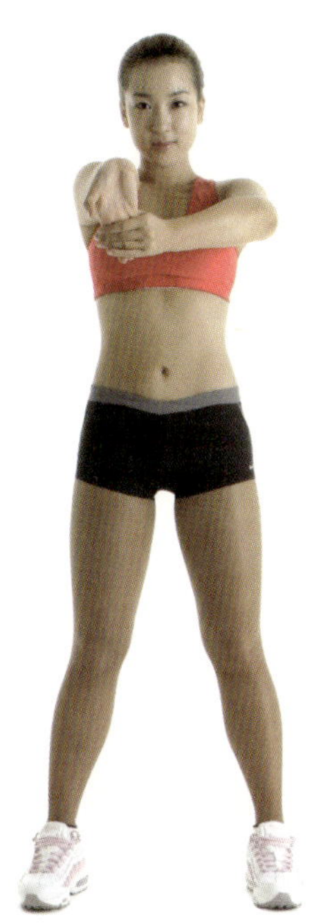

❶ 팔을 앞으로 쭉 뻗은 채 손목을 꺾어준다.

❷ 그 다음엔, 손목을 바깥쪽으로 꺾는다.

❸ 좌우 번갈아 실시한다.

고관절 스트레칭

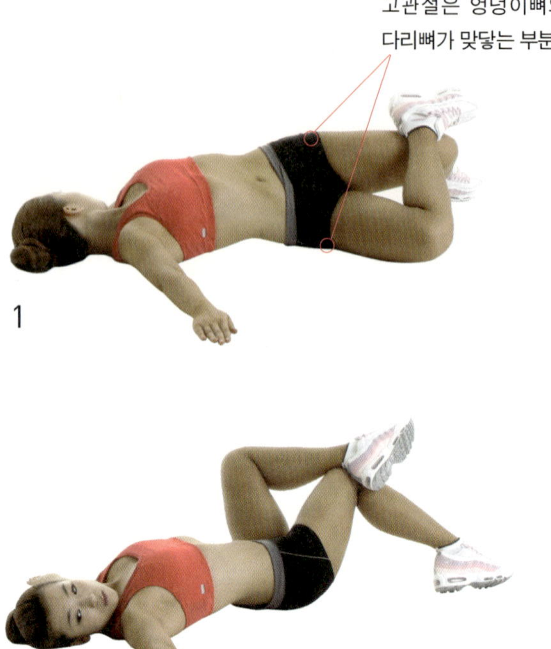

❶ 바닥에 무릎을 세운 채 누워 양팔을 쭉 편다. 한쪽 발을 반대편 무릎에 올리고 그대로 바닥으로 쭉 내린다. 시선은 반대방향을 향한다.

❷ 반대편도 같은 방법으로 쭉쭉 늘인다.

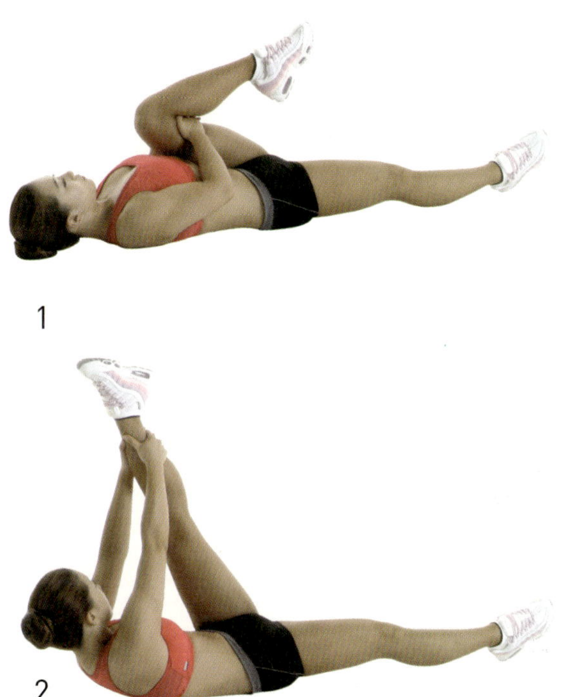

1

2

① 바닥에 누워 무릎을 가슴 높이로 끌어올리고 두 손으로 무릎 안쪽을 잡아 지탱한다.

② 허리를 약간 들면서 다리를 쭉 펴고 양 손을 발목 근처까지 닿게 하여 다리를 쭉쭉 늘여준다. 무릎 관절은 물론 다리 근육 스트레칭도 동시에 할 수 있는 방법이다.

발목 스트레칭

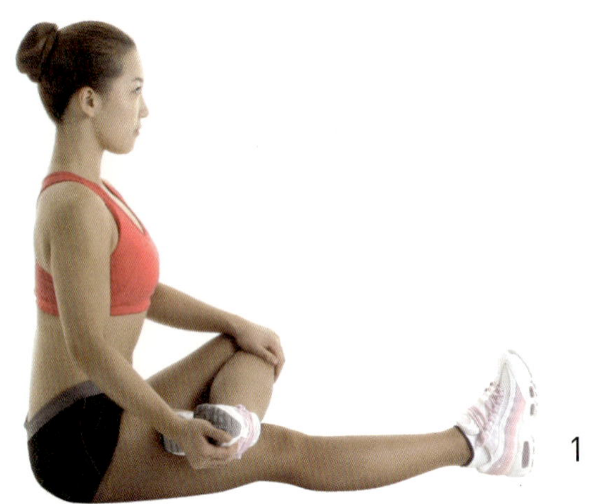

1

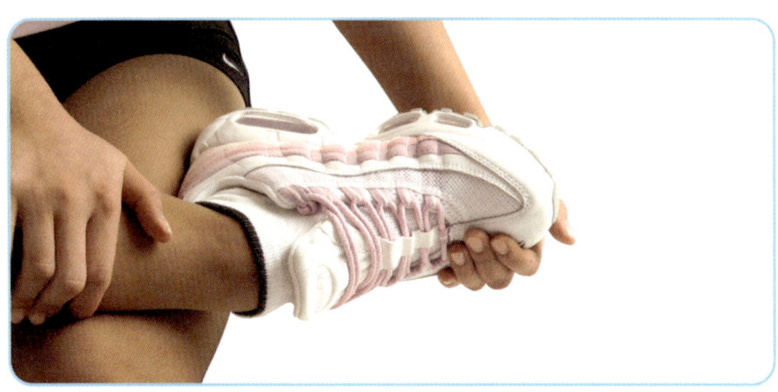

발목을 손으로 잡고 앞뒤로 충분히 늘려준다. 좌우 번갈아 실시한다.

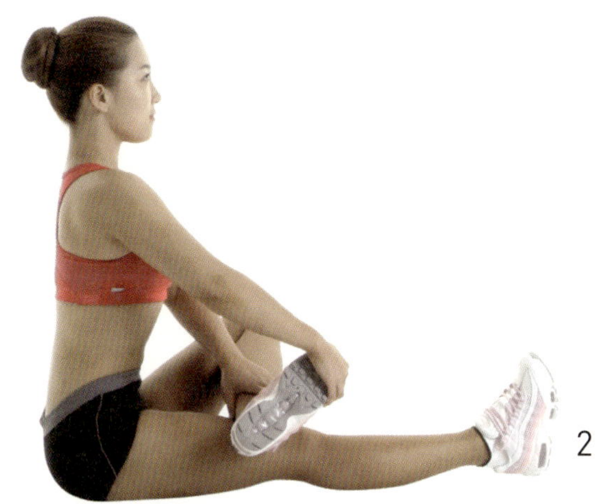

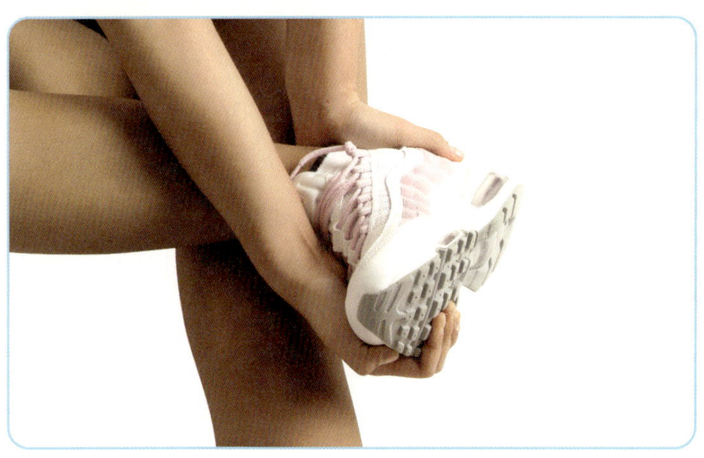

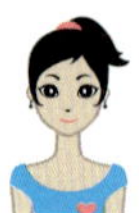

머리 위로 뜨거운 태양이 내리쬐기 시작하면, 햇살만큼이나 여자들 표정이 밝아진다. 불어오는 바람만큼이나 옷차림도 살랑살랑해지기 마련. 특히나 올해는 (우리 엄마의 표현을 빌리자면) '빤스만 입고 다니는' 25cm 초미니스커트가 유행한단다.

시원한 민소매 티셔츠에 반바지, 그리고 편안한 샌들…. 이것만 있으면 더운 여름도 조금은 시원하게 보낼 수 있다. 보는 것만으로도 해변을 연상시키는 시원한 패션감각 아닌가.

그러나 나는 여름이 싫었다. 여름 따위는 없는 나라로 이민이라도 가고 싶었다. 아무리 더워도 팔뚝과 허벅지를 드러내는 건 상상하기 힘들다. 민소매는 꿈도 못 꾸고 꼭 소매가 있는 상의를 사야만 했다. 너무 더워서 종아리는 어쩔 수 없이 내놓는다고 해도, 헐렁한 반바지 이외에는 선택의 여지가 없었다.

정말이지 햇살이 너무 뜨거워 살이 익는 것만 같았던 어느 더운 여름날, '이렇게 더운데, 더워서 죽겠다는데 어쩔 거야?' 하는 심정으로 당당하게 민소매 셔츠에 반바지를 입고 집 밖에 나갔다. 셔츠를 입어도 옆구리 양쪽에 튀어나온 살들과 겹치는 뱃살을 가리기는 힘들다. 소재가 얇아 다 보이니까. 하지만 더워서 일사병 걸리는 것보다는 낫지 않을까?

사실 뚱뚱한 사람들만 찾아다니면서 "쟤 좀 봐~" 하며 손가락질

하는 사람은 없다. 그러나 다른 사람이 뭐라고 하지 않아도 하늘하늘한 옷차림에 나풀나풀 걸어 다니는 다른 사람들을 보면 내 스스로가 너무나 비참해진다. 민소매 셔츠가 조금도 시원하지 않고 몸 이곳저곳에서 뜨거운 열기와 땀이 솟아나는 기분이 든다.

결국, 다른 사람들이 문제가 아니라 나 자신이 부끄러워 견딜 수 없었던 것이다.

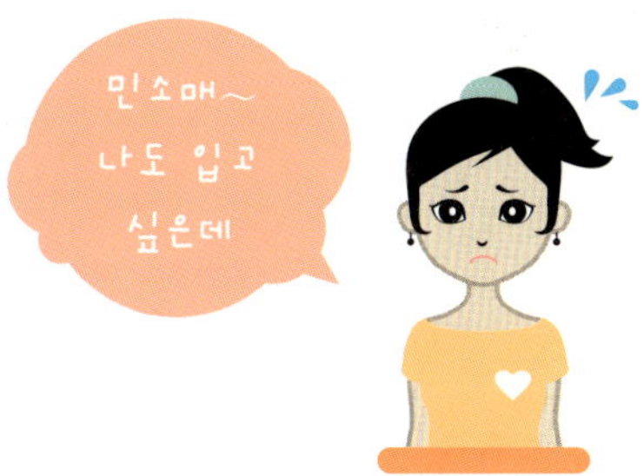

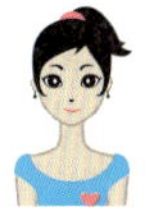

얼마 전 TV에서 '이색 마케팅 전략으로 성공한 가게' 에 관한 프로그램을 보았다. 그 중 하나가 서빙 아르바이트생을 예쁜 남자들로 뽑아 여성고객을 사로잡았다는 것이었다. 예쁜 남자들이라…. 솔직히 나도 가보고 싶은 마음이 들었다가도, 아르바이트도 예쁘고 잘생겨야 할 수 있다는 생각에 왠지 서글퍼진다.

이런 마음은 누구나 비슷할 것이다. '아르바이트 구함' 이라는 게시물에는 아르바이트생의 조건으로 '용모단정' 이 적혀 있다. 용모단정은 곧 외모가 받쳐줘야 한다는 뜻이라는 걸, 아는 사람은 다 안다.

지겹던 고3 수험생 생활을 끝내고 드디어 대학생이 되었던 그 때. 가슴은 두근두근, 하고 싶은 일이 정말 많았다. 친구들과 맛있는 것도 먹으러 다니고 싶었고, 공강시간을 이용해 댄스를 배워 다이어트라도 하리라 마음먹었다.

하지만 부모님이 주시는 용돈으로는 충당할 수 없는 생활비가 내 앞을 떡하니 가로막고 선 게 아닌가. 대학생이라면 누구나 통감할 것이다. 커피만 마셔도 몇 천 원, 옷 한 벌을 사도 몇 만 원 훌쩍. 그러나 이제 명색이 어엿한 '성인' 인데, 일일이 부모님께 손을 벌릴 수는 없는 일 아닌가.

그래서 아르바이트를 하기로 결심했다. '아르바이트를 해서 돈도 벌고, 돈 쓸 시간도 아끼리라!'

과외는 자신이 없고 믿을 만한 것은 '힘' 밖에 없다는 생각에, 힘 쓸 수 있는 아르바이트 자리를 찾기 시작했다. 과연 일자리는 많았다. 그 중에서도 대학생으로서 가장 하기 쉬웠던 것은 커피숍이나 패스트푸드점의 점원 일이었다.

아르바이트 자리를 찾으러 돌아다니다가 어떤 커피숍 정문에 '서빙 구함' 이라는 전단지가 붙어 있는 걸 보고 문을 열었다. 아르바이트를 하고 싶다고 말했더니 사장님이 머리끝부터 발끝까지 훑어보셨다. 그러더니 "구했거든요." 그러나 다음날 그곳에 갔을 때, 커피숍 정문에는 여전히 '서빙 구함' 이라는 전단지가 붙어 있었다.

둔해 보였을까? 날렵하게 쟁반 나르는 데 힘들어 보였을까? 더운 주방에서 날 보면 숨이 막힐 것 같아서 그랬을까?

당장 문을 열고 들어가 "저 싹싹하게 잘할 수 있어요!" "저 일 잘해요. 커피뿐 아니라 레몬에이드 같은 것도 정말 잘 만든답니다"라고 이야기하고 싶었지만 그럴 수 없었다.

나는 얼굴 한 번 본 것만으로 한 방에 거절을 당했다.

이것이 바로 '외모지상주의' 라는 건가? 살이 찌면 일할 수 없다는 법은 도대체 어디서 나왔을까? 뚱뚱해서 조금 둔하고 게을러 보일 수도 있지만, 그건 사람마다 다른 것 아니겠는가? 날씬하고 예쁘다고 일 잘한다는 법이 있나?

아무튼 내 몸에 붙은 살들은, 층계 오를 때 숨차고 엘리베이터 탈 때 삐 소리 나면 괜히 눈치 보이는 사소한 일뿐 아니라 아르바이트를 구하는 것에까지 수많은 상처를 남겼다.

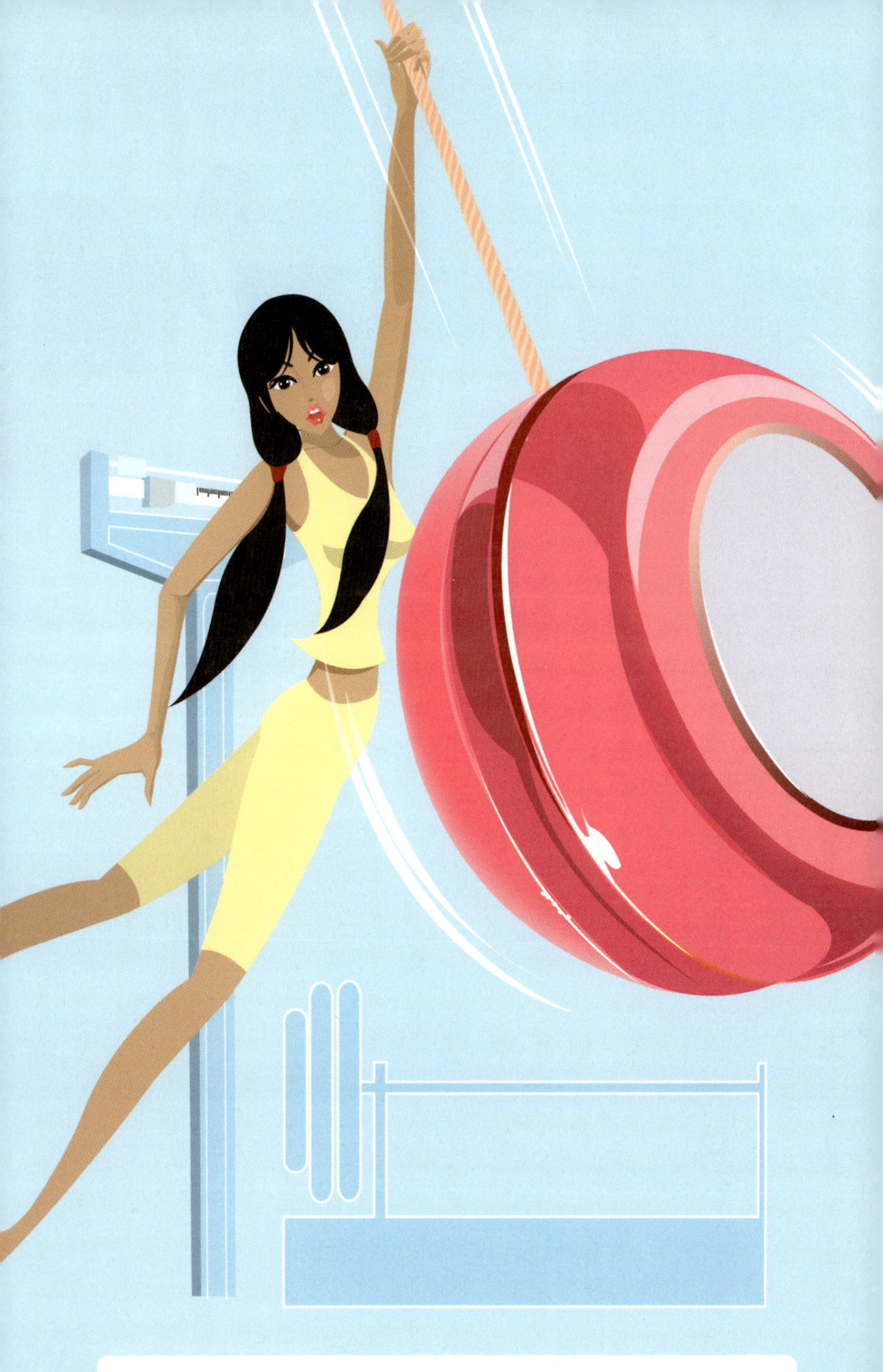

Part 4 요요를 막는 절대강자, 근력운동

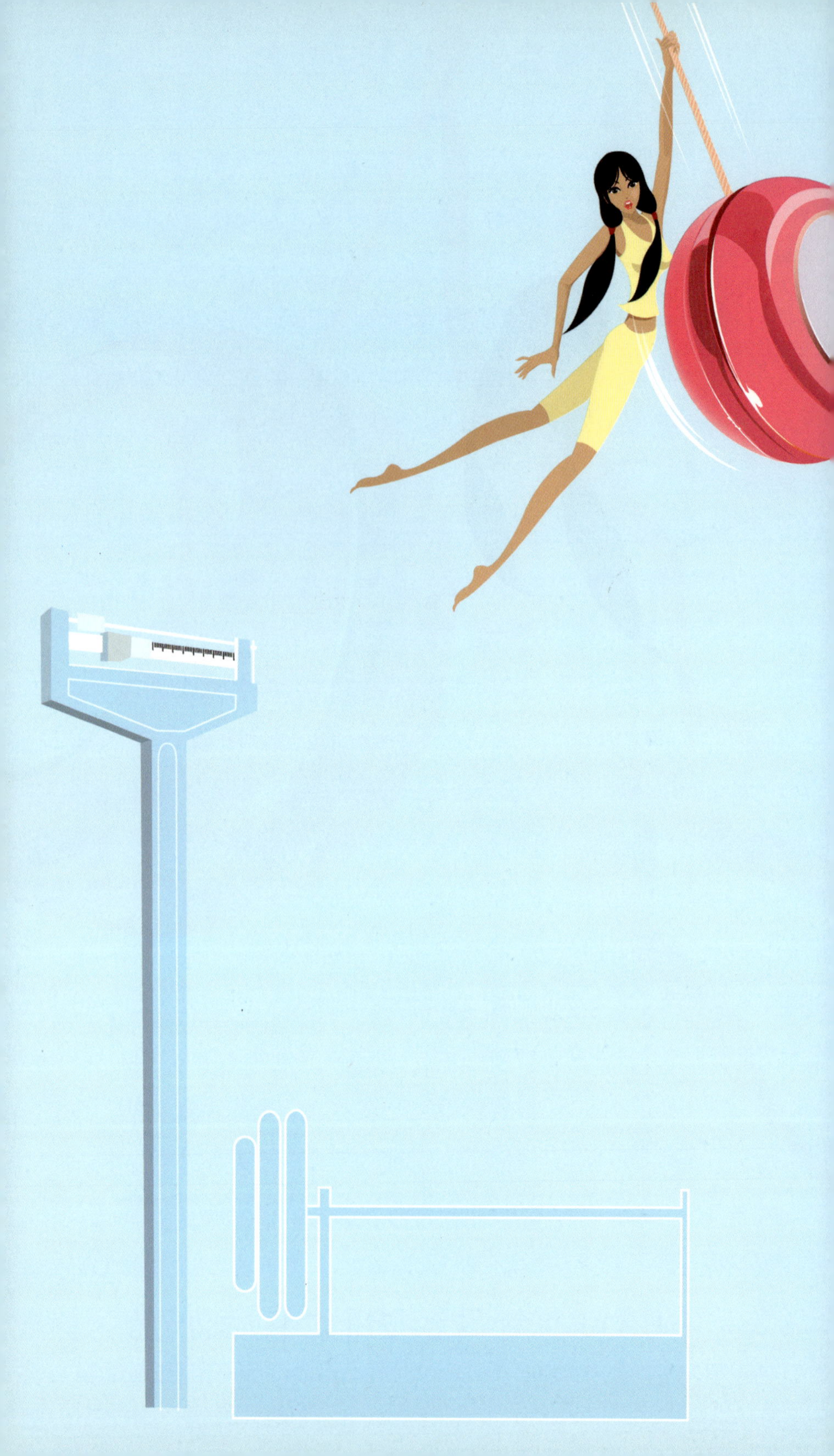

요요를 막는 절대강자,
근력운동

다이어트를 할 때 최강의 적은 바로 요요!

기껏 빼놓은 살이

며칠 만에 도루묵 될 때의 그 절망감이란.

요요를 막기 위한 최선의 방법은

바로 근육의 양을 늘리는 것입니다.

하루 30분.

근력운동을 통해 지긋지긋한 요요를 막자고요.

이제 더 이상, 요요는 없습니다!

누구나 살을 뺄수 있다. 그러나 아무나 유지할 순 없다!

살을 빼는 방법들은 많다. 미친 척하고 사우나에 들어가 3시간 이상 꾹 참고 앉아 있으면 3kg은 쑥 빠질 것이다. 단, 심각한 탈수 증세에 병원에 실려 갈 수도 있다. 신물이 나도 한 가지 음식만 먹으며 독한 시간을 보내도 역시 살이 빠진다. 단지 심각한 배고픔으로 인한 스트레스 때문에 성격이 다소 난폭해질 수 있다. 죽지 않을 만큼 주야장천 굶기만 해도, 하루 종일 먹을 틈도 없이 백화점에서 쇼핑을 하느라 돌아다녀도, 노래방에서 2시간 정도 신나게 노래를 불러도 살은 빠진다. 아니, 정확히 표현하면 체중은 줄어든다.

그러나 다음날 밥을 먹고 나면 바로 제자리로 돌아간다.

굳이 다이어트를 할 마음이 없다면 어제 빠진 1kg이 오늘 다시 제자리로 돌아온들 무슨 스트레스가 있겠는가? 그러나 한 번이라도, 단 한 번이라도 다이어트로 스트레스를 받아본 사람이라면 돌아온 몸무게를 확인하는 시간이 얼마나 큰 고통으로 다가오는지 잘 알 것이다.

나도 원-푸드 다이어트를 한 적이 있다. 아침에 사과 1개, 점심에 2개, 저녁엔 녹차 한 잔이 먹는 것의 전부였다. 그렇게 3일을 하고 나니 2kg이 빠졌다. 원-푸드 다이어트는 3일 이상 하면 안 된다고 하여 그 후에는 다시 밥을 먹었다. 결과는 비참했다.

사과 다이어트를 하는 3일 동안은 정말 죽을 것 같았다. 첫날은 뚱뚱한 내 몸 속에 여분의 에너지가 활동해 참을 만했다. 그러나 두번째 날엔 틈만 나면 꼬르륵거리는 주린 배를 움켜쥐어야 했고, 기운이 없어서 책상에 계속 엎드려만 있었다. 3일째 되자 친구들이 "야, 너 어디 아프니?"라고 묻기 시작했다. 눈이 퀭하고 피부에 윤기도 없었다. 그러나 체중계는 3kg이 빠졌다고 말해주었다. 정말 눈물나도록 기뻤다. '야호, 드디어 빠졌다. 이젠 정말 잘 유지해야겠어. 다음주에 한 번 더해야지.' 그러나 일주일 기다리는 사이 체중은 4kg이 더 늘었다. 결국 다이어트 한답시고 괜히 기운 쏙 빼고 학교생활도 제대로 못하고 일주일 만에 1kg 체중만 불린 결과가 됐다.

이번엔 좀더 장기전에 돌입하기로 결심하고 방법을 찾았다. 눈에 번쩍 뜨이는 광고가 있었다. '일주일 식단표만 따르세요. 절대 배 안 고픈 다이어트, 확실합니다!' 옳거니, 그대로만 먹으면 된단 말이지? 나는 식단에 적힌 대로 메뉴를 구성하기 위해 구하기 어려운 여러 가지 과일을 사고 도시락을 싸 가지고 다니면서 일주일을 먹었다. 흥, 절대 배가 안 고프다더니! 도대체 그거 먹고 배가 안 고프다고 한 사람은 하루에 얼마나 먹고 살아온 사람이란 말인가? 오돼지를 능멸하다니….

사실 나는 꽤 독하게 다이어트를 했던 편이다. 친구들에게 독하다는 야유를 들으면서도 다이어트 식단은 반드시 지켰다. 학교 공강시간, 아이들이 피자를 시켜먹으면서 "이거 하나만 먹어. 하나 먹는다고 얼마나 살이 찌겠냐?"며 꼬드겼다. 하긴 처음에는 먹을 것을 권하기라도 했지만 나중에는 오히려 나를 불편해하기도 했다. 함께 있는 사람이 아무것도 먹지 않는데 누군들 맛있게 먹을 맛이 나겠는가. 그런 분위기를 느끼고 점차 아이들과 공강시간에 함께 있는 것이 불편해지기 시작했다. 아이들도 굳이 나를 부르지 않았다. "쟤는 원래 안 먹어. 다이어트하잖아."

복병은 집에도 있다. 우리 엄마만 해도 딸이 다이어트를 해야 하는 걸 알면서 항상 저녁상 앞에서 나를 유혹하셨다. "이거 너무 맛있는데 조금 더 먹어. 남기면 어떡하니? 다 버리는 건데 아깝잖아." "이것만 먹어. 이건 먹어도 돼." 휴…. 엄마도 나름 다이어트 박사신지라 "이건 살 안찌는 거야"라며 권하는 음식이 어찌나 많았는지! 안 그래도 다이어트하면서 먹을 것이 그리운 판에, 회유로 내미는 당근이 얼마나 달콤하고 향기로웠는지 모른다. 사실 그래서 그 유혹에 넘어간 적도 정말 많다.

그러나 모든 고난과 역경을 이겨내고 드디어 8주 만에 너무나 자랑스러운 몸매를 갖게 되었다. 다시는 옛날로 돌아가고 싶지 않다.

그래, 더 이상 찌지 않게 관리해주기만 하면 된다.

요요를 막자. 방법은 있다.

체지방은 다운, 근육량은 업

요요를 막기 위해서는 근육량을 늘리는 근력운동이 필수다. 체지방을 낮추고 근육량을 높여주는 효과적인 다이어트 운동을 소개하고자 한다. 8주 동안, 아니 8주 후에도 반드시 꾸준히 해야 할 운동들이다.

특별히 어떤 장소를 찾아 하려는 생각은 버리도록 하자. TV를 보면서, 친구를 기다리면서, 길거리나 찻집에서도, 자투리 시간을 이용하면 결코 어려운 일이 아니다. 한 가지 귀띔하자면, 평상시 서 있는 자세와 걸어 다니는 자세만 바르게 해도 1~2kg은 금세 빠진다! 믿을 수 없다면 오늘부터 딱 3일만 자세에 집중하여 걸어보라.

자, 그럼 이제부터 요요 없는 다이어트, 탄력 있는 몸매를 위한 근력운동에 돌입해보자!

<table>
<tr><td>잘못 선 자세</td><td>바른 자세</td></tr>
</table>

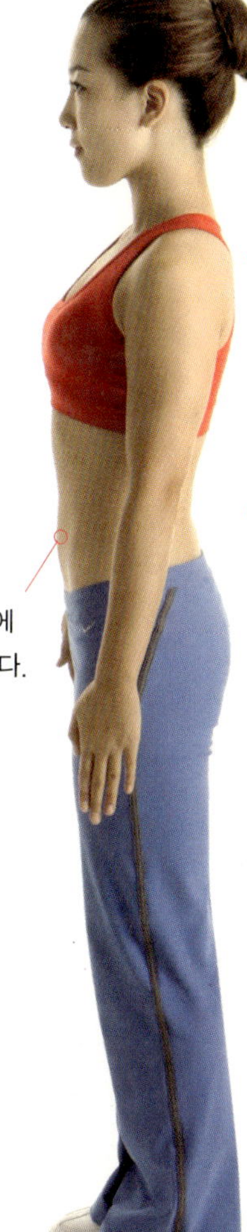

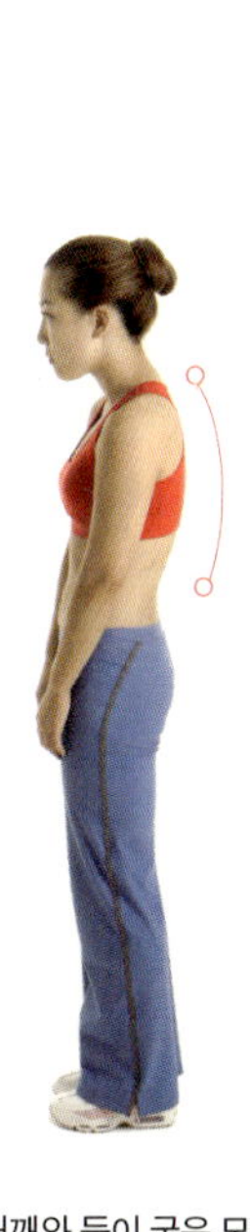

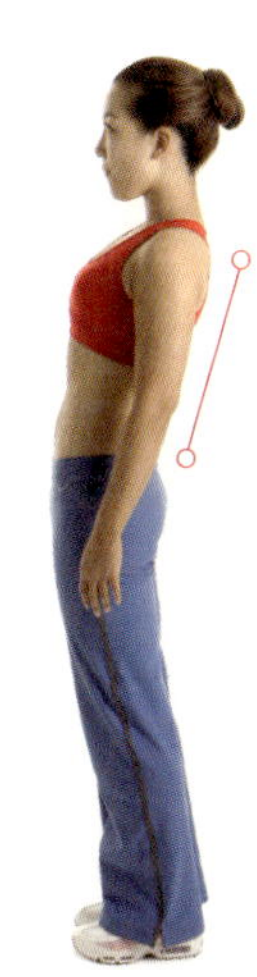

어깨와 등이 굽은 모습
(나중에 꼬부랑 할머니 됩
니다!)

배를 내밀고 등을 뒤로
젖힌 모습. 배가 볼록 튀
어나와 보일 뿐만 아니
라 허리에 무리가 온다.

근력운동, 이렇게 한다

집에서도 덤벨이나 밴드 같은 간단한 도구를 사용하여 근력운동을 할 수 있다. 이런 운동을 프리 웨이트*free weight*라고 하는데, 특정 근육을 단련하기 위한 동작을 해도 그 주변에 있는 근육들까지 모두 단련시킬 수 있다는 장점이 있다. 특히 집에서 아무 생각 없이 과자를 끼고 TV 앞에 앉지 말고, 덤벨이나 밴드를 하나씩 들고 지루하지 않게 프리 웨이트를 즐겨보자. 살찌는 가장 큰 원인 중 하나, '있다가, 좀 있다가… 요것만 보고 운동하러 나가야지' '이것만 먹고 운동을 더 열심히 해야지' 하는 안일한 생각이다. 지금 그런 상태로 책장을 넘기고 있다면 당장 일어나라. 따로 시간 내서 운동할 생각에 자꾸 미루지 말고, 지금 당장 시작하라.

잠깐! 여기서 다시 한 번 짚고 넘어간다. 근력운동은 요요를 막기 위해 꼭 필요한 운동이다. 지금 어느 부위의 근육을 단련시키는 운동을 하고 있는지 항상 염두하고 그 부분의 근육이 움직이고 있는지 체크해야 한다. 자극을 민감하게 느껴가며 운동을 하도록 하자. 어떠한 동작도 반동을 이용하면 안 된다. 정확한 동작이 다이어트를 돕는 법! 거울을 보면서 하는 것도 좋은 방법이다.

'조금 빠졌는데… 안해도 될 것 같아' 라는 생각으로 근력운동을 게을리 한다면 그동안 공들여 쌓은 탑이 순식간에 무너질 것이다. 심각한 요요라는 끔찍한 결과 말이다. 유산소운동만큼이나 열심히, 하루 1시간 투자로 날씬하고 아름다운 모습을 유지해보자!

■ 덤벨운동 시 기본사항

1. 덤벨의 무게는 쉬지 않고 20~30회 정도 들었을 때 더 이상 무거워서 못 들겠다 싶은 정도가 적정무게다.
2. 운동용 벤치가 필요하다. 없다면 탁자 등을 이용.
3. 물이나 모래를 꽉 채운 생수병으로 대체해도 무방하지만 쥐기도 어렵고 흔들림이 있어 덤벨 사용을 권장한다.
4. 뒤에 나오는 운동은 전부 반복해도 좋지만 빼고 싶은 부위만 골라서 해도 좋다.
5. 각 동작은 10~12회를 1세트로 하여 2세트씩 반복한다.

■ 밴드운동 시 기본사항

밴드는 시중에 헬스기구를 파는 곳에서 손쉽게 구할 수 있다.

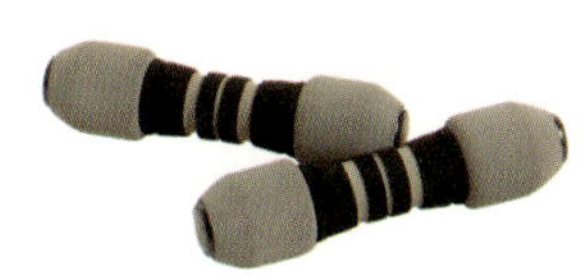

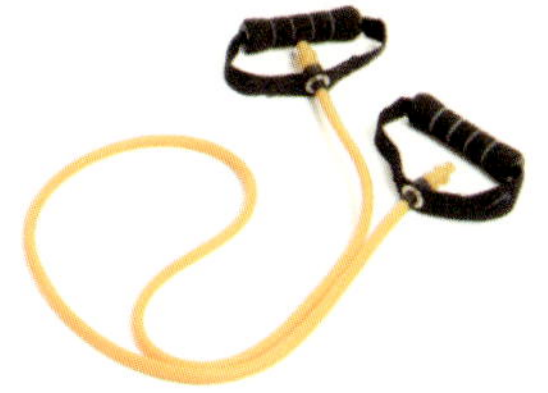

등 살 빼기

각종 시상식에서 등이 시원하게 파인 드레스를 입은 섹시한 할리우드 여배우들. 일반인이 그런 드레스를 입을 일은 거의 없겠지만, 여름만 되면 파인 옷을 입기 두려운 가장 큰 이유 중 하나가 바로 등 살이다. 티셔츠로 가린다고 해도 브래지어 라인을 따라 툭툭 삐져나온 살 때문에 둔하고 게을러 보이기만 한다. 하지만 덤벨과 밴드를 이용한 간단한 근력운동으로 매혹적인 뒷모습을 자랑할 수 있다. 자, 지금부터 시작이다!

덤벨을 이용한 등 살 빼기

❶ 등의 각도는 바닥과 평행을 이루게 한다. 몸을 숙였을 때 엉덩이에서 등까지 평행해야 하고 시선은 정면을 향해 균형자세를 유지한다. 그 상태에서 덤벨을 쥐고 팔을 내리는 것이 준비동작.

❷ 노를 젓듯이 팔꿈치를 천장으로 끌어올린다는 느낌으로 들어올린다. 손목이 상체까지 올라오도록 최대한 들어올려 등 근육을 강하게 수축시킨다. 등 중간에 달걀이 놓여 있고, 덤벨을 들어올릴 때 날개 뼈로 그 달걀을 부순다는 느낌으로 한다.

❸ 이 자세를 2초간 유지한다.

❹ 천천히 1번 자세로 다시 내려놓는다. 출발점으로 되돌아왔다면 쉬지 말고 다시 시작!

※ 평소 어깨결림이 심한 사람은 증상완화의 효과까지 볼 수 있다.

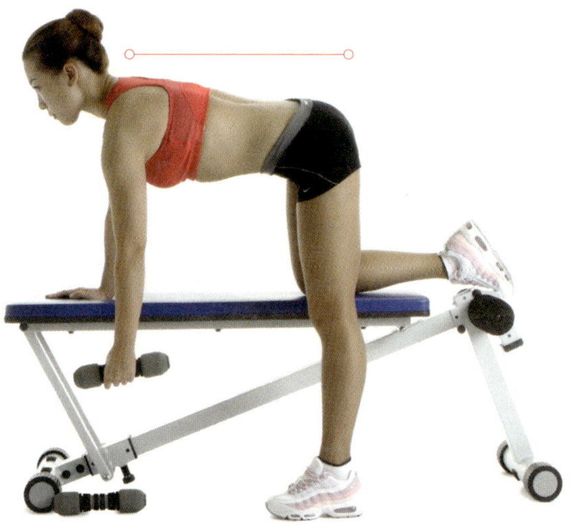

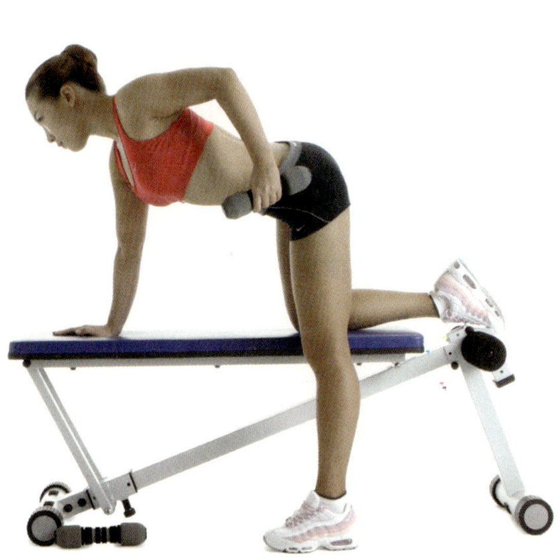

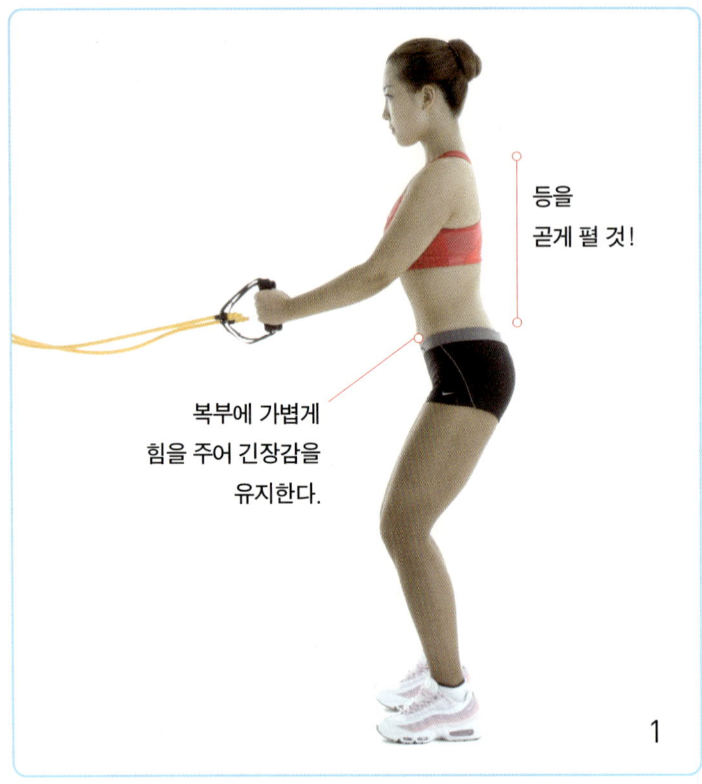

❶ 밴드를 주변 물건에 고정시키고(배꼽 높이) 양 팔로 잡는다. 머리는 수평, 시선은 항상 정면을 향한다. 허리부상을 방지하기 위해 무릎을 살짝 구부린다.

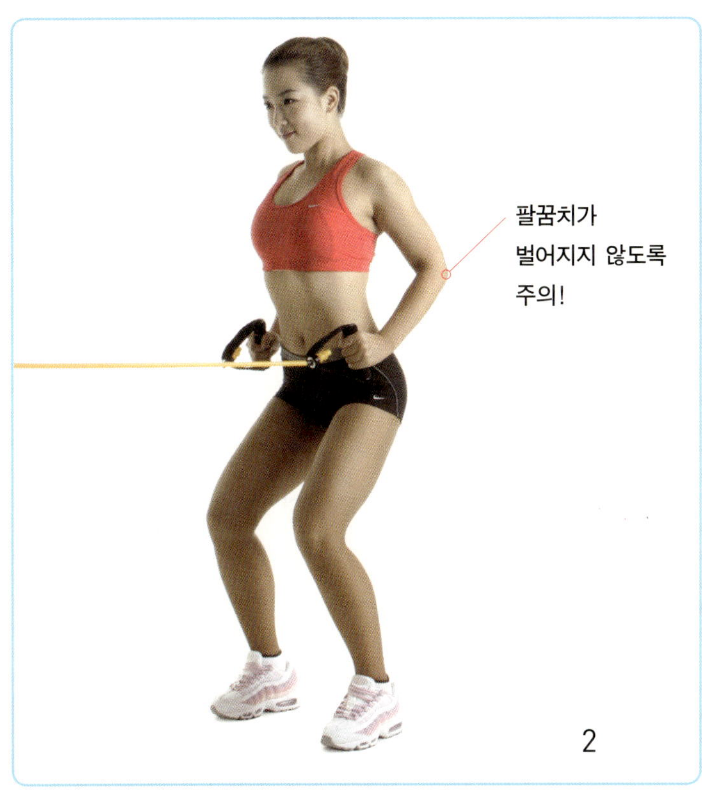

❷ 어깨 뼈를 조이는 느낌으로 밴드를 배꼽 쪽으로 잡아당긴다. 이때 팔꿈치를 옆구리에 붙여 등 근육을 자극해야 한다. 팔꿈치가 떨어지면 근육자극의 효과가 줄어든다. 밴드를 당길 때 가슴을 최대한 앞으로 내밀고 등은 곧게 편다. 단, 몸이 뒤로 젖혀지지 않도록 주의할 것!

❸ 이 자세를 2초간 유지한 후 천천히 출발점으로 돌아온다.

예쁜 어깨선 만들기

요즘 길을 걷다 보면 어깨를 구부정하게 하고 다니는 사람들을 많이 보게 된다. 컴퓨터 앞에 앉아 많은 시간을 보내는 사무직 사람들이 특히 그런 것 같다. 또 스트레스를 많이 받는 현대인들은 어깨가 잔뜩 뭉쳐 있어 하루에 몇 번씩 어깨를 두드려줘도 개운치 않은 경우가 많다. 하지만 어깨가 아프다고 하여 더욱 움츠리면 어깨에 군살이 붙기 쉽다.

다이어트를 하면서도 간과하기 쉬운 부분이 바로 어깨. 대부분 여성들이 어깨근육을 단련시키는 운동을 하면 어깨에 원치않는 근육이 생긴다고 믿는다. 하지만 여성이 근력운동으로 보디빌더 같은 근육을 만들기는 무척 어렵다는 사실을 떠올려라. 매끈하게 솟은 어깨선이야말로 민소매 옷을 입었을 때 가장 빛나는 부분이다. 아주 간단한 덤벨운동으로 팔뚝살을 날리는 동시에 건강하고 아름다운 어깨선을 잡아주도록 하자.

❶ 다리는 어깨너비로 벌리고 허리를 곧게 편 채 덤벨을 직각으로 들어올린다. 양팔은 수평을 유지한다.

❷ 기지개를 켜듯 두 팔을 하늘 향해 쭉 뻗어 올린다.

❸ 그대로 2초간 유지한 후 천천히 1번 동작으로 돌아온다.

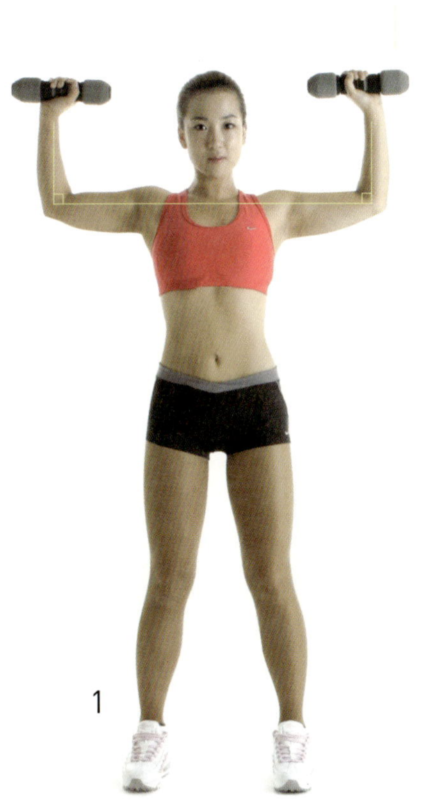

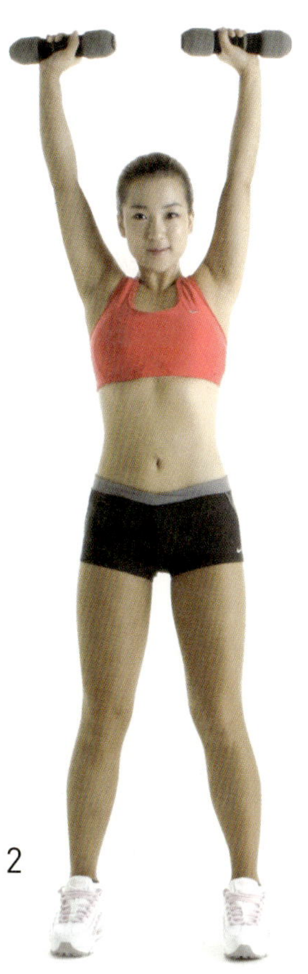

팔뚝 살 빼기

헬스클럽에 가보면 잘못된 동작으로 열심히 운동하는 여성들을 많이 본다. 정확한 자세로 단련하지 않으면, 모든 운동은 시간낭비에 불과하다. 팔꿈치 윗부분을 처음부터 끝까지 흔들림 없게 하는 것이 중요하다. 대부분 사람들은 반동을 이용하여 팔을 최고 높이까지 올리려고 하지만 사실 아무런 효과가 없다. 무게 욕심을 버리고 정확한 자세와 동작에 집중하는 것이 중요하다. 이제 다음의 동작을 통해 당신도 당당하게 민소매상의를 입을 수 있다!

덤벨을 이용한 팔뚝 살 빼기 1

❶ 한 발을 자연스럽게 앞으로 내딛고 내딛은 다리를 구부린 채 같은 쪽 손으로 무릎 윗부분을 살짝 짚어준다.
덤벨을 쥔 손의 팔꿈치 윗부분을 옆구리에 바짝 붙인다. 덤벨을 골반 옆에 두는 것이 준비동작이다.

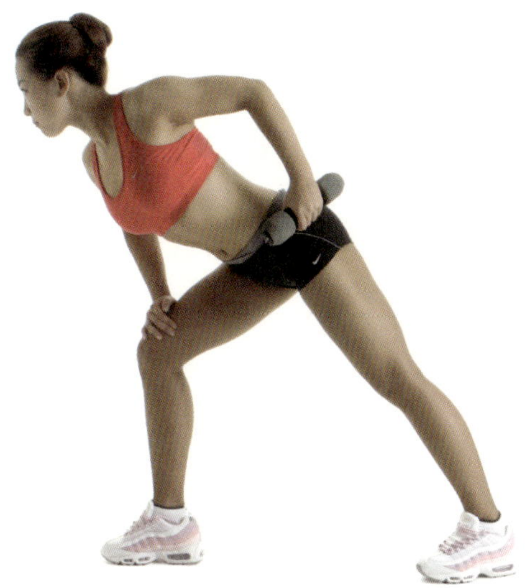

1-1

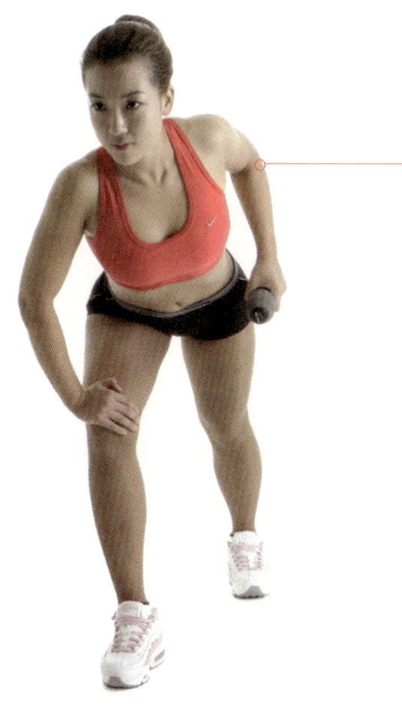

팔꿈치가
벌어지지
않도록 주의!

1-2

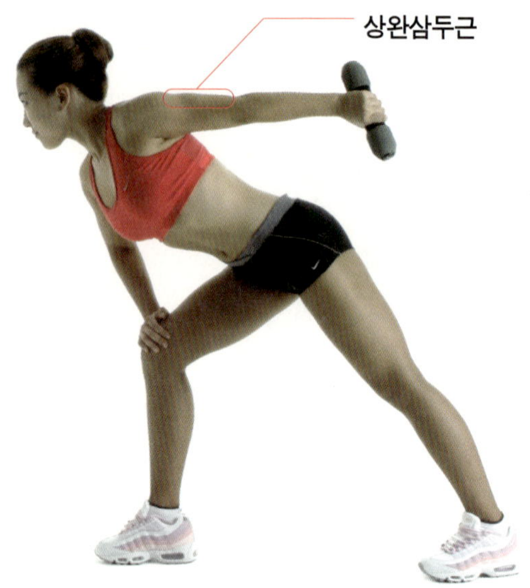

❷ 팔꿈치 아랫부분을 뒤쪽으로 완전히 쭉 편다. 이 동작중에 팔꿈치 윗부분은 절대로 움직이지 않도록 주의할 것. 팔꿈치를 완전히 펴서 사진에 표시된 상완삼두근(팔 위쪽 뒷부분)이 자극되는 느낌이 들도록 한다.

❸ 그 상태로 2초간 유지한다.

❹ 1번 자세로 돌아오도록 천천히 내린다.

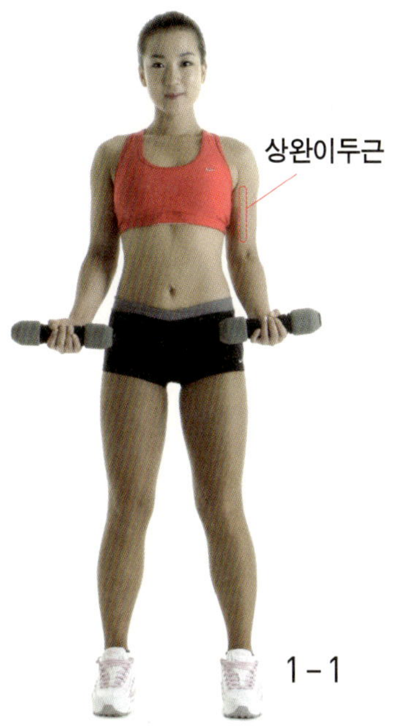

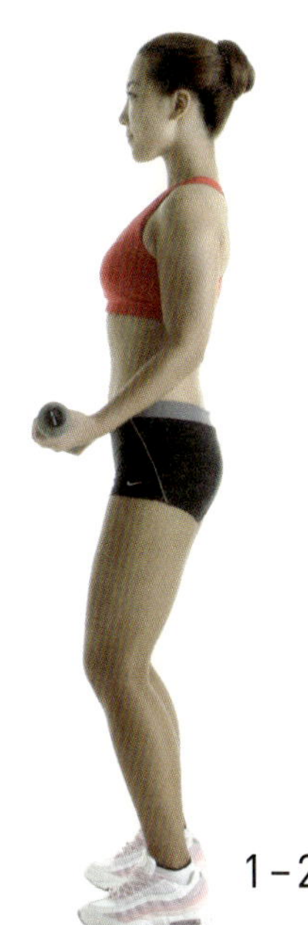

❶ 발은 어깨너비로 벌리고 시선을 정면을 향한다. 무릎을 약간 구부린 상태로 가슴과 어깨를 펴고 상체를 곧게 세운다.
양 손바닥이 위로 향하도록 덤벨을 잡는다. 덤벨을 잡는 방법에 따라 발달부위가 달라지는데, 이렇게 잡으면 팔 안쪽 근육(상완 이두근)을 단련시킬 수 있다.

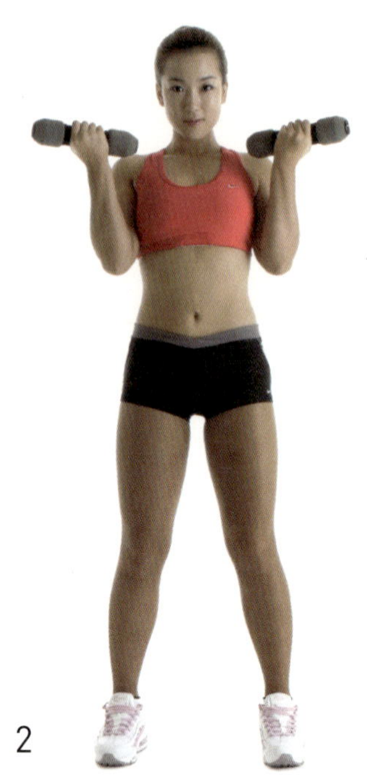

❷ 팔꿈치를 구부려 덤벨을 들어올린 후 최고점에 이르렀을 때 2초간 유지한다.

❸ 덤벨을 다시 내릴 때는 반동을 이용하지 말고 부드럽게 천천히 내린다.

■ **응용법** – 덤벨을 쥐는 방법에 따라 단련되는 부위가 달라진다.

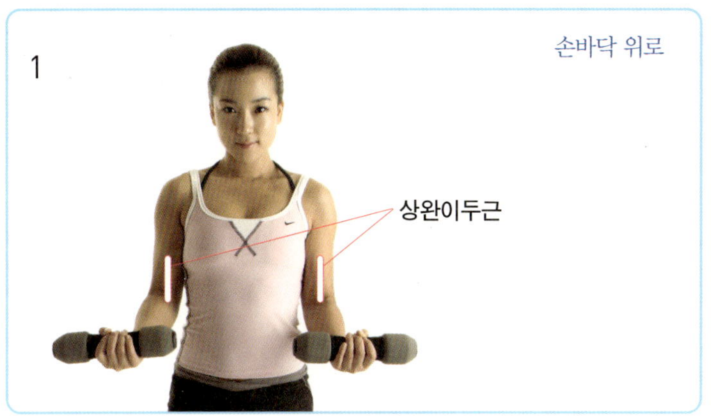

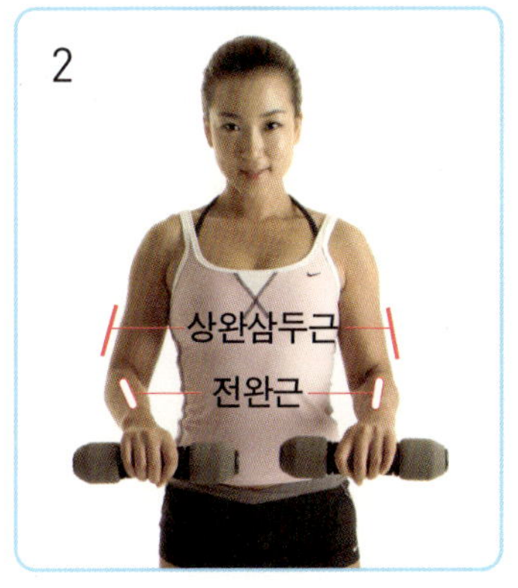

손바닥 아래로

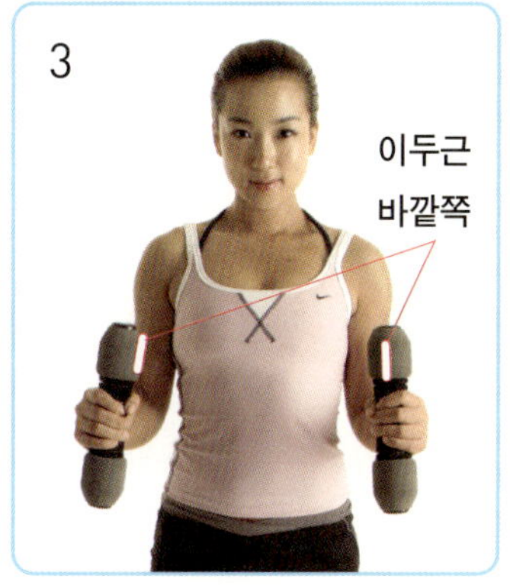

손바닥 마주보고

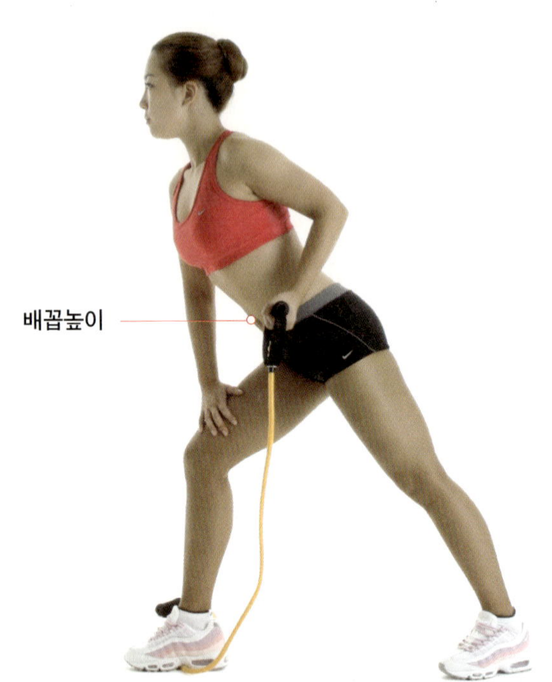

1

❶ 한쪽 발로 밴드를 밟고, 반대편 손으로 고리를 잡는다. 밴드의 탄
력은 본인의 상태에 따라 적절히 조절한다.
밴드 고리를 잡은 팔 위쪽을 옆구리에 최대한 붙인 다음, 손을 배
꼽 높이의 옆구리로 올린다.

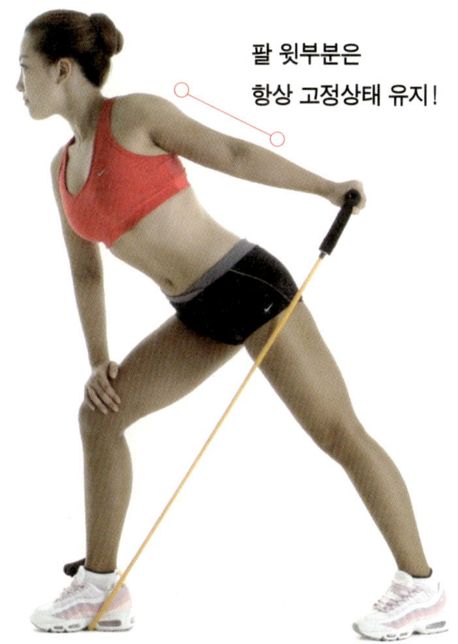

2

❷ 팔꿈치 아랫부분을 뒤쪽으로 완전히 편다. 단, 운동 중에 팔 윗부
분은 절대 움직이지 않는다. 팔꿈치가 완전히 펴지면서 팔 위쪽 뒷
부분이 자극되는 느낌이 들도록 한다.

❸ 이 자세를 2초간 유지한 후, 1번 자세로 천천히 돌아온다.

흔히 살이 빠지면 가장 먼저 가슴이 작아진다고 슬퍼하는 여성이 많다. 하지만 적절히 가슴운동을 해주면 가슴이 처지는 것을 막고 탄력 있는 볼륨감을 유지시켜 돋보이는 가슴을 가지게 될 수 있다.

덤벨을 이용한 가슴운동1

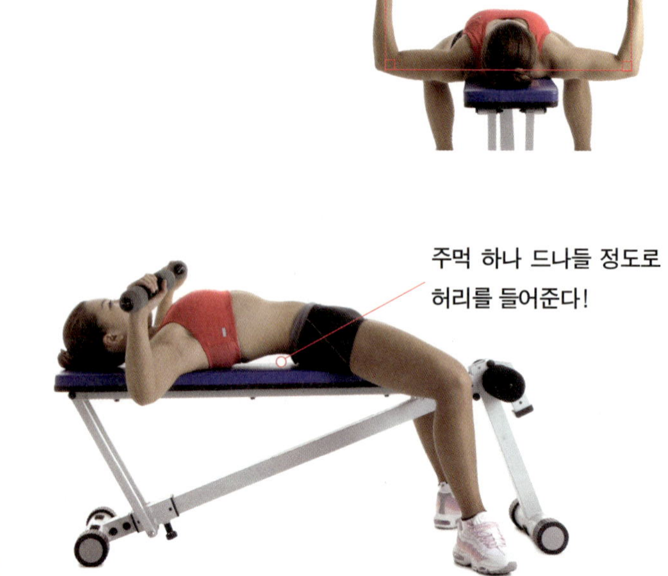

1

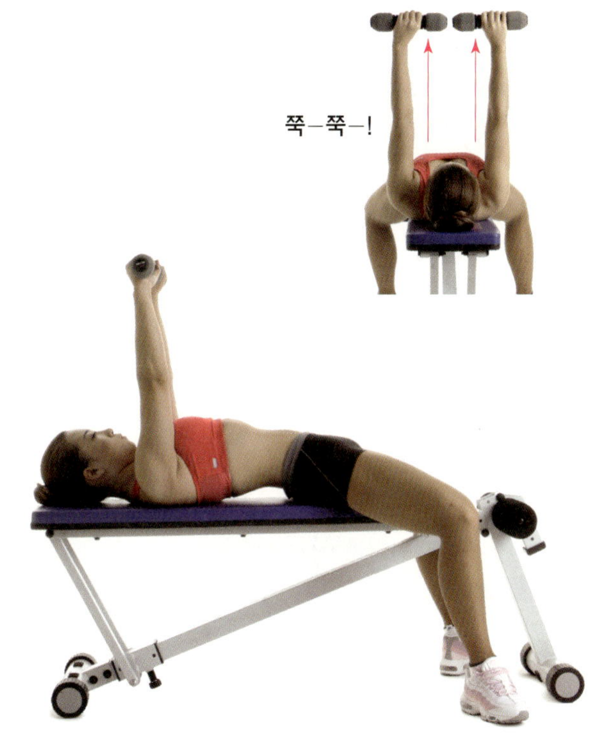

2

① 의자에 누워 가슴을 내밀고 팔꿈치를 몸통과 직각으로 넓게 벌린
다. 팔꿈치 위아래 부분은 서로 직각이 되게 한다.

② 천천히 팔을 쭈욱 뻗어 천장을 향해 덤벨을 높이 들어준다.

③ 천천히 1의 자세로 돌아온 후 반복한다.

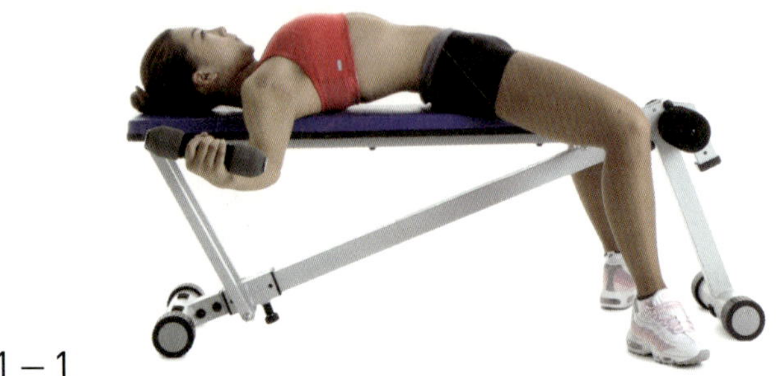

1 − 1

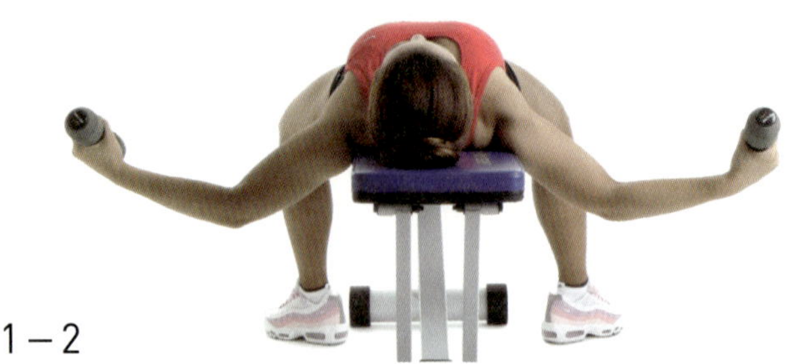

1 − 2

※ 이번 동작은 어깨관절만을 움직이는 것이 중요하다. 팔꿈치를 굽
히거나 펴지 말고 처음 자세를 유지해야 효과가 크다.

❶ 가슴을 내밀고 팔 전체를 바깥으로 넓게 편다. 누운 상태에
서 손바닥이 천정을 향하도록 덤벨을 쥔다.

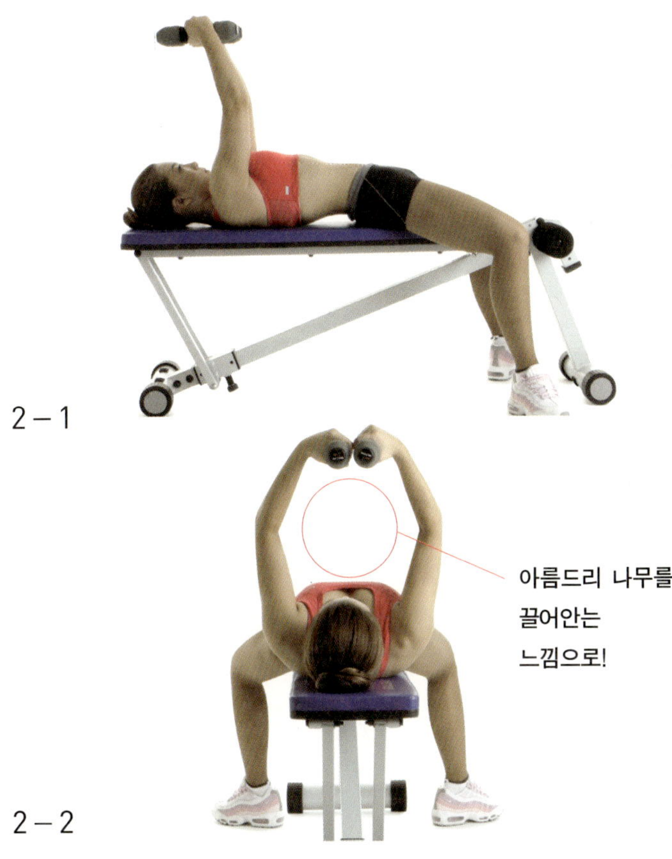

❷ 덤벨로 원을 그리는 동작을 취한다. 큰 나무를 끌어안는 듯한 느낌으로 원을 그린다. 운동 최고점에 이르렀을 때 의식적으로 가슴근육을 최대한 수축시킨다.

❸ 2초간 유지한 후 천천히 1번 자세로 돌아온다.

옆구리 살 빼기

여자로서 가장 민망한 부분 중 하나가 브래지어 착용 후 툭툭 삐져나온 살들이다. 홈쇼핑, 인터넷 광고를 보면 튀어나온 옆구리 살을 쏙 잡아준다며 떠들어대는 보정속옷이 있지만, 막상 입어보면 도대체 어디서 무슨 살을 잡아준다는 것인지 알 수가 없다. 아마 가슴 뒤쪽 부위만, 아주 약간 살찐 사람들에게나 효과가 있는 모양이다. 그렇다면 이 옆구리 살은 어떻게 빼야 할까? 다음의 동작을 따라하여 김밥 옆구리 터지듯 주책없이 통통 삐져나오는 살들을 잡아보자. TV를 볼 때도 소파나 바닥에 비스듬하게 멍하니 누워만 있지 말고, 몸에 긴장을 주는 스트레칭을 해보자.

옆구리 살 빼기 운동 1

❶ 다리를 세우고 누운 상태에서 양 손으로 자연스럽게 머리 뒤를 받친다.

❷ 배에 힘을 주고 상체를 들어 옆으로 비틀면서 일어난다.

❸ 제자리로 돌아갈 때는 바닥에 완전히 닿는 것이 아니라 주먹 하나가 들어갈 정도로 머리를 띄워주는 것이 중요하다.

❹ 이 동작을 양쪽으로 번갈아 반복한다.

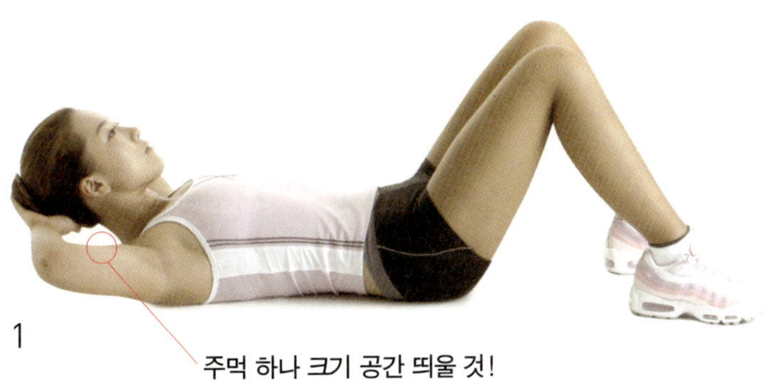

1

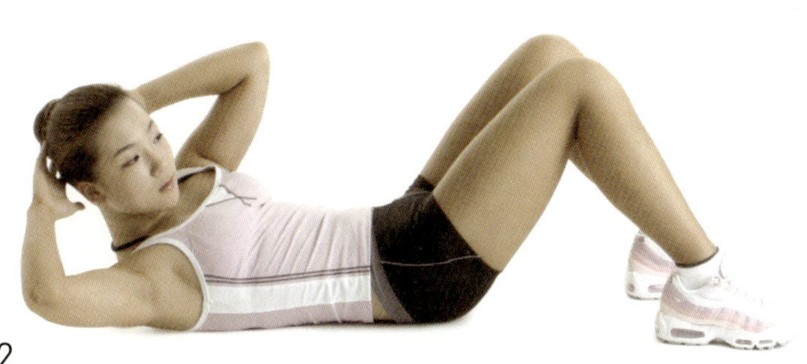

2

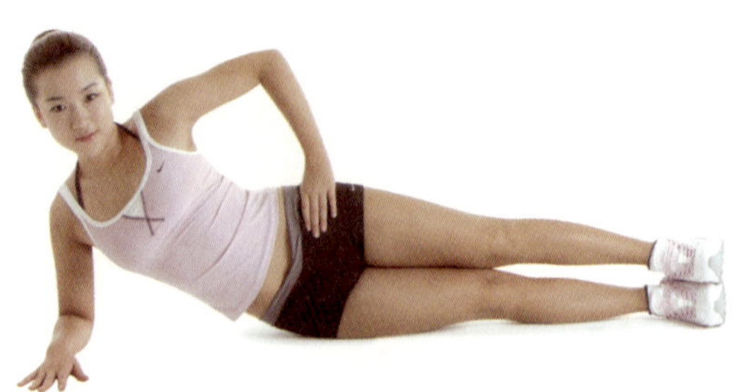

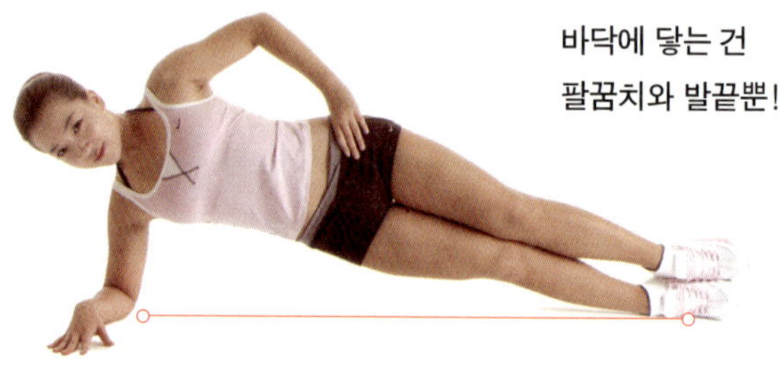

❶ 바닥에 옆으로 누워 어깨, 가슴, 골반, 무릎, 발이 일직선이 되게
한다.

❷ 내 몸의 모든 관절이 일직선상에 위치한 자세가 되면, 천천히 힘차
게 팔꿈치와 발끝만 바닥에 붙이고 신체 전체를 최대한 바닥에서
들어올린다.

❸ 끌어올린 자세로 15~20초 유지하고 처음의 자세로 천천히 되돌
아간다.

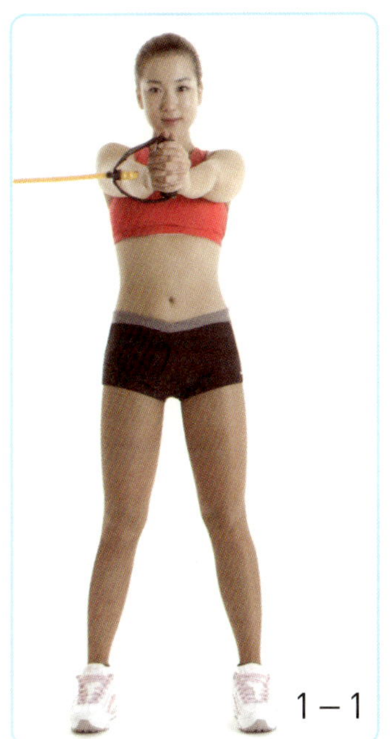

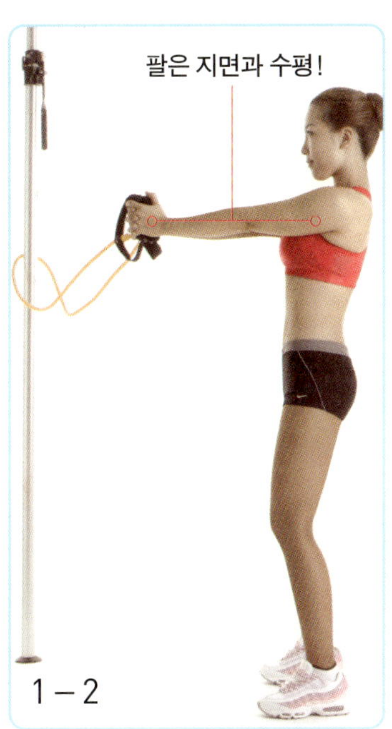

❶ 양발은 어깨너비로 벌리고 다리를 약간 구부린다. 허리를 곧게 펴고 턱은 살짝 당긴다. 어깨 높이의 주변 물건에 고정시킨 밴드 한쪽을 양손으로 자연스럽게 움켜쥔 뒤, 팔꿈치를 곧게 편 상태에서 어깨까지 들어올린다. 즉 팔과 지면이 수평상태가 될 때까지다.

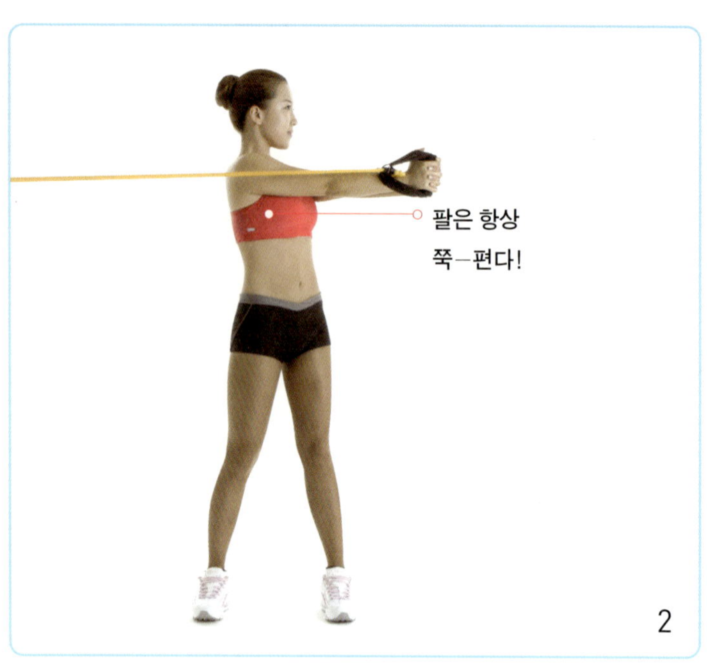

❷ 골반 위 허리부터 천천히 옆으로 돌리면서 양손을 한쪽 방향으로 당긴다. 팔꿈치가 굽지 않도록 주의할 것. 그리고 옆구리가 강하게 수축되는 것을 느낄 수 있어야 한다. 이 때 시선은 돌아가는 쪽을 자연스럽게 따라간다.

❸ 허리가 가장 많이 돌아간 시점에서 2초간 정지한다.

❹ 반대방향 옆구리도 같은 방법으로 자극한다.

뱃살, 나머지 공부가 필요하다

체중이 줄어도 뱃살은 쉽게 빠지지 않는다. 게다가 복부에 몰린 살은 나이가 들수록 점점 더 빼기가 어렵다. 갖은 수를 써서 뺐다 해도, 축축 늘어진 뱃가죽이 영 보기가 좋지 않다.

대부분 복부관리, 하면 윗몸일으키기를 떠올린다. 윗몸일으키기가 뱃살을 빼는 데 효과적이라는 것은 맞는 말이다, 그러나…. 우선 내 미니홈피에 30대 후반의 한 아주머니께서 남기신 글을 보자.

'나경 씨, 나는 하루에 윗몸일으키기를 200개씩 해요. 정말 하루도 안 빠지고 매일 하거든요? 그런데 절대 뱃살이 안 빠져요….'

이 사연을 읽고는 정말 너무 안쓰러운 마음을 금할 길이 없었다. 말이 200번이지 윗몸일으키기를, 그것도 매일 하시다니. 그런데도 뱃살이 빠지지 않으니 얼마나 낙심하셨겠는가.

많은 사람들이 그렇듯, 이 아주머니도 윗몸일으키기 동작이 잘못되었기 때문일 것이다. 더구나 무리하게 윗몸일으키기를 하면 오히려 허리에 무리를 줄 수 있다. 학창시절 체력장 때 하던 윗몸일으키기와 뱃살을 빼기 위한 윗몸일으키기는 완전히 다르다.

정확한 동작을 따라하면 아무리 운동의 달인이라는 프로선수라 해도 한 세트에 12~15회를 넘기지 못한다. 이것은 진리다.

그렇다면 도대체 어떤 동작이기에 프로들도 15회 이상을 하지 못하는 걸까? 사진을 꼼꼼히 보고 정확한 자세를 익혀보자. 이제 '뱃살 완전정복'에 들어가는 거다!

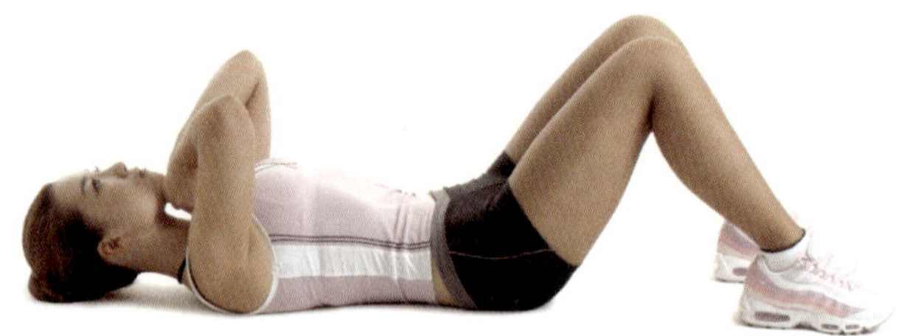

1

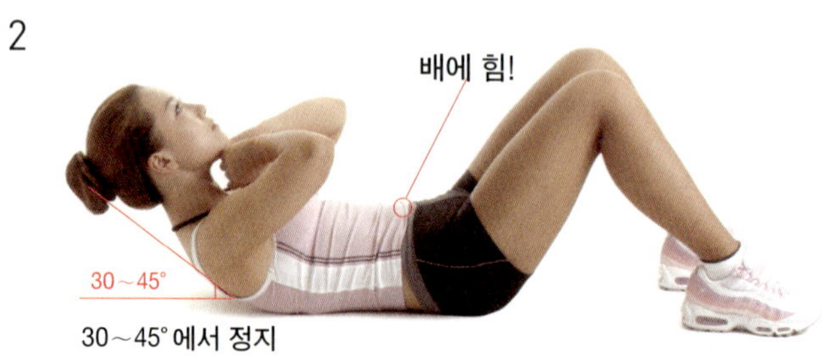

2

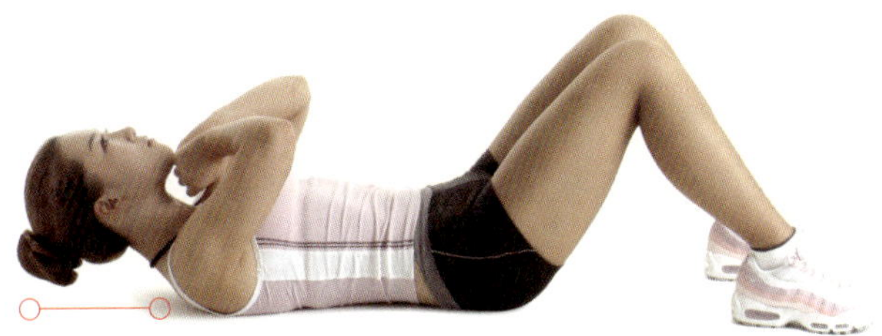

3　어깨와 머리가
바닥에 닿으면 무용지물!

❶ 카펫이나 매트 위에 등을 붙이고 눕는다. 이 때 허리 부분이 뜨지 않도록 주의한다. 무릎을 구부리고 발을 바닥에 붙인다. 양 손으로 가볍게 주먹을 쥐고 턱과 가슴 사이에 댄다. 이렇게 하면 동작을 할 때 머리를 자연스러운 자세로 유지하기가 한결 수월하다.

❷ 가슴을 골반 쪽으로 들어올린다는 느낌으로 숨을 천천히 내쉬면서 복부근육을 강하게 수축시킨다. 목이 아닌 가슴을 들어올린다는 느낌이 중요! 머리가 30~45도 정도로 올라간 상태로 2초간 정지한다.

❸ 천천히 출발자세로 돌아오되, 경추와 머리가 절대 바닥에 닿지 않도록 해서 복부에 긴장감을 계속 주어야 한다.

❹ 이 동작을 12~15회 정도 한다.

※ 반동을 이용해서 동작을 하면 전혀 효과가 없다.

뱃살을 빼기 위한 다리 들어올리기

배꼽티를 입고 싶을 정도로 배에 아름다운 모양과 탄력을 만들어주기 위한 운동이다. 특히 '레그레이즈*leg raise*'라고 불리는 이 동작은 하복부를 완성시키는 데 놀라운 효과가 있다.

헬스클럽에 가면 하복부를 단련시키기 위해 다리를 들어주는 동작을 하는 것을 많이 볼 수 있는데, 무작정 들어올리는 것만으로는 충분히 효과를 보기 어려울 뿐만 아니라, 오히려 허리부상을 입을 위험도 있다. 정확한 동작을 숙지하고, 올 여름엔 꼭 시원한 배꼽티를 입어보자!

❶ 카펫이나 매트 위에 똑바로 누워서 허리부상 방지를 위해 다리를 약간 구부리고 발바닥이 천정을 향하도록 몸과 다리를 수직으로 만든다. 이 때도 억지로 무릎을 곧게 펴려고 애쓸 필요는 없다.

❷ 양손을 바닥에 딱 붙인 채 엉덩이를 들어준다. 동시에 배에 힘을 주면서 상체를 약간 들어올린다.

❸ 천천히 1번의 자세로 돌아온다.

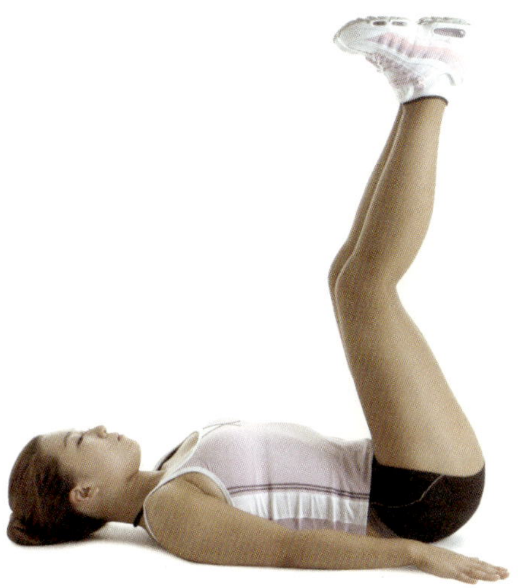

1

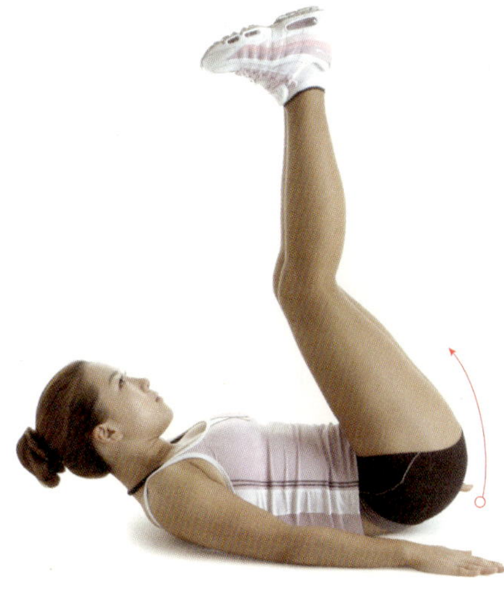

2

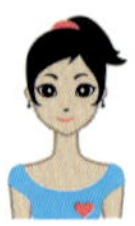

많은 뚱뚱녀들이 공감하는 것, 이성친구는 많은데 정작 애인이 없다! 정말 그렇지 않은가?

살집이 있는 사람 중에 성격 좋다는 소리를 듣는 사람이 많다. 생각해보면(군색한 자기변명일 수도 있으나) 웬만한 일은 좋게 좋게 이해하고 넘어가려 하고 상대적으로 예민하지 않기 때문에 살이 찌는 것일 수도 있다. 삐쩍 마른 친구들 중에는 바스락 소리만 나도 잠 못 자고, 남의 집에서 화장실에도 못 가는 등 지나치게 예민하고 날카로운 면이 많은 경향이 있다.

나도 성격 좋다는 소리를 들으며 친구들 모임이나 술자리에 잘도 불려 다녔다. 친구들과 어울리는 자리는 당연히 유쾌하고, 나는 술을 마시며 즐겁게 자리를 이끌기도 했다. 친구들은 이구동성으로 이야기한다. "캬아~진짜 성격 좋아. 넌 정말 결혼하면 참 잘 살 거다. 완전 부잣집 맏며느리지 뭐야? 성격 좋지, 귀엽지, 착하지, 최고야 최고!"

그런데 그렇게 괜찮은 나에게 왜 애인하자는 소리는 안하는 거지? 그렇게 말한 친구들은 꼭 날씬하고 예쁜 여자친구를 데리고 온다. 그러면서 나를 소개한다. "정말 성격 좋은 친구야."

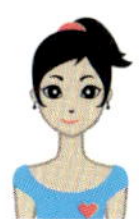

공일오비라는 그룹이 있다. 아주 히트 친 노래 중에 '신인류의 사랑'이라는 곡이 있는데, 가사 중에 이런 대목이 있다.

별로 예쁘지 않은 그녀 괜히 콧대만 세고
거리에서 본 괜찮은 여자에게 용기를 내서 말을 걸어보면
항상 젤 못생긴 친구가 훼방을 놓지~ ♬

헉, 이 노래를 듣는 순간 어찌나 가슴이 철렁하던지.

내 주변에도 예쁜 친구들이 많다. 그런데 그 친구들 공통점이, 남자 앞에서는 왕 내숭들이다. 나한테는 "ㅇㅇ는 이러이러해서 싫어. 근데 자꾸 따라다녀서 짜증나. 귀찮아 죽겠어, 어떡하지?" 하며 고민을 털어놓는다. 그럼 나는 전화비가 몇 만 원이 나와도 밤을 새워 졸린 눈을 비벼가며 친구의 고민을 상담해준다. 수많은 고민을 들어주고, 정리해주고, 해답을 찾아보고, 어떻게 하면 좋을지 방향도 제시해준다.

그런데 정작 그 남자와 내 친구를 함께 만나면 황당하기 그지없다. 바로 어젯밤만 해도 그렇게 싫다더니, 내 친구는 그냥 마냥 웃고 있다. 웃지 않아도 예쁜 얼굴인데, 생글생글 미소를 띠며 조용히 남자친구의 말을 경청한다. 내 친구가 내뱉는 말은 "글쎄?" "별로…" 정도가 전부다. 그러면서 난처한 표정으로 나를 바라본다. 그럼 나는 '그래, 내가 친구를 위해서…' 하는 마음으로 내 친구가 할 말을 대신 해

준다. 너는 왜 그렇게 남자답지 못하냐, 다른 데 가서 알아봐라, 너는 내 친구 타입이 아니다 등등…. 아무튼 주절주절 크게 맘 상하지 않도록 최대한 내 친구를 보호하면서 열변을 토한다.

그럴 때 돌아오는 남자의 대답.

"야, 제3자는 빠져. 누가 너 좋대?"

두둥～～

낙동강 오리알 됐다.

어처구니없는 표정으로 친구를 쳐다보지만, 친구는 관심 없다는 듯 아무런 반응이 없다. 이렇게 황당한 일이, 왜 하필 나에게!

누가 보면 내가 내 친구 시샘해서 남자친구 몰아내려는 줄 알겠지? 정말 속상하다.

그날 이후 학교 곳곳에서 얼핏 이런 말이 들린다. "ㅇㅇ가 ㅇㅇ한테 좋아한다고 고백했대. 그런데 옆에 뚱뚱한 친구가 이상하게 오버하더라는 거야. 누가 저 좋다고 했냐? 가만히 있기나 하지 웬 훼방이래?"

아아, 못생기면 예쁜 친구도 사귀면 안 되는 건가? 뭔가 억울한 것이, 아직까지도 분이 풀리지 않는다. 나는 정말 아직도 궁금하다. "너 왜 그랬니?"

나한테는 그렇게 싫다고 밤을 새워 말해놓고 계속 만나는 건 도대체 뭔가? 싫다고 하지를 말든가…. 나를 이용한 친구에게 마지막으로 한마디 하고 싶다. "친구를 대할 때는 진실해야 하는 거야!"

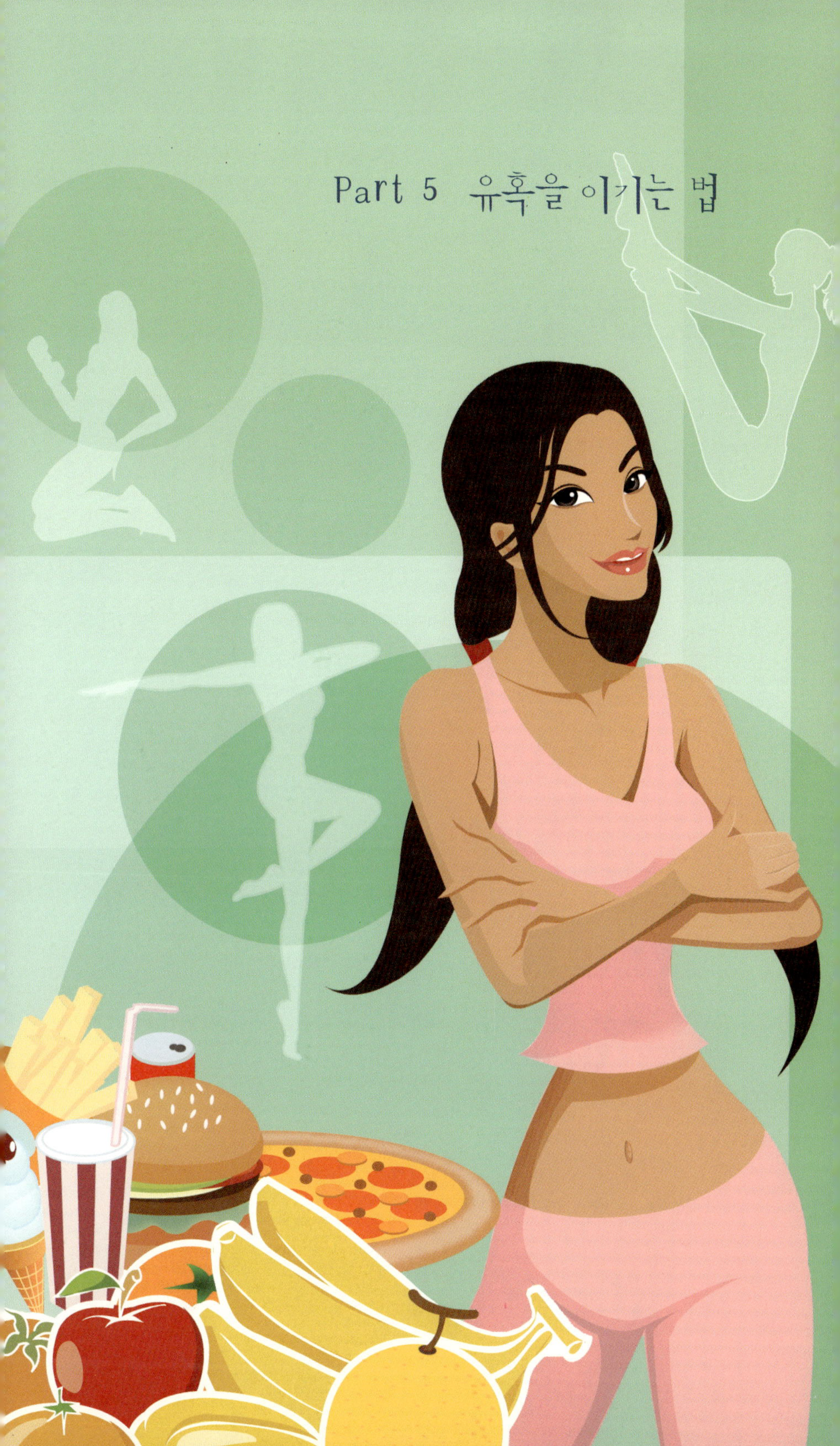
Part 5 유혹을 이기는 법

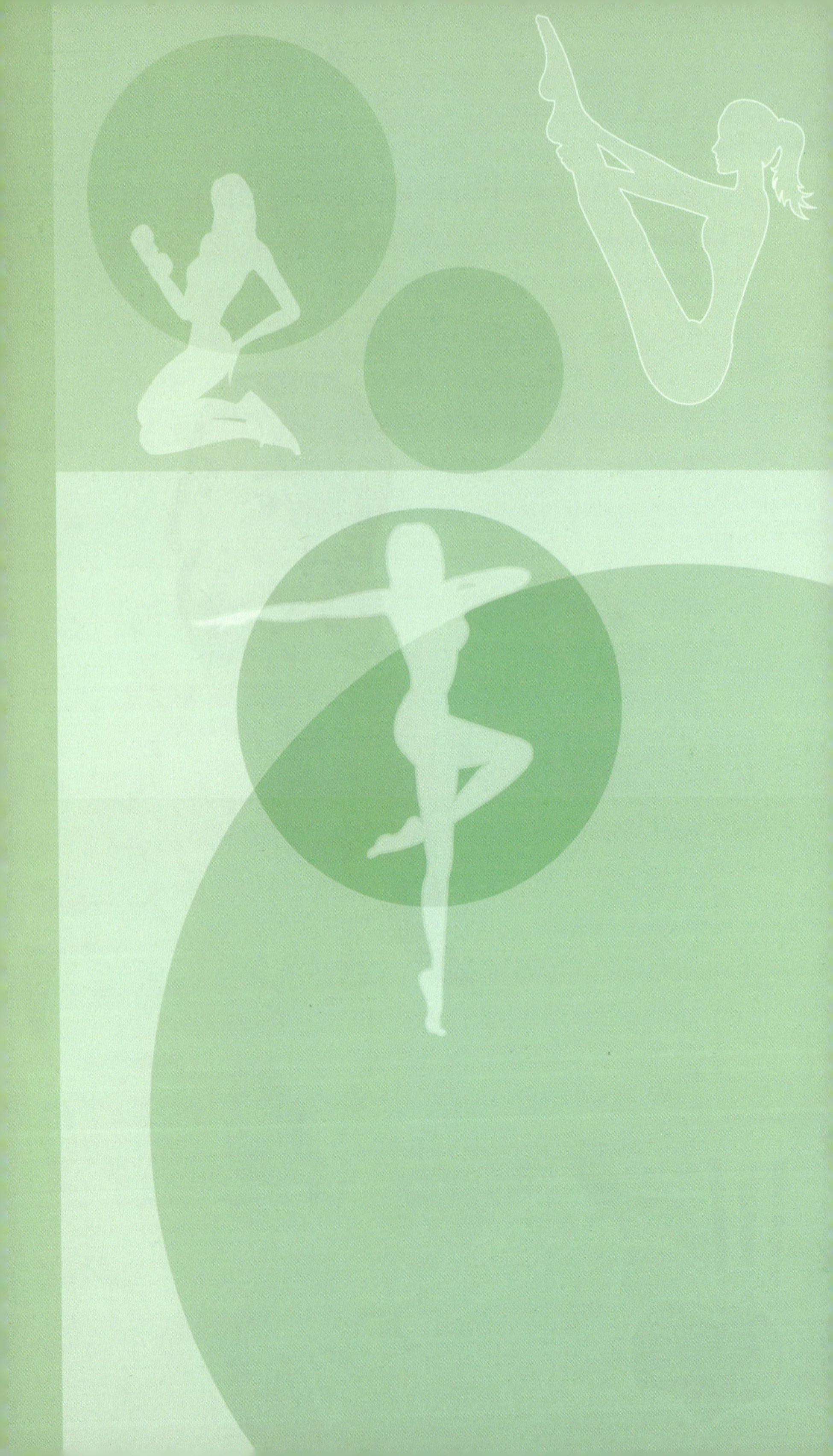

유혹을 이기는 법

다이어트를 하는 동안 닥쳐올 수많은 유혹들.
그 유혹에 넘어가면 지금까지의 노력이 완전
헛수고로 돌아간다는 것, 잘 알고 계시죠?

다이어트를 방해하는 유혹에 대처하는 법,
미리미리 완벽하게 준비하자고요.
아울러 제 다이어트 사례가 알려지면서
저에게 쏟아진 수많은 질문들에 대한
속 시원한 답변도 얻으실 수 있을 것입니다.
이제 남은 것은 실천뿐!
다이어트를 방해하는 훼방꾼들을 물리치고,
그동안 궁금했던 사항을 해결하고,
다시 한 번 심기일전, 아자아자!

Chapter 22

방해꾼, 올 테면 와봐라!

이제 알 만큼 다 알았다. 남은 것은 실천뿐이다. 아무리 많이 알아도 실천이 따르지 않으면 아무런 소용이 없다. 평균수명을 60세로만 잡아도, 앞으로 살아가야 할 날들이 얼마나 많이 남아 있는가? 그 수많은 날 중에 60일만 투자하면 당신의 인생이 바뀔 수 있다. 꽤 수지맞는 장사 아닌가?

60일, 단 60일 동안에도 당신 앞에는 수많은 유혹이 도사리고 있다. 어렵사리 실천하기 시작한 다이어트가 여러 가지 유혹에 맥없이 무너져버리게 놔둘 수는 없다. 이제부터 다이어트를 방해하는 유혹에 대처하는 법을 소개하려 한다. 방해꾼? 올 테면 와보라지!

'내 다이어트 방법이 혹시나 건강에 무리를 주진 않을까?'

먹는 음식의 양이 적어지니 당연히 속이 허한 느낌이 들고 초반에는 약간의 어지러움도 생긴다. 혹 빈혈이 생긴 건 아닐까? 몸이 축나는 것 같기도 하고…. 주변에서도 "야, 그러다 쓰러지겠다. 몸 상하는 거 아냐? 얼굴이 안돼 보여" 등의 말들로 잔뜩 겁을 준다.

그럴 때 나는 헌혈을 했다. 헌혈을 하면 빈혈인지 아닌지 정도는 간단하게 나올 뿐 아니라, 현재의 몸 상태에 대해 공짜로 알 수도 있다. 좋은 일도 하고, 건강검진도 받고, 그야말로 일석이조다.

내 동생은 회사에서 건강검진을 받았는데, 고혈압 판정을 받았다. 고혈압은 헌혈을 하고 싶어도 받아주지 않는다. 그런데 나영이가 다이어트를 시작하면서 혈압도 조금씩 정상을 되찾고 있다. 나영이도 이제 언제든 헌혈할 수 있게 된 것이다.

우리 가족은 고혈압, 당뇨 등의 유전적 요인이 있어 집안에 혈압측정계와 혈당측정계 같은 기본적인 기계들이 있다. 고도비만이거나, 집안에 고혈압, 당뇨를 앓고 있는 사람이 있다면 이 기계들을 구비하여 수시로 체크해볼 것을 권한다.

몸무게에 변화가 없을 때

다이어트 식단을 철저히 지키고 열심히 운동을 했는데도 체중에 별 변화가 없으면, 아무리 의식하지 말라고 해도 초조해질 수밖에 없다.

이럴 때는 다이어트 일기장을 꺼내보자. 휴대폰이나 디지털카메라를 이용하여 자기 사진을 찍는다. 그리고 찍은 사진과 다이어트 일기장 맨 첫 장에 있는 사진을 비교해본다. 분명 변화가 있을 것이다. 하다못해 얼굴에 턱선이라도 좀 살아났을 것이다. 그 변화를 즐겨라.

'와, 나에게도 드디어 변화가 온다. 조금만 기다리자, 그러면 체중계의 숫자도 줄어들 것이다.' 이렇게 자기최면을 건다. 이제는 지금까지 실천한 다이어트 방식을 믿고 계속 노력하면서 기다리는 일만 남았다.

만약 아무리 눈을 씻고 찾아봐도 전의 사진과 비교해 아무런 변화가 없다면, 일기장을 꼼꼼히 되짚어보라. 혹시 체중이 빠지지 않는 요인이 숨어 있을지도 모른다. 운동은 빠짐없이 했는지, 게으름을 피우진 않았는지, 식사는 시간과 양을 맞춰서 먹었는지, 너무 늦은 시간에 먹은 것은 아닌지, 분명히 어떤 원인이 발견될 것이다. 그 요인을 발견했다면 절대 그냥 넘어가서는 안 된다. 지금까지 무엇을 잘못했는지, 실패의 원인이 무엇이었는지 꼼꼼히 기록해둬야 한다. 다시는 같은 실수를 범하지 않기 위해서 말이다.

나는 다이어트 사실을 주변에 알리라고 말했다. 그런데 내 다이어트 사실을 아는 친구들 중에는 꼭 이렇게 은근히, 혹은 대놓고 약을 올리는 사람들이 있다. "야, 너 다이어트한다며? 근데 변화가 없어 보이네, 어떻게 된 거야?" 친한 사이니 스스럼없이 이야기하는 것이겠지만, 나에겐 비수가 되어 꽂힌다. '뭐야, 염장 지르는 것도 아니고. 아직 시작한 지 3일밖에 안 됐거든?' 이런 날은 정말 의욕상실이다. 술 한 잔이 간절해지고 매콤한 떡볶이 생각이 머릿속에서 떠나질 않는다.

그러나 마음속에 이런 말을 깊숙이 새겨놓자. '그래, 두고 보자. 8주 뒤에는 누가 진정 웃음을 짓는지 보자고!'

친구의 말은 한 귀로 듣고 한 귀로 흘려라. 어차피 그 친구가 내 인생을 대신 살아줄 것도 아니지 않은가. 게다가 남의 속도 모르고 그렇게 빈정대기만 하는 친구라면 과감히 친구명단에서 삭제해버려라.

그래도 분이 안 풀린다면 예전 사진을 꺼내보는 것도 좋다. 예전 옷을 입어보고, 조금씩 헐렁해지는 느낌에 자신감을 얻어라. 그리고 확신을 가져라.

내가 했듯이, 당신도 할 수 있다.

어쩔 수 없는 친구들의 모임. 내가 다이어트한다고 친구들도 우리 가족처럼 다이어트 식단으로 음식을 먹어줄 리 없다. 그렇다면 친구들이 새콤 달콤 매콤 짭조름한, 맛있는 음식을 먹는 것을 그저 바라봐야만 한다. 침울한 표정으로 음식을 보고만 있는 내가 안쓰러워 친구들이 조금만 먹으라고 권유하기도 한다.

그럴 땐 친구들의 권유에 넘어가지 말고 머릿속에 그림을 그려라. 날씬한 나의 모습, 하늘하늘 민소매 원피스를 입고 해변을 거니는 모습을. 생각을 바꾸면 인생이 바뀐다. 지금 이 순간의 선택이 내 인생 전체를 좌우한다.

내가 살이 쪘을 때는 아무도 나에게 관심을 갖지 않았다. 그러나 살이 빠진 후에는 나를 알아보는 이들이 생기고, 내가 먼저 손을 내밀기 전에 나에게 먼저 말을 걸어주는 이들이 생겼다. 자신감이 생겼고, 그동안 미뤄뒀던 수많은 일을 척척 해낼 수 있게 됐다. 20대의 청춘이, 너무도 즐겁고 뜨겁게 변했다!

너무나 먹고 싶을 때

며칠에 걸쳐 유난히 머릿속에서 뱅뱅 맴도는 음식이 있을 때, 나는 그림을 그렸다. 내가 그린 피자에는 어디에서도 팔지 않을 만큼 치즈와 토핑이 듬뿍 얹혀져 있다. 그림을 그리면서 생각한다. '지금까지 셀 수 없을 만큼 많이 먹었던 이 놈 때문에 내가 지금 이 고생을 하고 있는 거라고!' 그러다보면 그간의 힘든 여정이 주마등처럼 스쳐가면서 피자가 미워질 것이다.

그래도 안 미워진다면? 더욱 맛있는 피자를 그려보고 그 외에 다이어트가 끝나면 먹고 싶은 음식들을 모두 그리거나 나열해보라. 그리고 그렇게 잘 참은 후, 주말에 과감하게 보상으로 그 중 한 가지 음식을 나에게 선물한다.

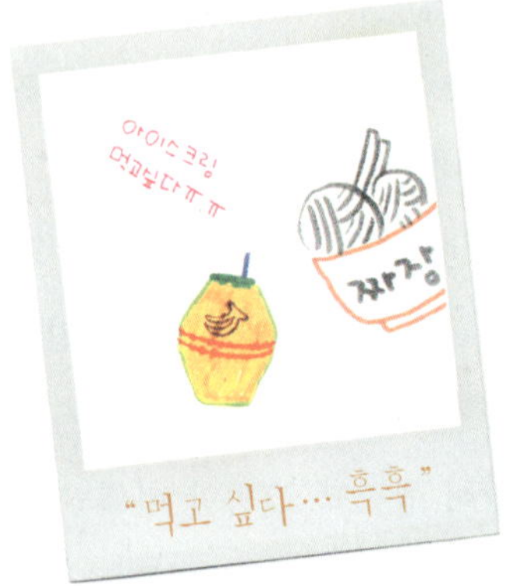

"먹고 싶다… 흑흑"

회의감이 고개 들 때

아무리 편한 다이어트, 아무리 배부른 다이어트라 해도 다이어트라는 것 자체가 심리적인 부담을 주기 마련이다. 그것이 심해서 스트레스가 될 때는 '이렇게까지 하면서 꼭 살을 빼야 해? 몇 년이나 산다고 이런 고생을 해야 하는 거지?' 하는 생각으로 흔들리기 쉽다.

그러나 기나긴 인생에서 다이어트를 하는 며칠은 순간에 불과하다. 내가 태어나서 지금까지 살아왔고, 앞으로 살아갈 수많은 날들을 따져보자. 태어나서 죽을 때까지의 기간을 60년으로 짧게 잡는다 해도 약 21,900일이라는 시간을 산다는 말이 된다. 그 중에서 다이어트하는 8주는 두 달, 60일. 60년 평생 중에서 365분의 1을 투자하는 것이다.

내 인생에서 365분의 1만 투자하여 나머지 364가 황금기라면, 투자할 만한 가치가 충분히 있는 게 아닌가? 이만큼 이익인 투자가 또 있을까?

가족의 다이어트를 도와주는 법

가족 중의 누군가가 다이어트를 할 때는, 외롭게 혼자 두지 말고 적극 밀어주자. 다이어트를 하면서 분명히 너무 힘들어 포기하고 픈 순간이 오게 된다. 그럴 때 "열심히 해, 넌 할 수 있어!"라는 말은, 때로는 도움이 되기도 하지만 오히려 역효과를 낳기도 한다. 너무 지대한 관심은 부담감을 주고 그런 부담심리가 역으로 작용해 자포자기하는 친구들을 여럿 본 적이 있다.

가족이 다이어트를 시작했는데 너무 힘들어 보인다면, 말보다는 행동으로 응원의 메시지를 표현해줘라. 자녀가 아주 열심히 다이어트하는 모습이 예쁘다면 평상시 갖고 싶어 하던 작은 선물을 선사해보자. 사이즈가 줄었다면 멋진 옷을 사주거나, 액세서리를 좋아한다면 그걸 사줘도 좋아할 것이다. 휴대폰이나 디지털카메라를 선물해주는 것도 좋겠다.

그리고 자기 나름대로 잘 하고 있는 사람에게 "너 열심히 하고는 있는 거니? 그거 먹어도 되는 거야?" 하면서 까칠하게 체크해서는 안 된다. 물론 다이어트한다고 말해놓고서는 전혀 실천하지 않고 마구잡이로 먹어댄다면 가족으로서 자극을 줘야 하지만, 대부분 살 찐 사람들은 심리적으로 위축되어 있는데 거기에 대고 자꾸 다그치면 순식간에 자신감을 잃어버리게 된다. 나도 옆에서 지나치게 관심을 가지고 꼬치꼬치 체크하려 하면 그것이 부담스러워서 스트레스로 작용했다. "에잇, 나 다이어트 안해!"라고 소리칠 뻔한 게 몇 번이나 되는지 모른다.

가족이라면, 어려움을 호소할 때 마음을 담아 도와주고, 되도록 함께 참여할 수 있는 정도로 옆에서 이끌어줬으면 좋겠다.

Q & A 나경에게 물어봐~

8주 다이어트에 성공하고 언론의 관심을 받게 되면서, 주변 사람들은 물론 인터넷으로 성공비결을 묻는 사람들이 생겼다. 나도 너무나 애타고 힘들고 막막했던 순간들이 있었기에 되도록 모두 답변해드리려고 쪽지며 메일을 부지런히 보냈다. 그런데 갑자기 너무 많은 사람들에게 질문이 쏟아져 더 이상 일일이 답변을 할 수 없는 상황이 오고 말았다.

특히 개인적인 공간으로 열었던 미니홈피에는 하루에도 수십 명의 질문이 올라온다. 문제는 그 질문들이 거의 비슷하다는 것.

"어떻게 빼셨어요?"

"식단을 좀 자세히 알려주세요."

"운동은 어떻게 하신 거예요?"

"운동을 해도 살이 안 빠져요…."

너무도 비슷한 질문에 나도 거의 똑같은 답변을 계속 하게 되었다. 심지어 어떤 사람에게 보낸 답변을 복사하여 붙이는 수준까지 가게 될 정도였다.

나에게 아직도 궁금한 것이 많은 사람들에게 조금이나마 도움이 되었으면 하는 바람에서 내가 실천했던 다이어트의 비법을 정리하고 책으로 내게 된 것이다. 지금부터 소개할 질문과 답변들은 가장 많은 사람들이 궁금해 했던 내용들을 조금 각색하여 쓴 것이다. '어라, 책 내용에 다 있는 거잖아' 라고 생각하는 사람도 있겠지만, 마지막으로 복습한다는 생각으로 읽어두면 좋을 것이다.

덤으로, 인터넷을 통해 들어온 질문한 사람들이 사용한 닉네임이 너무 재미있어 그대로 싣는다.

더 이상 체중이 줄지 않아요

Q & A 다이어트를 정말 열심히 하고 있습니다. 시키는 대로 다 했어요. 처음엔 3~4kg 정도 빠지는가 싶더니, 그 이후로는 체중에 도통 변화가 없어요. 제가 뭔가 잘못하고 있는 건가요? 불안해서 자꾸 포기하고 싶은 마음이 들어요. 프로그램대로 10일을 진행했고요, 처음 2~3일 간은 체중이 빠지더니 그 후로는 계속 똑같아요. 무엇이 잘못된 건가요? 알려주세요. 이러다 가 포기하게 될까봐 두렵습니다.　　│ 닉네임 : 샤론스톤 동생 살만스톤 │

→ 조심하세요. 그 때가 가장 위험할 때입니다. 지금 체중변화가 없

다고 멈추게 되면 반드시 요요가 와서 더 괴로워질 거예요. 체중에 변화가 없는 데는 다 이유가 있습니다. 앞에서도 말씀드렸듯이, 체중계가 가리키는 숫자에 너무 연연하지 마세요. 다이어트의 목적은 건강하고 요요 없는 몸을 위해 체지방의 양을 줄이는 것입니다.

사우나에 다녀오면 몸무게 1kg은 빠집니다. 수분이 빠졌기 때문이죠. 물마시면 다시 같아질걸요? 그렇지만 살만스톤님의 다이어트는 수분이 아닌 체지방을 빼는 거예요. 220페이지 그림을 보세요. 1kg의 체지방이랍니다. 부피가 두부 4모와 같다니,어마어마하죠? 그래서 붓기나 사이즈에 변화가 생기면서도 체중에는 별 변화가 없는 거예요.

체지방은 체중보다는 부피입니다. 체중은 그대로인데 전에 입던 옷들이 조금 넉넉해졌다는 느낌이죠? 그건 바로 체지방이 줄어들어 팔뚝이나 허리, 옆구리 등에 변화가 온 거예요. 체중은 정체기일지 몰라도, 체지방은 줄고 있어요. 조금씩, 조금씩 말이에요. 조금만 기다리세요. 다시 체중의 변화가 분명히 나타나기 시작할 겁니다.

다시 한 번 꼭 꼭 강조하고 싶은 것. 절대로 지금 멈추지 마세요. 지금 멈추면 도루묵 됩니다!

체중이 줄지 않는 것은 체중이 빠지는 원리 때문입니다. 다이어트할 때의 체중은 계단식으로 빠집니다. 초기에는 자기 체중의 5% 정도가 빠른 속도로 빠지죠. 가령 70kg인 사람이 다이어트를 하면, 시작한 지 2~3일이면 3~4kg 정도는 금방 빠집니다. 그런데 그 직후가 가장 주의해야 할 시기죠. 3~4kg 빠진 후에는 가장 요요가 오기 쉽습니다. 용수철이 제자리로 돌아가려는 것과 같은 이치죠.

1차적으로 살이 빠진 후엔 체중이 제자리걸음을 합니다. 펑펑한 계단을 걷는 것처럼요. 이렇게 정체기를 반드시 거쳐야만 2차 체중감량에 들어가게 됩니다. 계단의 가파른 부분처럼 정체기 후에는 또다시 급격한 체중변화가 오지요. 이렇게 2차 감량까지 안정적으로 성공하면 요요도 막을 수 있습니다.

계단을 한꺼번에 두 개씩 오르는 것이 어렵듯이 체중도 급격한 변화를 갖기 힘이 듭니다. 따라서 2차 단계를 성공하면 요요가 오더라도 처음의 상태가 아닌 1차 3~4kg 감량 상태로 돌아가기 때문에 다이어트 실패를 막을 수 있습니다.

그러니 체중의 변화가 없다고 실망하지 마시고 그냥 꾸준히 운동과 식이요법을 진행하세요. 며칠 뒤 갑작스런 체중감량을 경험하실 겁니다. 내리막길을 달려가듯 수월하게 빠질 거예요. 지금의 위기를 잘 넘기면 2차 감량, 안정권 안에 도달할 수 있습니다.

살만스톤님~ 8주 후엔 '뼈만스톤' 이 되실 거예요. 파이팅!!

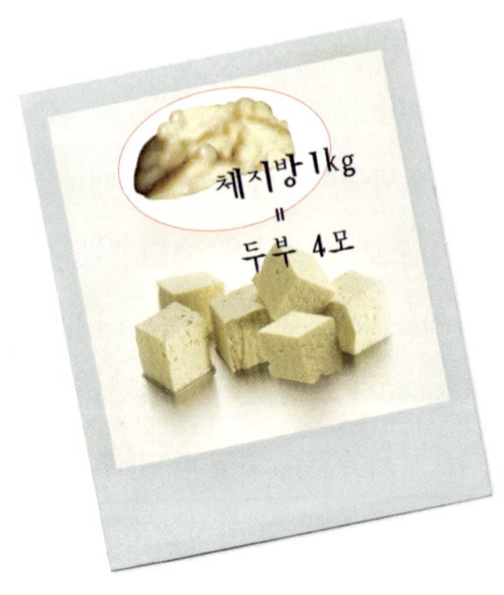

운동 태어나서 처음 해봐요

저는 지금까지 걷고 숨쉬는 것 외에 따로 운동을 해본 적이 한 번도 없습니다. 얼마 전 보니까 마라톤 연습을 하다가 사망한 사람이 있더군요. 괜히 운동을 시작했다가 몸에 무리가 가는 건 아닌지 걱정이 앞서네요. 전 정말 운동이 싫거든요. 하지만 건강을 생각하니 운동을 해야 할 것 같긴 한데, 어떤 걸 어떻게 해야 할지 전혀 감이 오지 않아요. 저 같은 사람도 이 다이어트를 해도 될까요? 저처럼 운동경험이 전혀 없는 경우, 어떤 운동을 어떻게 시작하면 될까요?

→ 무리한 운동은 분명 몸에 무리를 주고 건강에도 오히려 해가 될 수 있습니다. 자신의 몸 상태를 먼저 파악하고 강도를 조절해 나가는 것이 중요합니다.

운동을 전혀 안하신 분이라도 걷기는 권장합니다. 요즘은 국가 차원에서 만보걷기 운동을 권장할 만큼 걷기는 관절 등에 무리를 주지 않고, 남녀노소 누구나 할 수 있습니다. 관절염 환자들에게도 걷기를 권장하고 있죠. 운동을 할 때 뛰기보다 걷기부터 시작해보세요.

단, 아무리 간단한 걷기라도 반드시 스트레칭을 하셔야 합니다. 머리끝부터 발끝까지 일단은 '몸아, 나 지금부터 운동한다~'라고 신호를 보내줘야 몸도 준비를 하겠죠?

운동을 처음 해보는 분이라면 30분 이상 걷는 것만으로도 다음날 근육이 땅길 거예요. 이 근육은 운동으로 풀어줘야 합니다. 3~4일 운동을 지속한다면 근육땅김 현상이 신기하게 사라질 것입니다. 그 후엔 가볍게 달리기와 파워워킹을 시작해보거나, 시간을 조금씩 늘려보세요. 무리가 없을 것입니다.

운동을 전혀 안해 봤다고 걱정하는 정도라면, 8주에 욕심을 내지 마시고 건강 다이어트를 위해 조금 여유를 갖고 도전해보세요.

8주 후, 식단은 어떻게 하죠?

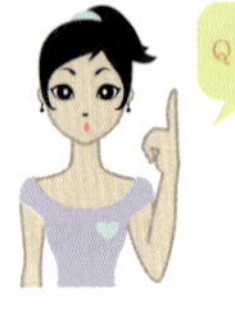

Q & A 8주 후, 식사는 어떻게 조절하셨나요? 계속 무염식을 먹어야 하나요? 다이어트 하실 때 무염식으로 드셨는데, 다이어트 후에는 어떻게 드셨나요? 다른 음식들은 전혀 안 드셨나요? 다이어트 하고 나서 제일 무서운 게 요요인데, 요요를 막으려면 무엇을 먹어야 하나요? 나경님은 도대체 무엇을 드셨기에 요요 없이 예쁜 몸매를 유지하고 계신가요? 솔직히 말해주세요.

→ 책장을 앞으로 넘겨서 2부 내용을 다시 한 번 보시면 참고가 될 겁니다. 8주 무염식을 한 후에는 평상시 식사로 돌아가시면 됩니다. 단 약간의 보식기를 두고 2~3일 정도 죽을 드시는 것이 좋습니다. 그러나 평상시 식사에서도 저염식을 해야 한다는 점을 명심하세요. 되도록 자극적인 음식을 피하는 것이 건강에도 좋습니다.

저도 학교생활을 해야 하고 밖에서 밥을 먹는 경우가 많아서 다이어트 후 식사조절이 어려웠습니다.

일단 무염식을 할 때는 마음대로 마셨던 물을, 8주 후에는 식사 전후 30분 동안은 전혀 마시지 않았습니다. 그리고 밖에서 식사를 할 때도 되도록이면 단백질 위주의 식사를 했지요. 예를 들어 패밀리 레스토랑 같은 곳에 가면 립이나 스테이크보다는 닭 가슴살로 만든 샐러드나 스테이크를 시킵니다. 그리고 일반 한식을 먹을 때는 반찬에 염분이 많으니까 되도록이면 물에 씻어먹거나, 국에 씻어서 국은 먹지 않는 방법을 택했습니다.

만약 주변 사람들이 "너무 유별난 거 아니야?"라고 말한다면, 소금의 과잉섭취가 얼마나 위험한지를 알려주세요. 그리고 우리나라 대부분의 식당이 음식을 굉장히 짜게 내 온다는 사실을 알려주세요. 건강 전도사로서 말입니다.

기본적으로 8주 후에는 2~3일간의 보식기를 거친 후, 일반식을 합니다. 물론 8주 동안 제대로 무염식을 했다면 그 이후에는 간이 세거나 자극적인 음식은 먹으라고 해도 먹기 힘들 겁니다. 저도 8주 후엔 단 것에 대한 욕심이나 피자, 라면 같은 것에 대한 욕심이 사라졌습니다.

먹고 싶은 욕심이 다시 불끈불끈 솟아오른다면 다이어트 일기장을 얼른 꺼내세요. 첫 장에 있는 'Before & After' 사진을 보고도 또 먹고 싶은 마음이 드시나요? 설마 뚱뚱했던 시절로 다시 돌아가고 싶은 건 아니겠죠?

만약 라면 같은 자극적인 음식이 먹고 싶다면, 아주 천천히 한 젓가락 정도 먹어보세요. 단번에 짜다는 느낌이 팍 드실 겁니다. 그럴 때는 그냥 먹지 말고, 몸이 거부하는 그대로 자극적인 음식을 피하세요. 건강을 위해서도 짠 음식은 해롭습니다. 무염식 다이어트를 계기로 식단에 변화를 준다면 다이어트뿐 아니라 건강한 신체를 갖게 될 겁니다.

간혹 8주 무염식을 한 후에도 짠 음식이나 라면 등을 그냥 드시는 분들이 계십니다. 이런 경우, 조건반사현상입니다.

중학교 교과서에 나오는 '파블로프의 개'를 기억하시나요? 라면, 떡볶이 같은 자극적인 음식은 우리의 간식거리 중에 정말 멀리하기 힘든 것들이죠. 8주 동안 무염식을 하셨다면 당연히 이러한 음식들이 입맛에 맞지 않는 것이 정상입니다. 그런데도 예전에 먹었던 그 맛을 기억하면서 특별한 맛을 느끼지 못해도, 오히려 자극적인 맛에 약간 불쾌감을 느끼면서도 예전 먹던 버릇대로 그 음식을 먹게 되는 것이지요.

모든 것은 습관입니다. 건강을 위해서는, 건강하고 아름다운 몸매를 위해서는 식습관의 변화가 무엇보다 중요합니다. 열심히 힘들게 뺀 살 다시는 요요가 오지 않게 무염식 후엔 저염식을 잊지 마세요!

밥은 먹으면 안 되나요?

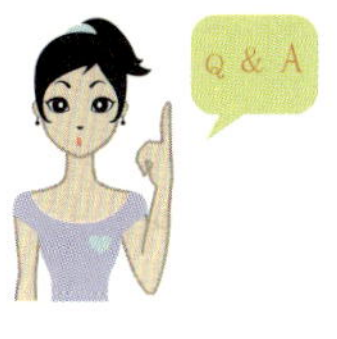

식단을 보았습니다. 그런데 저는 결혼한 주부라 식구들의 밥을 챙겨줘야 합니다. 그러다보면 저의 식단을 따로 준비하기 어려운 경우가 많은데요. 밥을 먹으면서 다이어트를 하면 안 될까요?

| 닉네임 : 바람과 함께 사라지는 그날까지 다요트 |

→ 물론 되지요! 13장의 응용식단에 관한 부분을 보세요. 제 동생에게는 일반식을 시켰습니다. 그리고 제가 먹은 8주 식단에서 고구마나 감자 대신 밥을 드셔도 되고요.

가장 중요한 것은 '저탄수화물, 고단백질'의 식사를 한다는 것입니다. 주부님이니 밥을 할 때도 되도록 현미를 이용해서 수수, 조, 팥, 콩, 깨 등을 이용한 잡곡밥을 마련해보세요. 남편이랑 아이가 잡곡밥이나 현미밥은 안 먹는다고요? 그렇다면 굶기세요. 극단적인 방법이기는 하지만 아마 몇 끼 굶으신다면 맛있게 잘 먹지 않을까요?

달콤한 음식들의 유혹이 얼마나 건강에 해로운지를 가족들에게 알려주세요. 아이에게도 습관을 들이면 달라집니다. 아이가 먹고 싶어 한다고 독약을 주시겠습니까? 건강에 도움이 되는 음식에 적응할 수 있도록 도와주세요.

밥을 기본으로 일반식을 하셔도 됩니다. 그러나 "딱 요만큼만 드세요" 하고 크기나 정확한 그램을 정해드리지 않으면 대부분 살이 찌신 분들은 그 양의 기준을 정하기가 어렵다는 게 큰 문제죠. 제가 '그냥 일반식을 드시면 됩니다'라고 하면 예전과 똑같은 식사를 하십니다. 그러고 나서 이렇게 말씀하시죠. "일반식 먹어도 된다고 해서 그냥 먹었는데, 살도 안 빠지고 이게 뭡니까!?"

제가 말씀드리는 일반식은

1. 평소 먹던 양의 1/3은 무조건 덜어낸 양(저탄수화물, 고단백 식단이라는 중요한 사실 또 한 번 강조! 별표 세 개!).
2. 저염식이라는 것. 빨간 김치보다는 백김치를, 소금 바른 김보다는 그냥 구운 김을, 그리고 짠 된장찌개보다는 싱거운 된장국을.
3. 지방섭취를 최대한 줄이는 조리방법. 튀기거나 지지는 것보다는 굽거나 삶는 조리방법을 택해주세요.

귀찮고 어렵다고요? 그러나 조금 지나면 온 가족이 건강해지고 이 조리방법이 더 익숙하고 편안해지실 거예요. 처음부터 쉬운 일은 아무것도 없습니다.

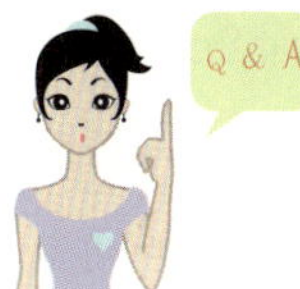

아주 어렸을 때부터 고등학교 때까지 굉장히 뚱뚱했다는데, 그럼 왜 진작 살을 빼지 않으셨어요? 그렇게 힘들고 우울증까지 생겼다면 왜 진작 못 빼고 그 몸 그대로 지내셨을까나? |닉네임 : 그까~이 꺼, 대~충 빼지?|

→ 흑흑, 정말 저를 두 번 죽이는 질문이네요. 이 질문하신 분, 정말 개인적으로 꼭 한 번 만나 뵙고 싶습니다.

왜 살을 못 뺐냐고요? 그건 마치 "넌 왜 아직 시집 못 갔니?" "너 왜 아직 취직 못했니?" 같은, 지극히 대세의 흐름에 따라 수천 가지 변수가 있는 답을 내놓으라고 하는 것과 같습니다. 정말 쉽게 답할 수 없는 문제죠.

일단 너무 어릴 적엔 다이어트가 뭔지도 몰랐고, 살을 빼야겠다는 생각도 못했어요. 다이어트의 중요성에 대한 문제의식조차 없었지요. 그런데 언제부턴지 1년에 한 번 있는 신체검사가 무척이나 부담스럽게 느껴지기 시작했습니다. 신체검사가 있는 전날은 무조건 하루 종일 굶었죠. 그 때는 이상하게 하루만 굶어도 살이 쫙쫙 빠지는 느낌이 들더라고요. 물론 아주 일시적인 현상이었다는 걸 지금은 이론적으로 알고 있지요.

그 후에도 다이어트에 대한 관심은 제 인생의 가장 큰 과제였습니다. 다이어트의 필요성을 느낀 순간부터, 설마 다이어트를 안 해 봤겠어요? 인터넷에 오르내리는 다이어트란 다이어트는 정말 안

해본 게 없습니다. ○○다이어트라고, 자몽이랑 계란만 먹으면서 하는 걸로 실제 10kg 감량을 한 적이 있습니다. 그러나 운동을 안 하니 역시 일반식으로 돌아오자마자 다시 살이 찌더군요. 원─푸드 다이어트는 물론이고 고기만 먹는 다이어트 등등, 정말 시도 안 한 다이어트가 없습니다. 그러나 잠시 빠지고 나서는 다시 요요…. 그래서 더욱 심신이 괴롭기만 했습니다. 그 때 생각만 하면 지금도 어질어질하답니다.

몸은 몸대로 갈수록 약해졌고, 요요현상 때문에 다이어트에 대한 자신감만 잃어갔습니다. 무엇보다 무조건 빼고 보자고 생각한 게 문제였죠. 제 다이어트의 적이 체지방이라는 사실도 모르고 무조건 체중만 줄여보자는 생각이 결국 요요만 낳았다는 사실.

그렇다면 어떻게 뺐냐고요? 음…, 책 뒷장부터 읽고 계시군요? 빨리 맨 앞장을 펴서 처음부터 공부하세요!

사회체육학과면, 원래 운동하던 사람 아니었나요?

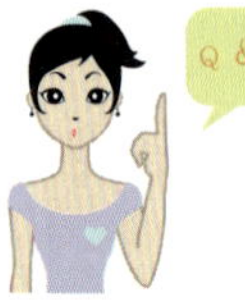

사회체육학을 전공하셨다고 들었습니다. 그렇다면 원래 운동을 하시던 분 아닌가요? 원래 운동을 해서 다이어트도 성공하신 거 아닌가요? 저는 정말 스트레칭도 제대로 안하는 사람인데, 원래 운동하던 체질을 어떻게 따라가나요?

| 닉네임 : 운동의 늪 |

→ 네, 저는 현재 사회체육학과 4학년입니다. 제가 사회체육학을 전공한다고 하면 "운동했어요?" "특기생이세요?"라고 묻는데요, 저는 특기생이 아니라 일반 대학생과 똑같이 수능시험을 보고 대학에 들어간 것입니다.

에어로빅을 좋아하시는 엄마를 닮았는지 저도 운동을 아주 못했던 것은 아닙니다. 단거리 달리기는 어릴 적부터 잘한다는 이야기를 들었습니다. 그러나 오래 달리기는 완주한 기억이 거의 없을 정도로 지구력이 부족해서 어떤 운동이든 제대로 해본 적이 없습니다. 그런데 이상하게 체육에는 관심이 가더라고요. 그래서 사회체육학과에 들어가게 된 것입니다. 전문적으로 운동을 하겠다는 생각은 해본 적이 없고, 막연히 사회운동을 가르치는 직업을 가지면 좋겠다는 생각이 들었습니다.

그런데 학교에서 수업을 들으면서 제가 여태껏 실패했던 다이어트 방법들이 어디에서 잘못되었는지를 알게 되었습니다. 그러면서 더욱 공부에 흥미를 갖게 되었죠. 먹는 음식에 대한 정보는 물론이고, 근육량을 늘리는 방법 등에 대해서 과학적으로 입증된 방법들을 공부하고 익힐 수 있었죠.

그러나 머리와 몸은 따로따로라는 거 아시죠? 공부를 해서 시험은 보되 그것을 실천할 생각과 용기를 갖지 못했습니다. 어찌 보면 신기루를 꿈꾸었을지도 모릅니다. 다이어트나 건강을 위한 정보들을 보면 '어디선가 한 번쯤 들어본' 이야기이기 때문에 확 끌리는 게 없잖아요. 그래서 이론적으로 학습한 저도 '연예인 ○○다이어트’ ‘이거 하나만 먹으면 잠자면서도 뱃살이 쏙~’ 뭐 이런 문구에 현혹되었던 거죠.

공부를 하다보니 제 인생의 목표가 바뀌었습니다. 흥미가 생겼거든요. ‘퍼스널 트레이너’가 되고 싶다는 생각이 들더라고요. 퍼스널 트레이너는 1 : 1로 건강을 상담해주는 직업을 말합니다. 그런데 제 몸을 내려다보니 저 자신도 건강하지 않은 과체중이면서 누구에게 건강상담을 해주겠느냐는 생각이 들었습니다. 그래서 결심하게 된 거죠. ‘내가 먼저 찾고 싶고 닮고 싶은 트레이너가 되자!’ 그러기 위해선 내가 다른 사람에게 가르쳐주고 싶은 내용에 대해 스스로 마루타가 되어 모범을 보이고 싶었습니다.

수많은 실패 후 역시 다이어트에 꼼수는 없다는 걸 깨닫고 제가 배운 내용을 바탕으로 정면돌파를 해야겠다고 생각했습니다. 식단이나 기타 섭취량, 운동량 등도 교수님께 자문을 구하고 공부한 내용을 뒤져서 조금씩 수위를 조절해갔고, 마침내 건강한 다이어트에 성공할 수 있었습니다.

가족이 모두 뚱뚱한데 다이어트에 성공할 수 있을까요?

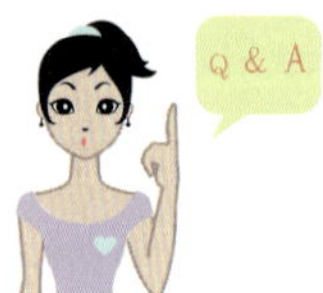

우리 집은 온 가족이 뚱뚱교 교원입니다. 아빠도 둥글둥글하시고 엄마도 마찬가지. 언니랑 저랑 딸 둘인데요, 둘 다 별명이 ‘호빵’ 아니면 ‘꽃돼지’ 입

니다. 말이 좋아 꽃돼지지…. 저도 꽃사슴이 되고 싶다고요! 그런데 비만은 유전이라고 하더라고요. 이미 비만 유전자가 들어 있는데 저도 살을 뺄 수 있을까요? |닉네임 : 온 가족이 뚱뚱교주|

→ 결론부터 말씀드리겠습니다. 100% 빠집니다.

우리 집도 마찬가지입니다. 온 가족의 평생숙제를 '살과의 전쟁'으로 선포할 만큼 통통가족입니다. 아빠도 뱃살 때문에 걱정을 많이 하셨고 엄마도 통통한 체격입니다. 제가 살 때문에 하도 고민을 하니까 엄마도 예전에 더 뚱뚱했는데 살을 뺀 거라고 고백하시더라고요. 여동생이 한 명 있는데 역시 저보다 더 뚱뚱한 체격이었습니다. 공통점이 많은 가족이네요.

그런 집안내력에도 불구하고, 저는 물론이고 제 동생도 성공했습니다. 우리 둘 덕분에 엄마가 마련해주시는 집안 식단도 바뀌어서 아빠 엄마도 조금이긴 하지만 효과를 보셨습니다. 딸 둘이 매일 아침 운동을 하니, 자연스럽게 부모님도 운동을 시작하시더라고요. 주말이면 온 가족이 함께 가볍게 산책하러 나갑니다. 집 가까운 곳에 산이 있어서 도시락 가볍게 싸 가지고 산으로 등산 겸 나들이도 하고요. 함께 운동을 하니까 대화할 시간도 늘어났고, 무엇보다 온 가족이 몸뿐 아니라 마음까지 건강해진 것 같아 너무너무 행복합니다.

온 가족이 비민이라면 뚱뚱교주님도 집안의 식단을 한번 바꿔보자고 제안해보는 게 어떨까요? 분명 어머님도 살 때문에 다이어트 계획을 세우고 계실 겁니다. 온 가족이 함께 모여 앉아서 식단과 운동계획을 함께 짜보세요. 혼자 하거나 친구와 하는 것보다, 저는 가족이 동참하는 다이어트를 적극 추천합니다.

다이어트는 자신의 의지가 가장 중요하지만 가족의 협조 없이는 힘듭니다. 오히려 가족 중에 한 명만 뚱뚱한 것보다 더 좋은 기회라고 생각합니다. 이 기회에 온 가족이 함께 건강 다이어트에 도전해보세요.

가족이 더욱 화목해질 거라고, 100% 확신합니다.

근육은 싫고 살만 빼고 싶어요

인터넷에 떠도는 나경님의 8주 전후 사진을 보았습니다. 저는 그렇게 우락부락한 근육은 싫어요…. 여자가 그렇게 흉하게 근육이 생겨서 뭐하겠습니까? 나경님의 8주 다이어트를 하면 모두 그렇게 흉측한 근육이 생기는 건가요?

|닉네임 : 알통이 톡톡~ |

→ 저는 사회체육학을 전공하는 학생이고, 전후 사진은 목표한 바가 있기 때문에 일부러 만든 것들입니다. 그 근육을 키우기 위해선 정말 피나는 근력운동이 필요합니다. 인터넷에 떠도는 사진은 일시적으로 근육을 크게 만든 겁니다. 운동하는 분들은 아시겠지만, 근

육은 단기간에도 키울 수 있습니다. 푸시-업 몇 번만 해도 알통이 나 가슴근육이 일시적으로 더 부푸는 경우가 있으니까요.

　이 책에서 설명하는 프로그램은 다이어트를 위주로 한 것입니 다. 살을 빼고 요요를 막는 기준으로 말씀드린 것이고, 근육을 키 우기 위해서는 책에 제시된 근육운동 외에도 정말 피나는 근력운 동을 해야 합니다. 간단한 덤벨이나 밴드 등을 이용하는 것으로는 부족합니다. 헬스장에서 볼 수 있는 수많은 근력기구들을 이용한 운동을 해야 하지요. 따라서 이 책에 나온 운동을 따라한다고 해서 울퉁불퉁한 근육이 만들어질까 걱정하실 필요는 전혀 없습니다.

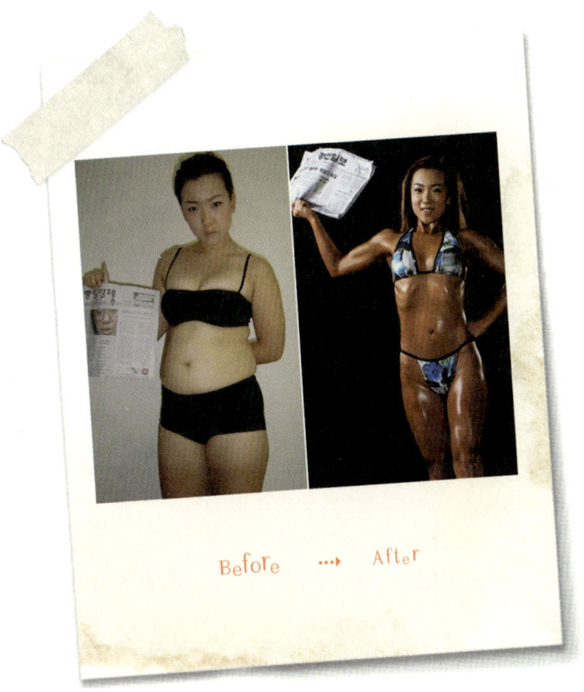

다이어트만 하면 변비가 생겨요

저는 다이어트만 하면 변비가 생깁니다. 이것도 스트레스거든요. 아침마다 화장실에서 전쟁을 치러도 개운하지 않고 회사에 나가서는 눈치 보여서 화장실에 오래 앉아 있지도 못하겠고, 매일 속이 더부룩하고 정말 힘이 듭니다. 다이어트만 하면 더 심해지는 변비 때문에 정말 고민이 많은데요, 해결 방법은 없을까요? |닉네임 : 보고 싶다, 이제는 정말 보고 싶다|

→ 일단 변비가 어떤 이유에서 생기는지 정확한 원인에 따라 달리 말씀드릴 수 있을 것 같습니다. 장에 문제가 있어서 생기는 변비라면 병원에 가서야 합니다. 시중에 나와 있는 변비약 등을 장기 복용했을 경우, 장의 운동 활동성이 떨어지는 위험이 있다고 하네요. 결국 변비약을 끊으면 아예 변을 볼 수 없는 상태가 된다고도 합니다. 장은 음식이 들어오면 스스로 조였다 풀었다 운동을 하면서 소화를 시키는데, 변비약이 음식물을 쪼개는 장의 역할을 대신 해주니까 장이 자신의 본분을 잃고 다시는 스스로 운동을 하지 않는다는 것이지요. 그러니 만약 장에 문제가 있을지도 모른다는 판단이 서면 전문가와 상의하시길 권유 드립니다.

그런 것이 없고 평소 화장실 가서 속 시원하게 볼일을 못 보는데 그게 다이어트하면서 더욱 심해져 2~3일에 한 번 가던 화장실을 4~5일에 한 번 가게 됐다면, 물을 많이 드시라고 말씀드리고 싶습니다. "안 그래도 물 많이 마시는데"라고 답하신다면, 하루 마시는 물의 양을 직접 재보세요. 보통 식사 전에 반 컵, 식사 후에 반 컵 정도, 그리고 커피나 녹차 등을 한두 잔 정도 마시는데, 그걸 모두 합해봤자 500~700ml 정도밖에 안 됩니다. 제가 말씀드리는 물의 양은 하루 2L 이상입니다. 실제 저는 무염식을 하면서 물을 하루에 3L 정도 마셨습니다. 퍽퍽한 닭 가슴살 먹기가 힘들어서 물을 자주 먹게 되더군요.

그리고 평상시 식사량보다 섭취량이 줄었기 때문에, 나오는 양도 줄어드는 것은 당연한 현상입니다. 물을 많이 먹으면 화장실에 자주 가는 것과 같은 현상입니다. 너무 초조하게 생각하지 마시고 일을 보는 횟수보다 일을 보고 난 후의 시원한 느낌을 관찰해보세요. 설령 일주일에 1~2번 정도밖에 일을 보지 못한다 해도, 그 후 시원한 느낌이 든다면 전혀 걱정하실 필요가 없습니다.

일을 보고 나서도 시원하지 않다면 장의 활동에 문제가 있을 가능성이 높습니다. 평소에도 변비약 같은 보조제를 먹는 것보다는 섬유질이 풍부한 채소를 조금 더 드시길 권합니다.

대부분 식사량이 불규칙한 분이 변비에 걸리는 경우가 많습니다. 배변이 불편한 것은 앞에서 말씀드렸던 것처럼 보호본능이 강한 우리 몸이 '음식이 언제 들어올지 모르니까 빨리 저장해둬야지' 하고 꽁꽁 싸매고 놓아주질 않기 때문에 그런 것입니다. 그러니까 반드시 비슷한 시간에 비슷한 양의 음식을 섭취하는 습관을 키워보세요.

정말 조금 먹는데 살이 쪄서 억울해요

사람들이 저 먹는 걸 보면 "살이 왜 찌는지 모르겠네"라고 말합니다. 정말 초콜릿, 사탕, 이런 단 음식 진짜 싫어하고요, 거의 매 끼니는 한식을 위주로 먹어요. 가끔 느끼한 것이 당기는 날도 있지만 말 그대로 '어쩌다' 일 뿐입니다. 무엇보다도 하루에 먹는 양이 그리 많지 않거든요. 그런데 도대체 왜, 왜 살이 찌냐고요! 안 먹어도 살은 안 빠지고, 물만 먹어도 바로 살로 가는 체질, 딱 접니다.

→ 예, 물만 먹어도 찌는 체질이 있습니다. 근육량이 적고 기초대사량이 아주 낮은 체질을 말합니다. 체질의 변화가 가장 절실한 상태죠. 예전의 저처럼 말이에요.

체질에 변화를 주기 위해서는 운동 이외에 식사방법에도 변화를 줘야 합니다. 우선 다음의 몇 가지 질문에 체크를 해보세요.

1. 식사시간이 규칙적인가요?

2. 한식 위주로 드신다고 했는데 그 양이 많지 않나요?

3. 음식이 너무 짜지 않나요?

4. 주로 밤에 드시지 않나요?

첫째, 식사시간이 불규칙해도 살이 찝니다. 언제 몸에 영양분이 들어올지 모르기 때문에 우리 몸은 들어오는 족족 꽁꽁 싸매고 놓아주지 않거든요. 소식을 자주 하라는 말 많이 들어보셨죠? 조금씩 자주 먹어주면 몸이 긴장을 풀고 적당한 영양분만 흡수하고 나머지는 배출을 하게 됩니다.

그리고 간혹 하루 종일 굶고 저녁에 한 끼 식사하는 분들 계신데요. '오늘은 아무것도 안 먹었으니까 저녁은 좀 거나하게 먹어도 되겠지?' 하는 심산으로 칼로리 계산 같은 건 모두 무시하고 그냥 먹는 경우가 있습니다. 또 '배가 고프니 과자라도 좀 먹자' 하시는 분들, 과자 한 봉지가 밥보다 열량이 많다는 거 아시죠? 영양소는 없고 배출이 잘 안 되고 몸에 축적되는 지방성분이 많으니까 오히려 하루 세 끼 챙겨먹는 것보다 더욱 해롭습니다.

두번째, 한식을 주로 먹는다고 무조건 살이 빠지는 건 아닙니다. 한식이 양식에 비해 칼로리 낮은 음식이 상대적으로 많다는 것이지, 한식을 먹는다고 무조건 살이 빠지는 건 아닙니다. 그렇다면 서양 사람들은 다 뚱뚱하게요? 아무리 칼로리가 낮은 음식이라도 기본 칼로리가 있고, 티끌 모아 태산이라고 낮은 칼로리들이 모여서 결국 과잉상태가 되는 겁니다. 또한 밥은 조금 먹고 반찬을 많이 먹으면 결국 다이어트 식단이 아니고 과잉식단이 된다는 거 명심하세요.

세번째, 식당에서 파는 김치찌개나 된장찌개는 기본적으로 짠 경우가 많습니다. 사실 찌개만으로도 밥 두세 공기는 충분히 비울

양인데 우리는 거기에 반찬까지 먹잖아요? 염분섭취를 많이 하게 되는 거죠. 저염식 식단, 항상 유념하세요.

　네번째, 식사시간이 주로 잠자기 몇 시간 전인지 따져보세요. 하루 한 끼를 먹는다고 해도 먹는 시간에 따라서 영향을 줄 수 있습니다. 차라리 배가 고프지 않아도 저녁보다는 점심에 먹어보세요. 오히려 배고픔이 없을 때 점심을 적당히 먹으면 저녁에 배고픔을 참기 쉬우실 겁니다.

술 마시면 정말 살이 찌나요?

Q & A 다이어트 하는 사람들 보면 절대 술을 마시면 안 된다고 합니다. 저는 29세 회사원인데, 업무상 술을 마시는 경우가 많습니다. 사람을 접대하는 일이어서 사실 외모를 무시할 수 없거든요. 그런데 일주일에 서너 번은 꼭 술자리가 있으니 몸은 몸대로 축나고 다이어트는 꿈도 못 꿉니다. 그래서 딜레마에 빠졌습니다! 살은 빼야겠고, 그렇다고 다이어트를 위해 어렵게 입사한 회사를 관둘 수는 없고…. 정말 술을 마시면 다이어트가 불가능한가요?

→ 물론 술은 안 마시는 게 다이어트는 물론이고 몸에도 좋겠지만, 업무상 어쩔 수 없이 마셔야 한다니 방법을 알려드리겠습니다. 사

실 저도 술을 좋아합니다. 술을 많이 마신다기보다는 친구들과 어울릴 때 술이 편한 분위기를 만들어주잖아요. 그래서 편안하고 즐거운 술자리를 좋아하는 것입니다.

저 또한 다이어트를 하면서 피자나 치킨, 자장면 등은 멀리했지만 술은 엄격하게 금지하지 않았습니다. 다이어트할 때 술을 마시지 말라고 하는 이유는, 술 자체보다는 술과 함께 안주를 먹게 되기 때문입니다.

알코올은 1g 당 7kcal 정도입니다. 맥주나 와인 등 곡주·과실주는 그에 따른 열량이 있겠지만, 대부분 영양소가 없기 때문에 크게 살이 찌지 않습니다.

그러나 그 놈의 안주가 문제죠. 술만 마시면 속을 버릴까봐 꼭 안주를 같이 먹곤 합니다. 그런데 대부분 안주로 먹는 것들이 열량이 높지요. 가볍게 먹는다고 과일을 시킨다 해도 자체 칼로리도 생각보다 높을 뿐 아니라 저녁에 먹으면 역시 살이 되고 맙니다. 가령 쉽게 까서 먹는 오렌지 하나의 열량만 해도 130kcal가 넘습니다. 오렌지 하나를 까서 먹으면 밥 반 공기를 먹는 것과 같다는 말이죠. 또한 과일에 들어 있는 과당은 흡수가 빨라서 살이 찌기 쉽기 때문에, 다이어트에서 주의가 필요한 식품 중 한 가지입니다.

술은 안주를 지방으로 전환시키는 촉진제의 역할을 하기도 합니다. 때문에 살이 찌는 것이죠. 열량이 높은 소시지나 치즈 등의 안주를 먹지 않는다 쳐도 식사 후에 먹는 술과 안주는 영양분의 과잉 공급으로 살찌는 원인이 될 수 있습니다. 그리고 술 마시고 나서 운동하는 사람은 없잖아요(물론 술 마신 직후의 사우나나 운동은 정말 위험해요!). 술기운에 바로 잠들어버리고, 먹은 건 그대로 살로 가 겠죠.

　남성은 근육발달을 돕는 남성호르몬의 영향으로 여성보다 근육 의 양이 2배 정도 많습니다. 몸속에 근육량이 많으면 많을수록 필 요로 하는 기초대사량이 높아지고, 기초대사량이 높을수록 칼로리 소모량이 많아지기 때문에 남성이 여성보다 쉽게 살이 빠지는 경 향이 있습니다.

　그런데 2005년 보건복지부의 발표에 따르면 1995년에 18.8%였 던 남성비만 인구가 10년 새 무려 36%로 증가했다고 합니다. 여성 비만 인구의 증가율보다 높은 수치입니다. 비교적 쉽게 살을 뺄 수 있는, 신이 내린 축복 받은 조건을 갖추고 있는데도 남성비만 인구 가 자꾸만 느는 이유는 무엇일까요? 바로 남성들의 잘못된 식습관 때문입니다. 그 중에서도 술문화가 가장 크게 한몫 하겠죠? 대부분 늦은 저녁에 높은 열량의 안주와 함께 술을 마시고 술기운에 젖어 바로 잠이 들게 됩니다. 그대로 살로 붙는 것이죠.

　알코올만을 섭취하면 모두 분해되어 물과 함께 배출됩니다. 따 라서 술을 마시고 난 뒤에는 무조건 물을 많이 마셔서 알코올을 배 출시킨다면 칼로리 걱정은 안하서도 됩니다.

　사회생활을 위해 술을 빼고는 절대 일을 못하시는 분들, 그래서 다이어트가 불가능하다고 생각하시는 분들은 이렇게 하십시오.

술을 마실 때 절대 안주를 같이 먹지 마십시오. 술안주는 오직 물만 허락하세요. 그렇게 되면 술 마시는 양도 줄어듭니다. 술을 마시면 탈수증상이 일어나는데, 알코올이 체내에 남아 있지 않고 몸 밖으로 모두 빠져나가기 때문입니다. 이렇게 빠져나갈 때는 반드시 수분을 동반하고요. 그래서 탈수증상이 나타나는 것인데, 물을 많이 마시면 이러한 증상도 줄일 수 있고 술 때문에 살이 찌는 것도 막을 수 있습니다.

그러나 여기서도 주의할 점이 있습니다. '건강한' 다이어트가 목적인데 빈속에 술만 계속 마시면 위장장애나 간 기능 저하 등의 큰 문제가 생기게 되겠죠? 그러니까 현명하게, 과음은 피하고 빠질 수 없는 술자리엔 물(녹차, 우롱차 등의 차 포함)을 안주 삼아서 드세요.

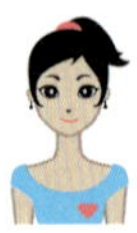

'대학 졸업하기 전에 반드시 미니스커트를 입고 말리라' 하는 각오 하에 엄청난 의지를 갖고 돌입한 다이어트. 식사량을 절반으로 줄이고, 그 좋아하던 술도 딱 끊었다. 집에서 학교까지 무조건 걸었고, 웬만하면 버스 두 정거장 정도는 걸어 다녔다.

다이어트 3주 만에 독하게 마음먹었던 보람을 느끼기 시작했다. 사탕을 머금은 듯 불룩했던 볼살이 조금씩 홀쭉해지기 시작하고 꽉 끼던 청바지가 헐렁해졌다. 매일 아침 거울을 보며 춤이라도 추고 싶은 기분이었다. 거울 보는 걸 사진 보는 것만큼이나 싫어했던 나는, 이제 옷 입고 거울 보는 게 새로운 즐거움이 되었다.

빼도 여전히 남들보다 뚱뚱한 건 마찬가지다. 단지 나 혼자 옷 입을 때의 편안함을 느끼는 정도. 그래도 이게 어딘가! 3~4kg 정도가 빠지지 않았는가.

그러나 주변의 반응은 냉담했다.

"볼살이 없으니 너 같지 않아."
"얼굴이 생기를 잃었네."
"어머, 어떡해. 피부가 축축 늘어지기 시작했어!"
"살 빼면 뭐하니? 너 원래 모습이 훨씬 나은데."

정말 별의별 잔소리들이 줄줄 이어진다. 그런 말을 들으면 '그래,

더 빼야겠다'는 생각보다는 '헉, 그렇게 피나게 노력했는데 듣는 말이라는 게 고작 이런 거야? 내가 살 뺀 건 안 보이는 거야? 그런 거야?'

정말 오기와 각오로 빵빵했던 다이어트 전선에 구멍이 뻥뻥 뚫리는 순간. 안쓰러워 보인다는 친구들의 말을 위안 삼아 조금씩 먹는 양이 늘어나고 다시 가속도가 붙어 심각한 요요에 시달리고 만다. 정말 살을 빼도 스트레스라니, 어쩌란 말인가.

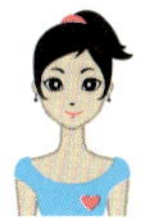

나는 친구들 사이에서 일명 '찍사'로 통한다. 친구들과 함께 있을 때 사진을 찍으면 카메라는 언제나 내 손에 있기 때문이다. 내가 결코 사진을 잘 찍어서는 아니다. 하지만 나 스스로 찍사를 자처하기도 한다. "난 원래 사진 찍는 거 너무 싫어. 내가 찍어줄게."

원래 사진 찍는 거 싫어한다는 말은, 사진을 찍으면 나만 너무 비교되게 뚱뚱하고 못생기게 나오는 게 싫어서였다. 친구들과 같이 찍으면 항상 다른 친구들보다 두 배는 굵은 허리와 다리…. 볼은 터질 듯 빵빵해서 웃는 얼굴도 부담스럽고, 그러다보니 표정은 경직되고 어벙하게 나온 사진을 보는 게 싫었다. 그 사진을 두고두고 증거로 갖고 있을 친구들을 생각하니 그것도 끔찍했다. 그러니 당연히 원래 사진 찍히는 거 싫어한다고 핑계를 댈 수밖에.

하지만 살이 빠진 요즘의 난, 미니홈피에 올리기 위해 매일 사진을 찍어대는 통에 메모리카드가 부족할 지경이다.

다이어트 성공 후, 작가언니가 방송촬영을 위해 사진을 달라고 했다. 뚱뚱했을 때 사진을 말이다. 그러나 난 사진을 줄 수 없었다. 언니가 슬며시 불러서 조용히 물었다.

"혹시 예전부터 날씬했던 거 아니니? 하다못해 졸업앨범이라도 보여줘."

"졸업앨범은 더욱 못 보여드려요. 다 오려버렸어요."

다른 사진은 거의 피할 수 있었지만, 정작 중학교·고등학교 졸업앨범은 피할 도리가 없었다. 학교를 졸업하고도 빠지지 않는 살, 괴로움과 고통은 더욱 심해졌다.

사진이란 사진은 모두 찢어버렸다. 친구들의 미니홈피에 간혹 올라온 내 사진도 친구들에게 전화를 걸어 삭제해달라고 부탁했다. 그렇게라도 하지 않으면 정말 미칠 것 같았다. 졸업앨범에 있는 내 얼굴 부분도 모두 찢어버렸다. 생각 같아선 중·고등학교 동기들을 일일이 찾아다니며 내 사진을 오려내고 싶었다.

지금 생각하면 조금 아깝다. 이렇게 날씬하게 다이어트 성공할 줄 알았다면 그냥 둘 걸. 이것도 나의 추억인데…. 이 책을 읽는 사람들도, 빨리 다이어트에 성공해서 예쁜 모습으로 다양한 포즈의 사진을 마음껏 찍을 수 있으면 좋겠다.

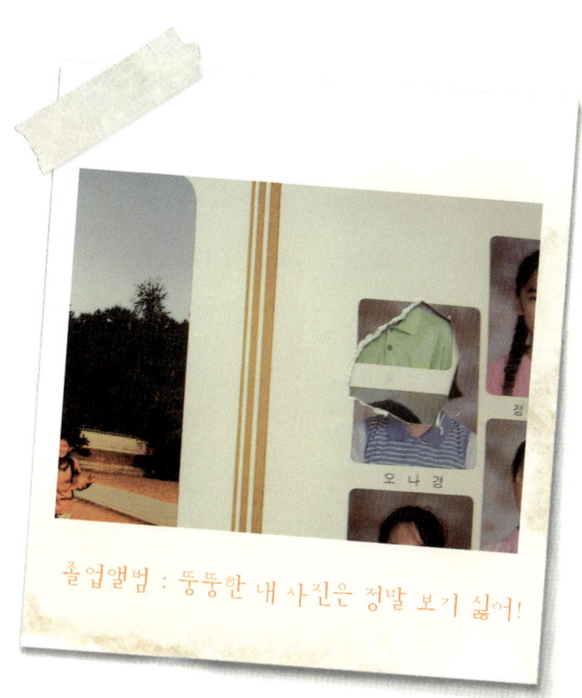

졸업앨범 : 뚱뚱한 내 사진은 정말 보기 싫어!

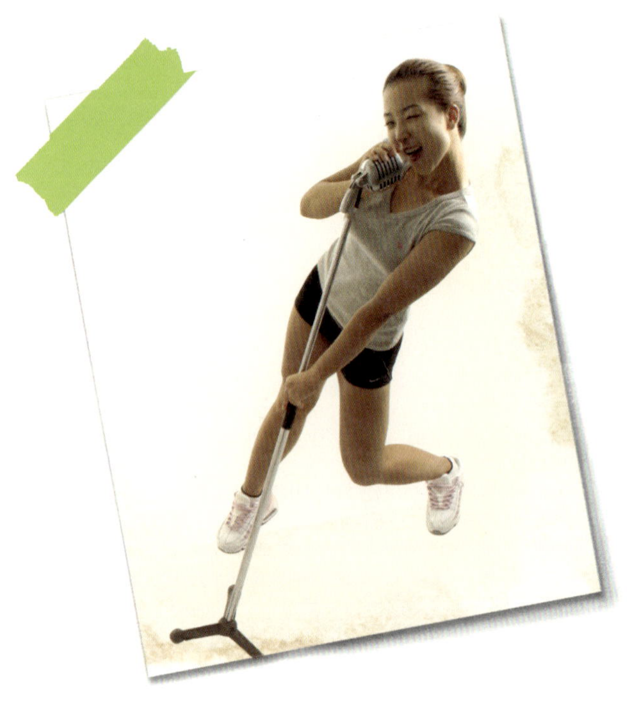

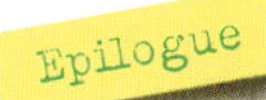

제가 찾은 자신감,
여러분에게도 선물하고 싶습니다

제가 다이어트를 한다고 했을 때, 뭔가 보여주겠노라고 했을 때, 정말 아무도 잘될 거라고 말해주지 않았습니다. 친구들, 교수님, 선배님들, 심지어 부모님조차…. 저에게도 문제가 있었겠지요. 지난 22년간 제가 보여준 모습이 나태하고 금세 싫증내고 뭔가 제대로 끝까지 해낸 적이 없으니까요. 그러나 의지를 다잡아도 아무도 응원해주는 사람이 없어 심적인 상처가 깊었습니다. 그럴수록 더욱 오기가 나기도 했습니다.

'그래, 어디 두고 보자.'

그리고 마침내 해냈습니다. 성공하고 나니 지금껏 귀 기울여주기는커녕 거들떠보지도 않던 많은 사람들이 저에게 관심을 쏟기 시작했습니다.

"장하다!"

"결국 해냈구나, 자랑스럽다."

"정말 대단해~"

심지어 존경한다는 말도 들었습니다. 다이어트 성공과 함께 믿을 수 없는 많은 일들이 저에게 행복으로 밀려들었습니다.

살이 찌고 다이어트에 실패하면서 자신감을 잃은 것 말고도 혼자라는 외로움에 시달린 적이 많았습니다. 남 앞에 자신 있게 나서질 못하니 혼자 있는 시간이 많아지고, 자연히 혼자만의 생각도 많아지고, 힘들 때마다 항상 제 자신이 밉고 원망스러웠습니다. 그리고 그것은 저 혼자만 갖고 있는 고민이라고 생각하며 더욱 외로웠습니다.

저의 경험을 빌어 여러분께 자신감을 드리고 싶습니다. 친구가 되고 싶습니다.

저를 포함한 여러분 모두가 이 세상에서 가장 소중하고 아름다우며 강한 사람들입니다. 한 번이라도 다이어트를 해본 사람이라면, 모두가 의지와 열정을 가진 분들입니다. 그러나 의지만큼이나 중요한 것이 다이어트 프로그램입니다. 한 번의 실수가 있다고 해서 포기하지는 마십시오. 이제 다시 제대로 된 프로그램으로 성공이라는 단어를 거머쥐십시오.

조금만 알고 따지며 먹으면 얼마든지 다이어트할 수 있습니다. 같은 양을 먹더라도 똑똑하게 꼭 챙겨서 드시길 다시 한 번 당부합니다. 먹고 싶은 걸 그때그때 다 먹다간 평생 다이어트에 성공할 수 없습니다. 또한 운동만 해서는 원하는 효과를 기대할 수 없습니다. 항상 3박자, 즉 운동, 식이, 휴식이 적절히 조화를 이루어야 합니다. 자신에게 맞는 방법을 선택하고 꾸준히 노력한 다음, 살이 빠지고 나면 어렵게 뺀 살을 유지할 수 있도록 또 다시 노력해야 합니다.

그리고 다이어트에 성공하셨다면 그 때부터가 더욱 중요합니다.

힘들게 뺀 살, 그리고 살을 뺀 후에 달라지는 환경들을 맘껏 즐기세요. 실제로 우리 자매는 살을 뺌으로써 단순히 체중만 줄어든 것이 아니라 자신감이 생겼고, 성격도 굉장히 활발하고 외향적으로 바뀌었습니다. 제 동생에겐 남자친구가 생겼고 저는 많이 부족함에도 불구하고 이렇게 책으로 여러분을 찾아뵐 수 있는 영광을 안았습니다.

이제 책을 덮으려고 하니 아쉬움이 많이 남습니다. '내가 힘들었던 일, 다이어트하면서 고민했던 것, 상처받았던 일 등 모두 빠지지 않고 쓴 건가?' 괜한 걱정에 원고를 한 번 더 읽게 됩니다.

사실 책을 쓰면서 여자로서 하기 힘든 말들도 있었습니다. 그러나 오직 저처럼 상처받고 힘들어했던 분들에게 조금이나마 도움이 되셨으면 하는 마음에 솔직한 이야기를 담았습니다.

'먹고 싶은 만큼 먹어라.' '누구나 성공할 수 있다.'

다이어트 성공 노하우를 알려주는 책들은 수없이 많습니다. 책뿐 아니라 잡지, TV, 비디오나 동영상을 통해서도 주변에서 흔하게 접할 수 있는 것 중 하나가 다이어트에 관한 정보입니다. 책을 읽어보면 내용은 거의 비슷합니다. 아무리 좋은 대안을 내놓는다고 해도 결국은 자신의 의지가 가장 중요합니다.

　저는 부모님께서도 걱정하실 정도로 의지가 나약한 학생이었습니다. 오래 달리기를 완주해본 적도 거의 없는, 운동도 못하는 아이였습니다. 그러나 저는 해냈습니다. 그래서 더욱 자신 있게 말씀드립니다. 여러분도 할 수 있습니다. 여러분께 제가 마루타가 되어 직접 증명해 보인 것입니다. 여러분께 조금이나마 도움이 될 수 있는 책이길 간절히 기원합니다.

　나경이도 했습니다. 여러분도 누구나 정말 누구나 할 수 있습니다. 지금 이 순간 이 책을 덮으며 '그래 해보자' 하는 모든 분들에게 격려의 박수와 함께 파이팅을 외칩니다.

– 2006년 봄, 오나경

　힘든 다이어트 기간 중 가장 친한 친구가 되어주는 다이어트 일기. 매일의 계획과 실천상황, 변화하는 과정, 그때그때의 기분을 적는 일기는 다이어트 성공에 핵심적인 역할을 합니다. 특히 너무 지치고 힘이 들어서 다이어트를 포기하고 싶은 순간, 다이어트 일기를 펼쳐보면 그간의 노력과 변화가 아까워서라도 '끝까지 해내고 말리라!' 는 결심이 새록새록 샘솟지요.

　다이어트 일기를 쓰는 방법은 아주 간단합니다. 일단 바로 다음에 이어지는 다이어트 일기장을 절취선을 따라 칼로 깔끔하게 잘라내고 철합니다. 좀더 견고한 일기장을 원한다면 비닐을 씌우거나 잘 찢어지지 않는 두꺼운 종이로 표지를 만들어도 좋아요.

　일기장 맨 첫 장을 펼쳐보세요. 'Before & After' 사진을 붙이는 건 잘 알고 있죠? 아우, 뚱뚱했던 제 사진이 떡하니 있네요. 여러분의 살들이 가감 없이 드러난 사진을 제 사진 위에 붙여주세요 (제발 저 모습의 저를 빨리 가려주세요!).

　그 옆 페이지에는 자랑스러운 'After' 사진을 붙이는 공간입니다. 일단 다이어트에 성공한 제 모습이 있지만, 8주 후에는 여러분의 날씬한 사진이 그 위에 붙을 거예요. 생각만 해도 즐겁지 않나요?

　그 다음 페이지부터가 본격적인 다이어트 일기입니다. 다이어트 첫날 몸무게와 허리 사이즈, 팔뚝과 허벅지 사이즈를 재서 기록해두세요. 체중과 신체 사이즈는 매일 재서 기록해둬야 합니다. 왼쪽 페이지 상단에는 날짜를 적고, 표에 적힌 대로 그날의 계획과 실천사항을 써넣습니다. 식단과 운동 모두 꼼꼼하게 기록해야 합니다. 실천사항을 쓸 때는 되도록 시간까지 정확하게 적도록 노력합시다. 특히 식습관을 조절할 때는 '일정한 시간에 일정한 양'을 먹는 것이 중요하기 때문에 되도록 상세하게 적는 것이 나중에 문제점을 파악할 때 도움이 됩니다. 그리고 하단에는 그날의 체중과 신체 사이즈를 적으세요. 다이어트할 때 대부분 체중에 집중하는 경향이 있는데, 올바른 다이어트를 실천하고 있다면 체중이 적게 줄었어도 사이즈는 확 줄어드는 걸 볼 수 있을 거예요(지방은 부피가 크니까요!).

오른쪽 페이지 하단은 자유로운 공간입니다. 너무 먹고 싶은 음식을 과장해서 그려도 좋고, 다이어트를 방해하는 친구의 얼굴을 못생기게 그려도 좋아요. 그날의 기분을 글로 써도 좋고, 다음날을 위한 다짐을 써도 좋아요. 하다못해 그냥 낙서도 좋고요. 다이어트 하면서 생기는 스트레스를 해소하는 데 도움이 될 거예요.

다이어트 일기장은 60일(8주)을 기준으로 되어 있습니다. 이것을 기본으로 얼마든지 여러분의 상황에 맞추어 응용해보는 것도 방법일 것입니다. 자, 다이어트가 성공할 때까지 여러분 곁에서 끊임없이 의욕을 불태우게 도와줄 성공 다이어트 일기장과 함께, 오늘부터 시작입니다!

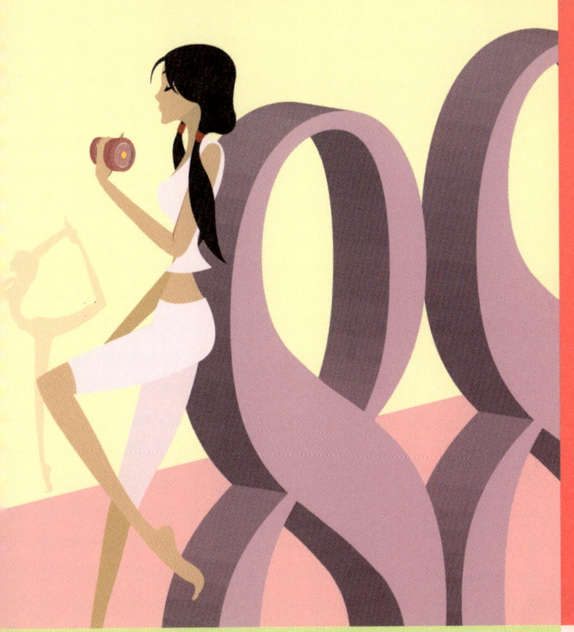

●●●의

성공 다이어트 일기

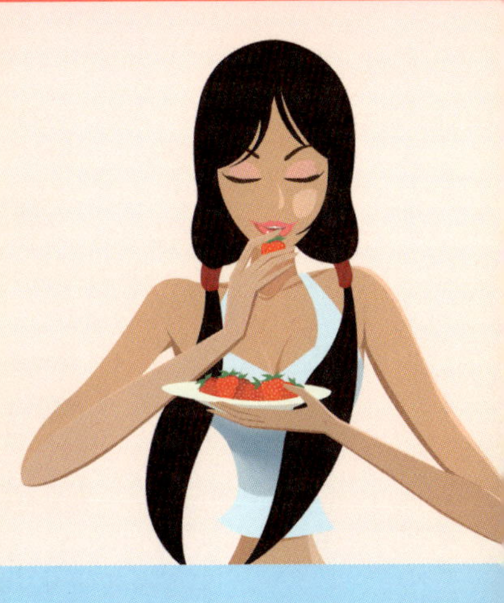

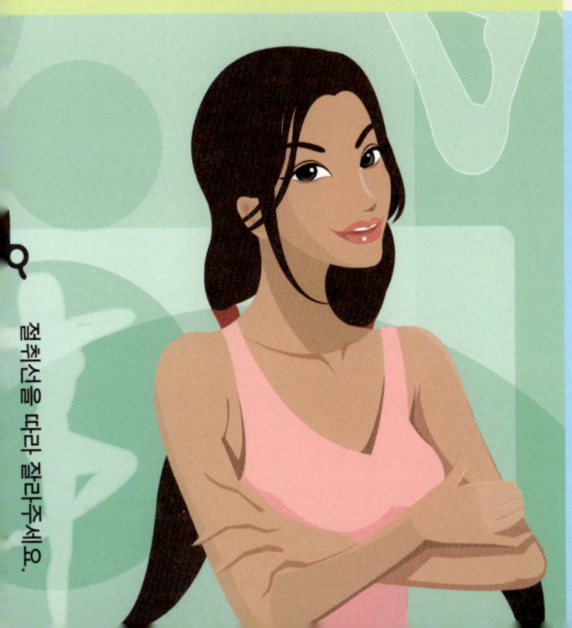

부록 … 다이어트 일기

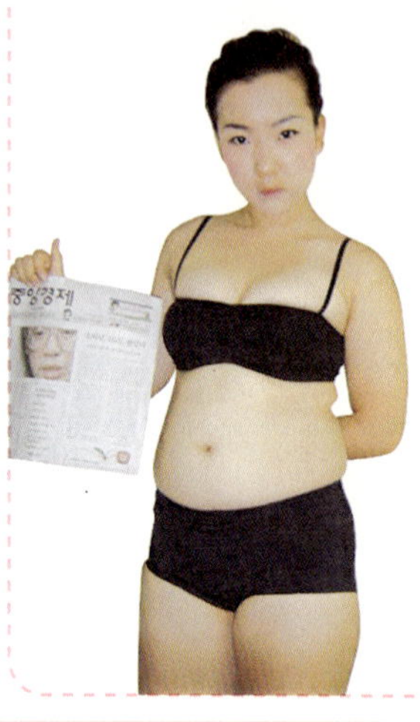

이곳에 다이어트 첫날 찍은 사진을 붙이세요.

나의 다짐

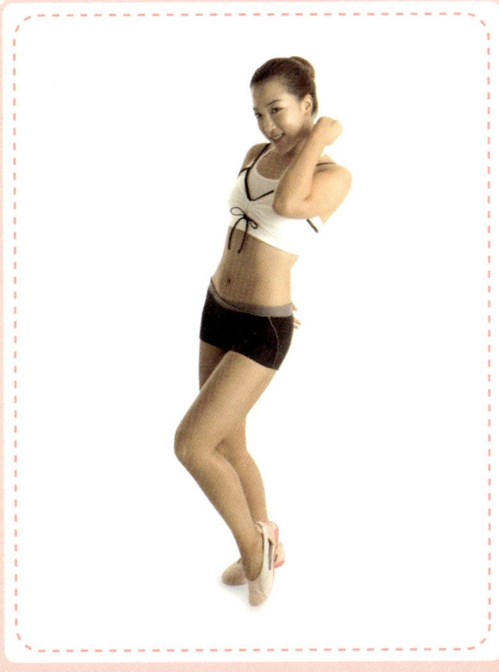

8주 후, 다이어트에 성공한 당신의 날씬한
모습을 여기에 당당히 붙이세요.

목표 체중은　　kg입니다 !

오늘의 식단

총 칼로리는   Kcal 입니다.

♥ 체중 …

♥ 허리 …

♥ 팔뚝 …

♥ 허벅지 …

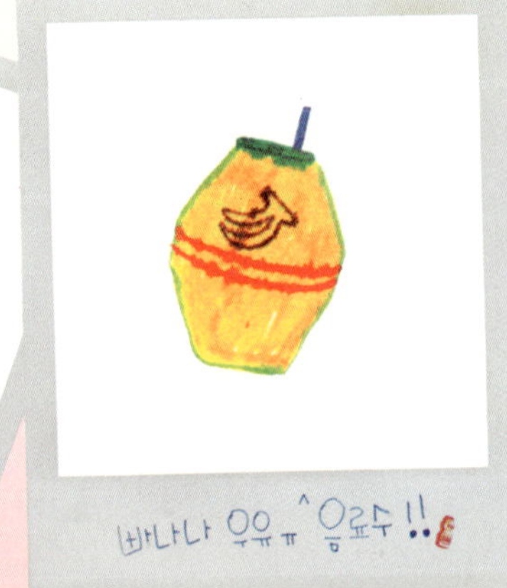

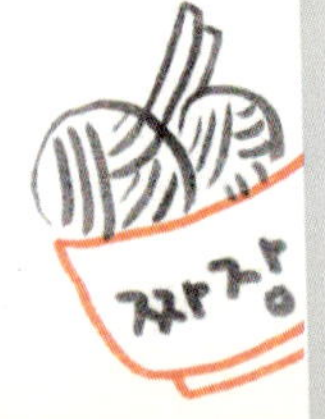

오늘의 운동계획

이렇게 운동 했어요

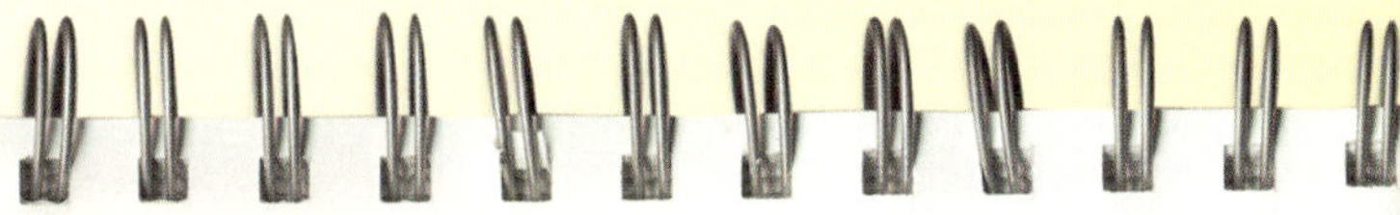

오늘의 식단

총 칼로리는　　　　Kcal 입니다.

- ♥ 체중 …
- ♥ 허리 …
- ♥ 팔뚝 …
- ♥ 허벅지 …

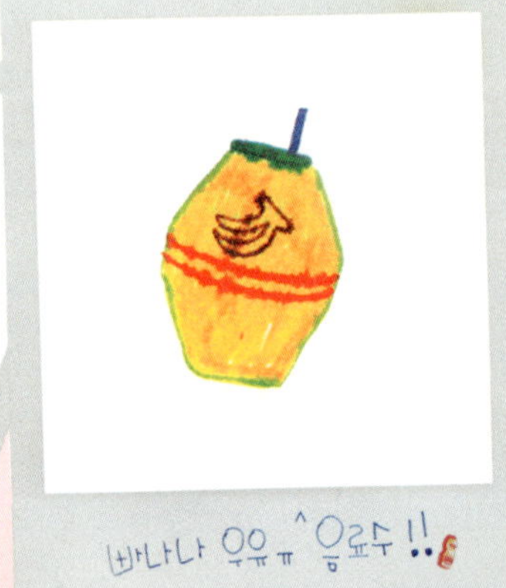

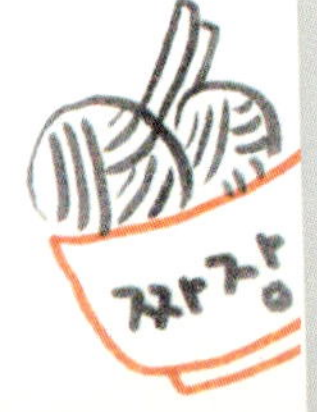

<table>
<tr><td>오늘의 운동계획</td><td>이렇게 운동 했어요</td></tr>
</table>

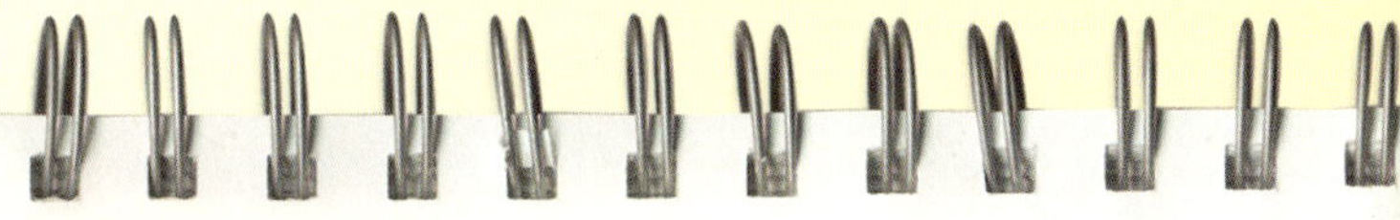

오늘의 식단

총 칼로리는　　　　　Kcal 입니다.

♥ 체중 …

♥ 허리 …

♥ 팔뚝 …

♥ 허벅지 …

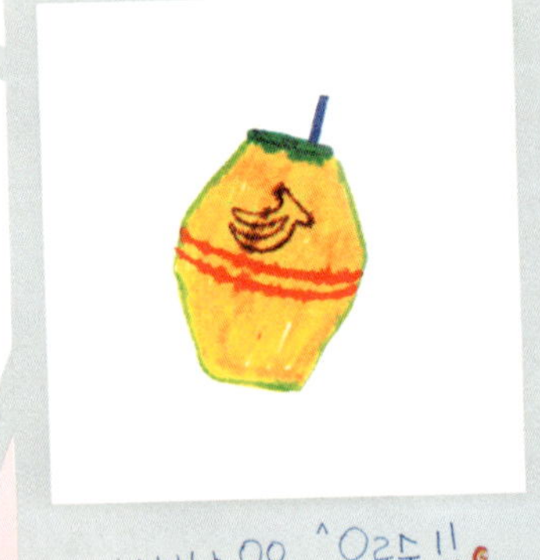

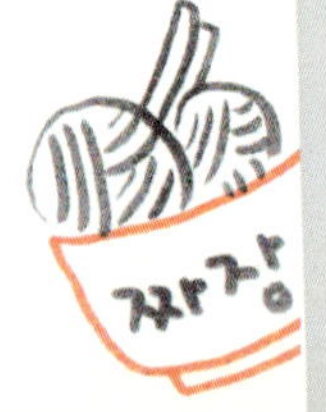

오늘의 운동계획   이렇게 운동 했어요

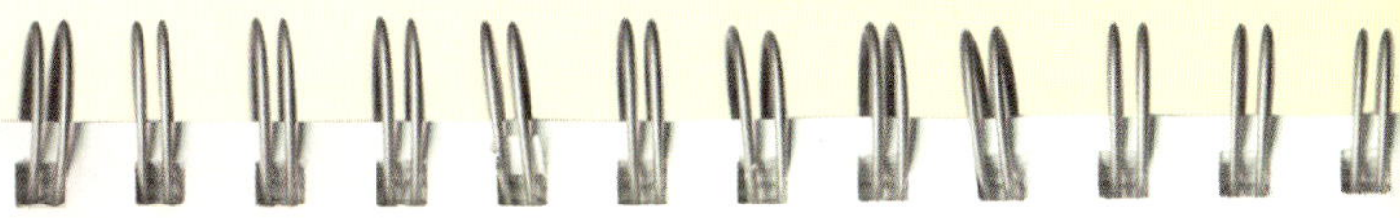

오늘의 운동계획   이렇게 운동 했어요

오늘의 식단

총 칼로리는　　　　　　Kcal 입니다.

♥ 체중 …

♥ 허리 …

♥ 팔뚝 …

♥ 허벅지 …

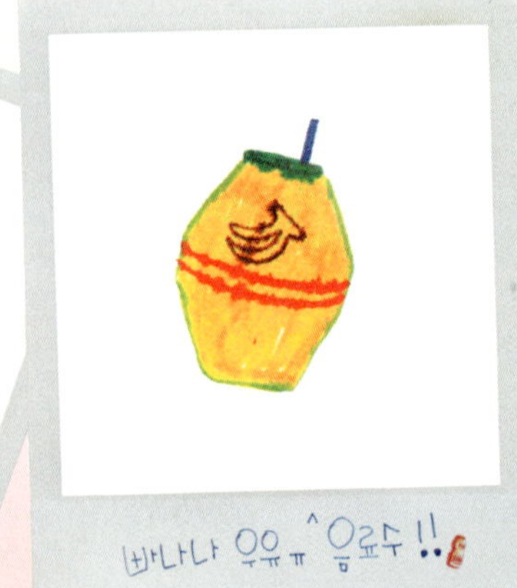

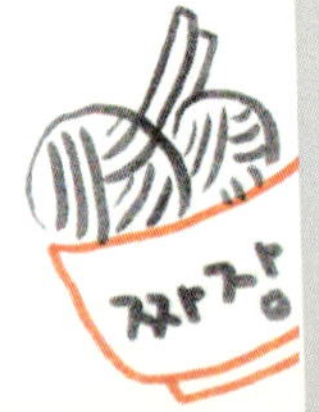

오늘의 운동계획	이렇게 운동 했어요

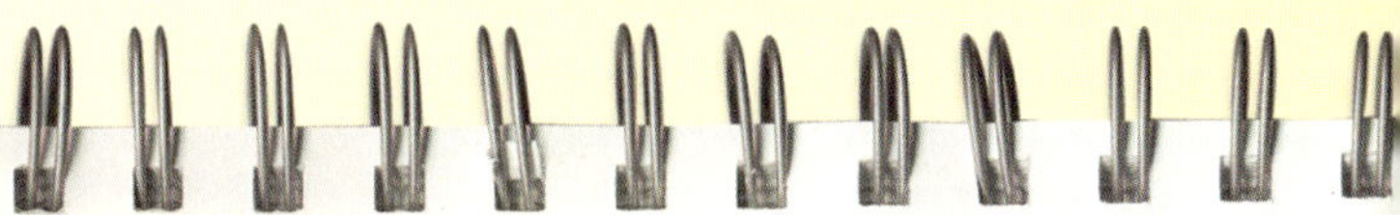

오늘의 식단

총 칼로리는   Kcal 입니다.

♥ 체중 …

♥ 허리 …

♥ 팔뚝 …

♥ 허벅지 …

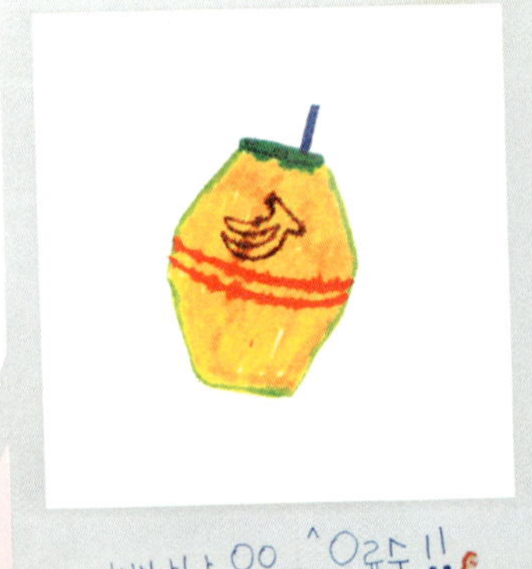

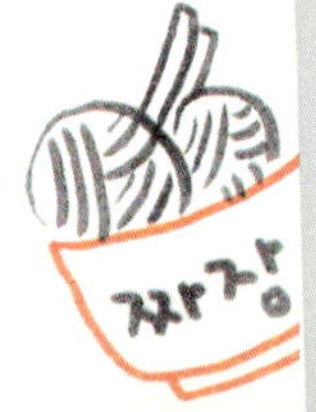

오늘의 운동계획 이렇게 운동 했어요

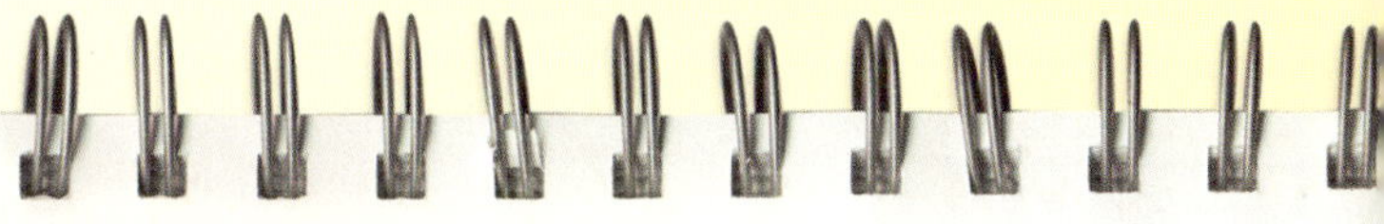

오늘의 식단

총 칼로리는   Kcal 입니다.

♥ 체중 …

♥ 허리 …

♥ 팔뚝 …

♥ 허벅지 …

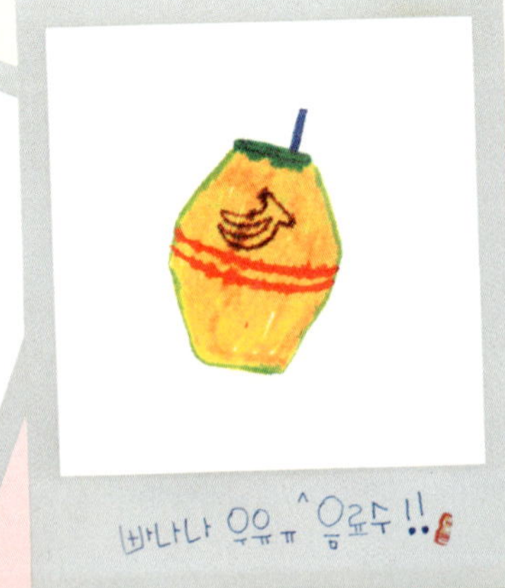

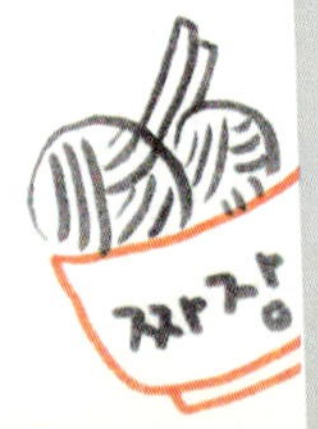

ㅠ.ㅠ

오늘의 운동계획	이렇게 운동 했어요

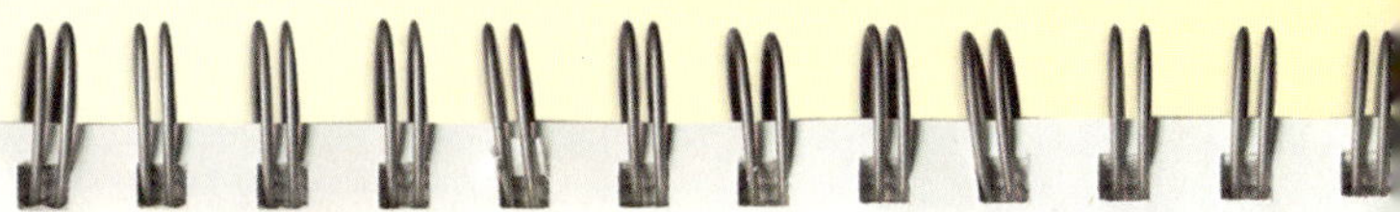

오늘의 식단

총 칼로리는　　　　Kcal 입니다.

- ♥ 체중 …
- ♥ 허리 …
- ♥ 팔뚝 …
- ♥ 허벅지 …

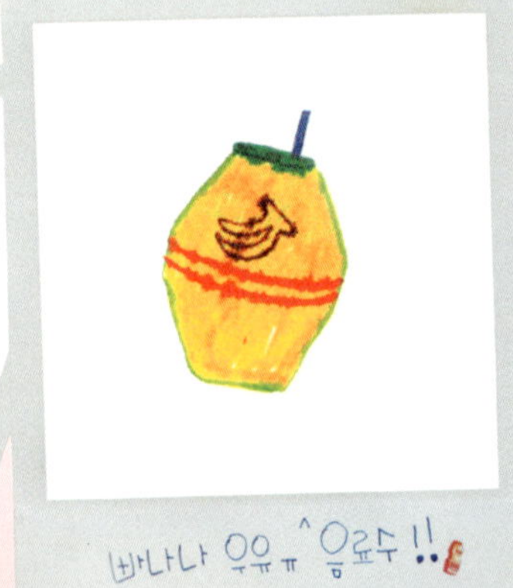

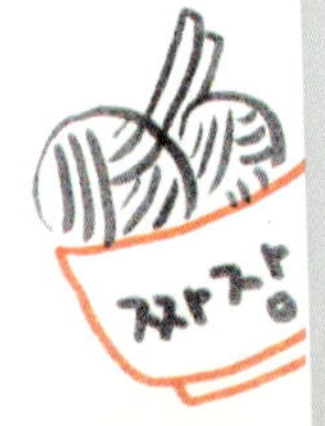

오늘의 운동계획	이렇게 운동 했어요

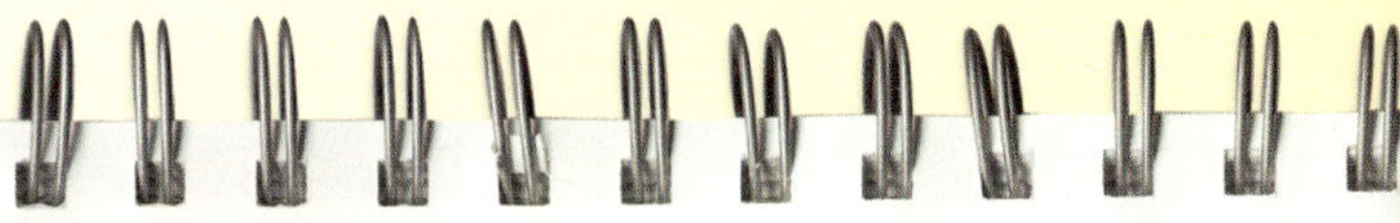

오늘의 식단

총 칼로리는   Kcal 입니다.

♥ 체중 …

♥ 허리 …

♥ 팔뚝 …

♥ 허벅지 …

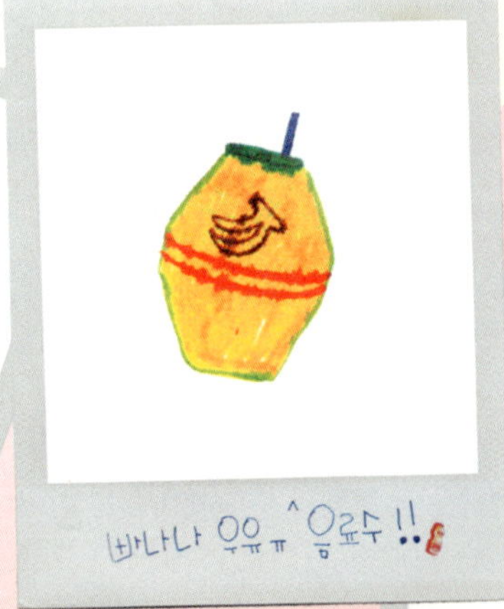

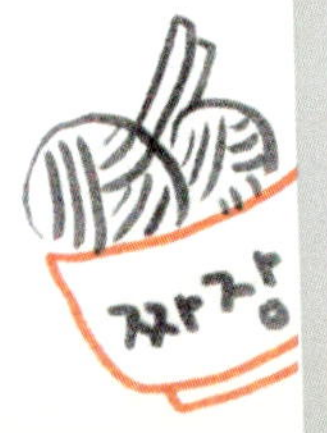

오늘의 운동계획   이렇게 운동 했어요

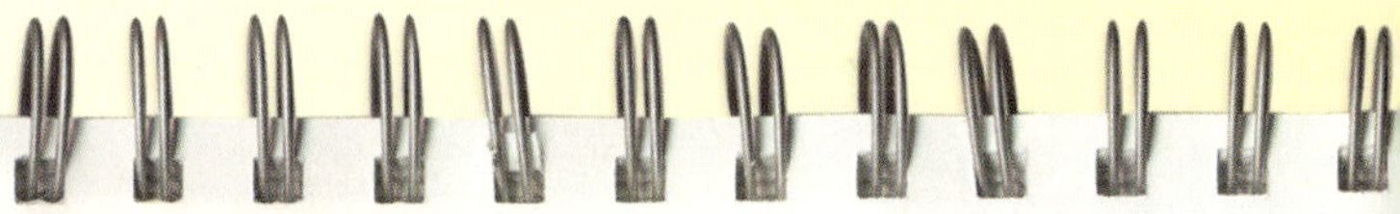

오늘의 운동계획   이렇게 운동 했어요

오늘의 식단

총 칼로리는   Kcal 입니다.

♥ 체중 …

♥ 허리 …

♥ 팔뚝 …

♥ 허벅지 …

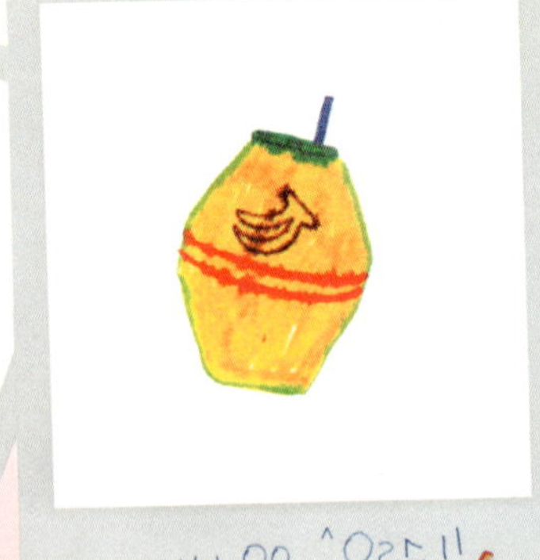

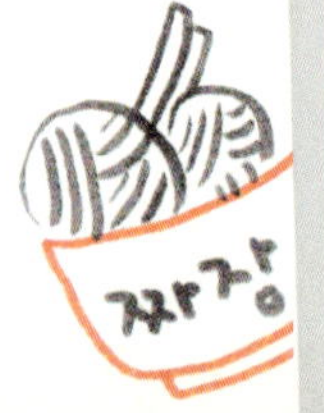

오늘의 운동계획

이렇게 운동 했어요

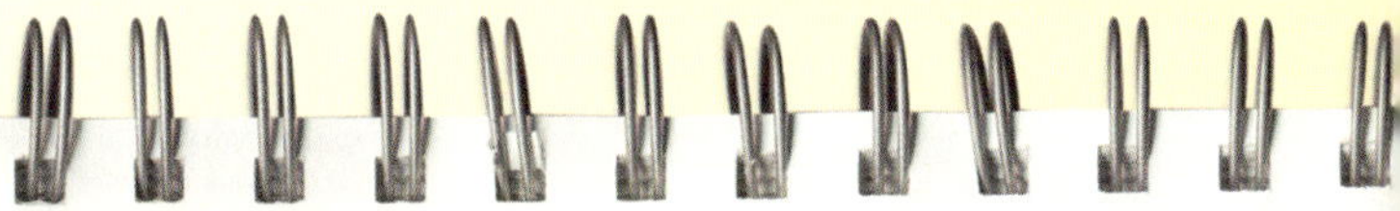

오늘의 운동계획

이렇게 운동 했어요

오늘의 식단

총 칼로리는   Kcal 입니다.

♥ 체중 …

♥ 허리 …

♥ 팔뚝 …

♥ 허벅지 …

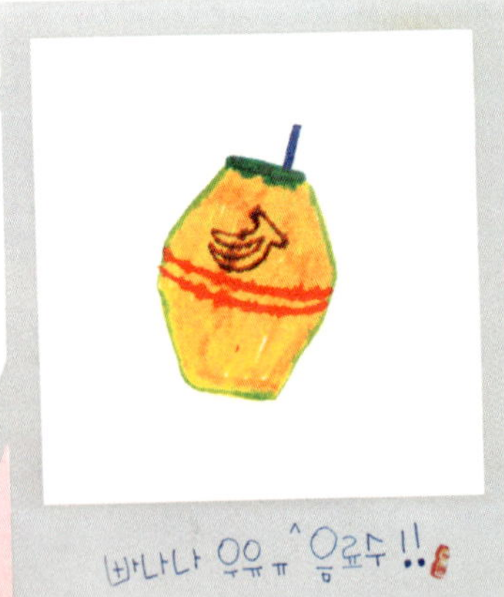

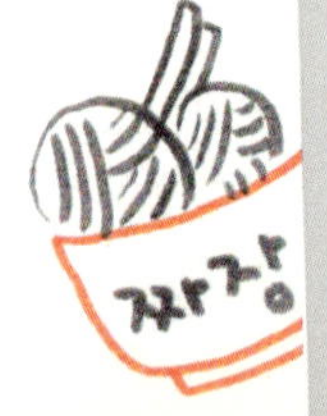

오늘의 운동계획	이렇게 운동 했어요

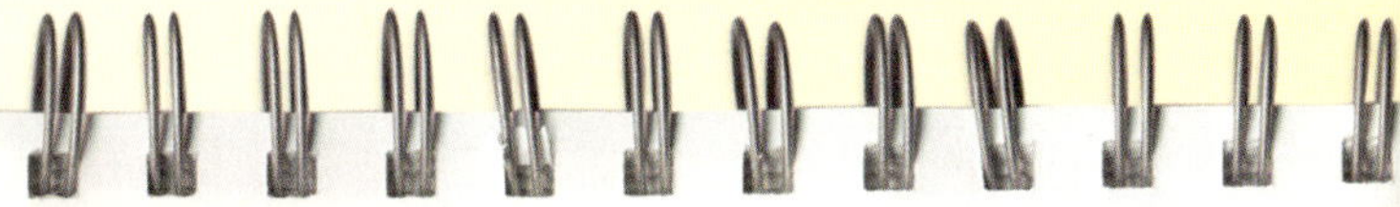

오늘의 식단

총 칼로리는   Kcal 입니다.

♥ 체중 …

♥ 허리 …

♥ 팔뚝 …

♥ 허벅지 …

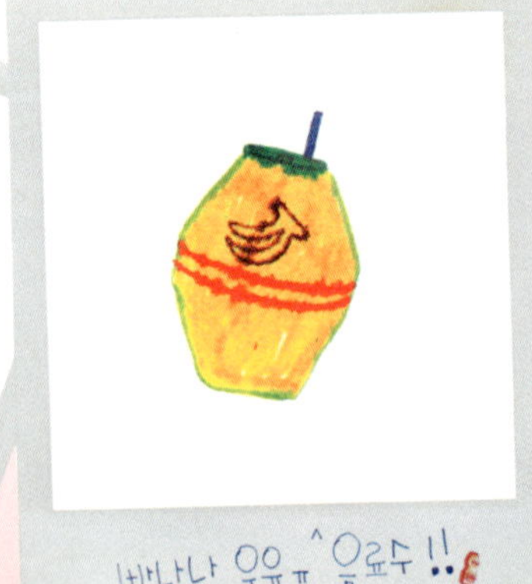

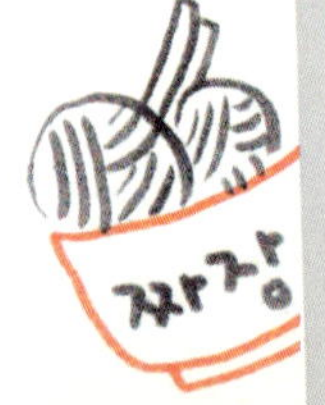

오늘의 운동계획

이렇게 운동 했어요

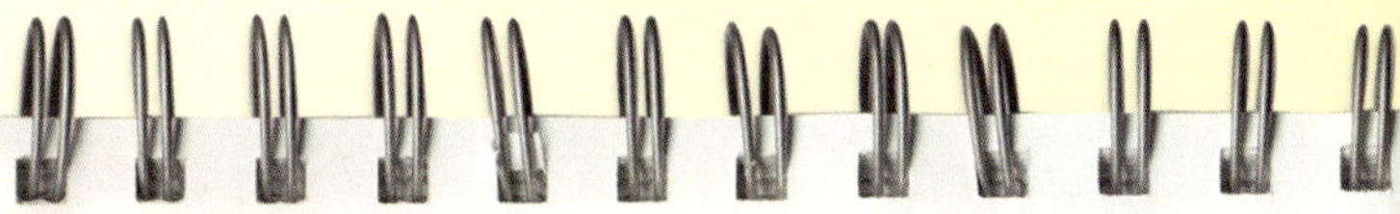

오늘의 식단

총 칼로리는　　　　Kcal 입니다.

♥ 체중 …

♥ 허리 …

♥ 팔뚝 …

♥ 허벅지 …

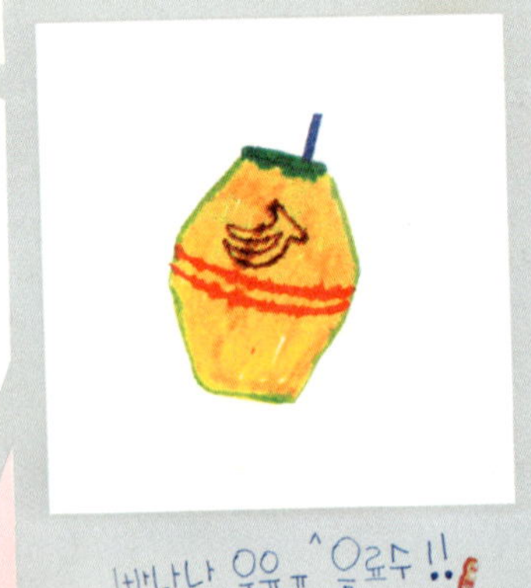

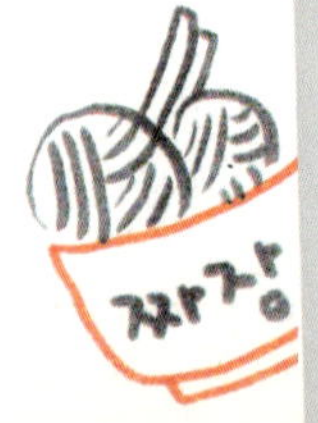

오늘의 운동계획   이렇게 운동 했어요

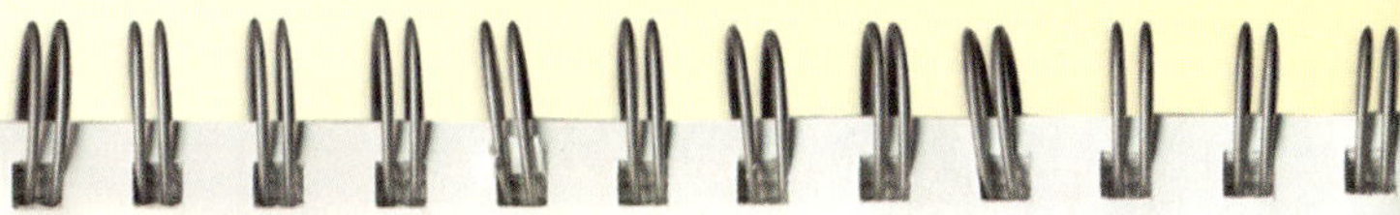

오늘의 식단

총 칼로리는   Kcal 입니다.

♥ 체중 …

♥ 허리 …

♥ 팔뚝 …

♥ 허벅지 …

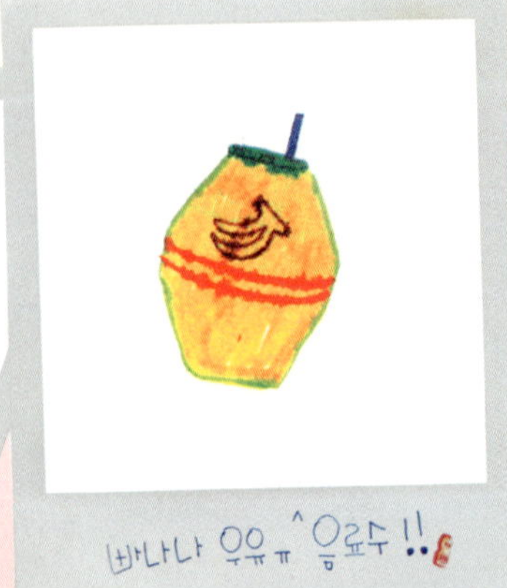

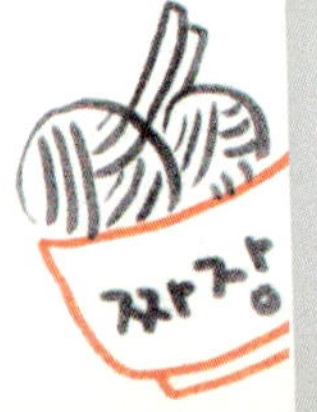

오늘의 운동 계획   이렇게 운동 했어요

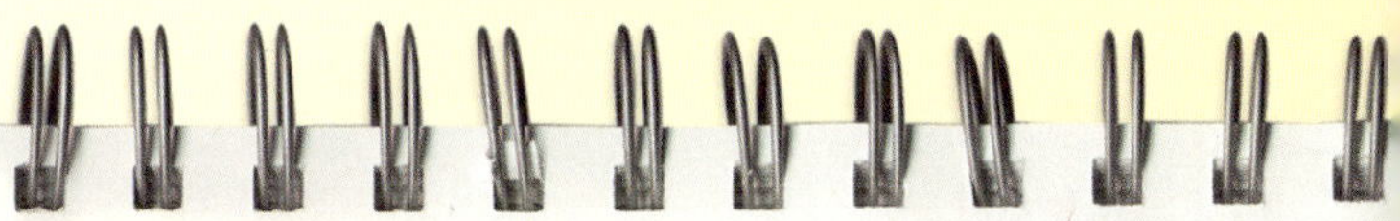

FREE NOTE

오늘의 식단

총 칼로리는   Kcal 입니다.

♥ 체중 …

♥ 허리 …

♥ 팔뚝 …

♥ 허벅지 …

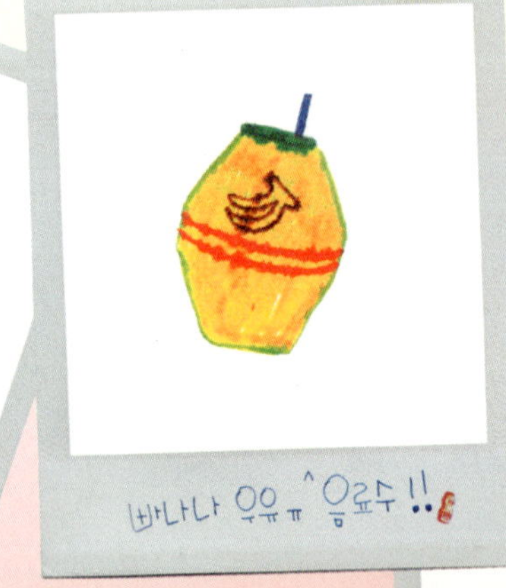

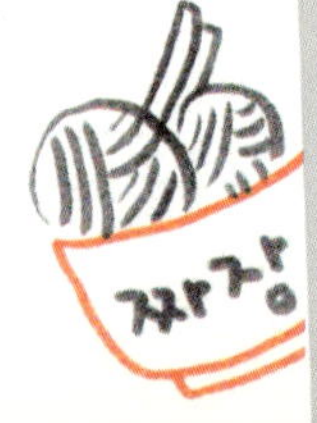

오늘의 운동계획	이렇게 운동 했어요

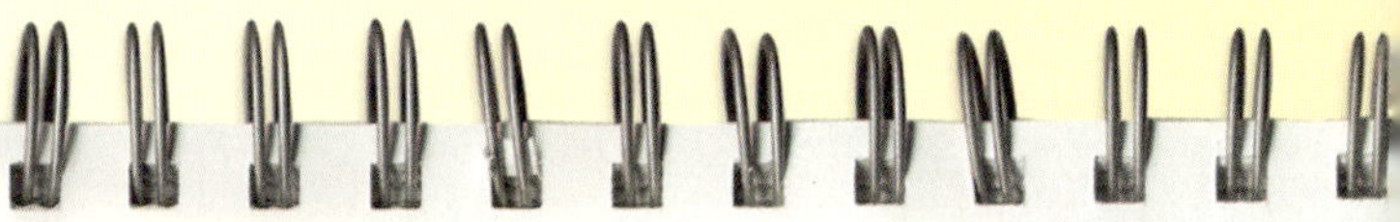

오늘의 식단

총 칼로리는　　　Kcal 입니다.

♥ 체중 …

♥ 허리 …

♥ 팔뚝 …

♥ 허벅지 …

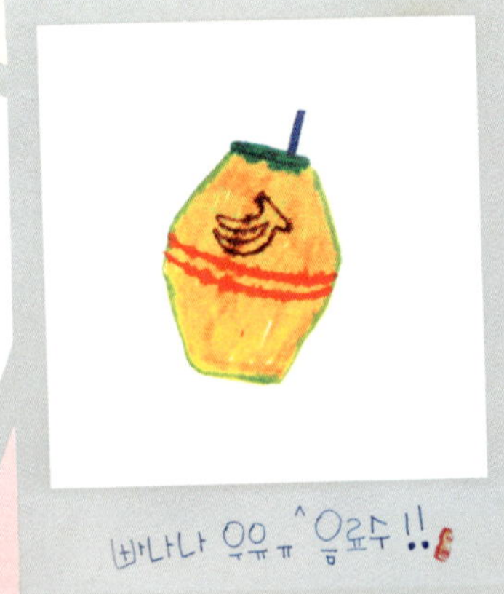

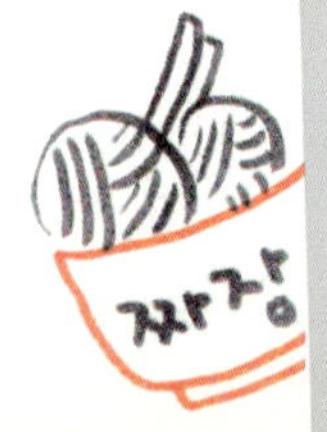

오늘의 운동계획   이렇게 운동 했어요

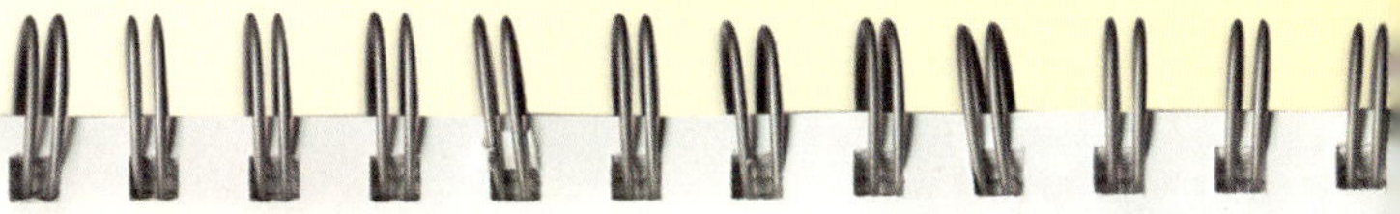

오늘의 운동계획   이렇게 운동 했어요

오늘의 식단

총 칼로리는　　　　Kcal 입니다.

♥ 체중 …

♥ 허리 …

♥ 팔뚝 …

♥ 허벅지 …

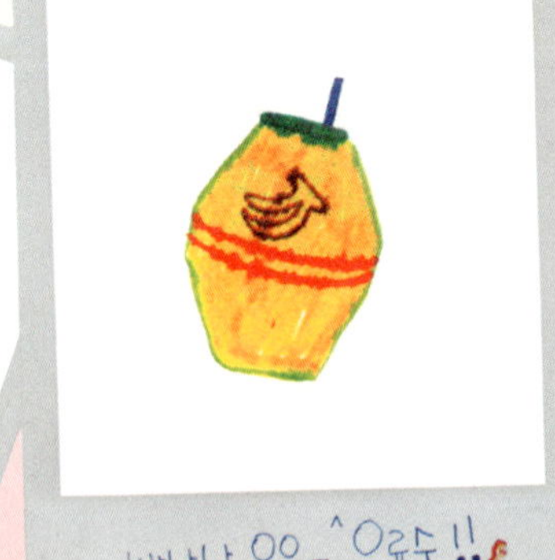

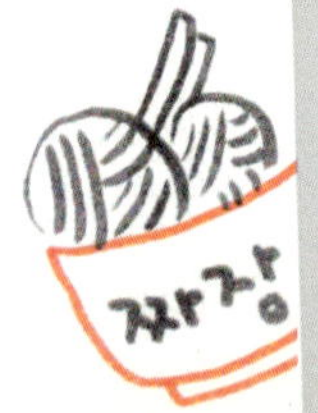

오늘의 운동계획

이렇게 운동 했어요

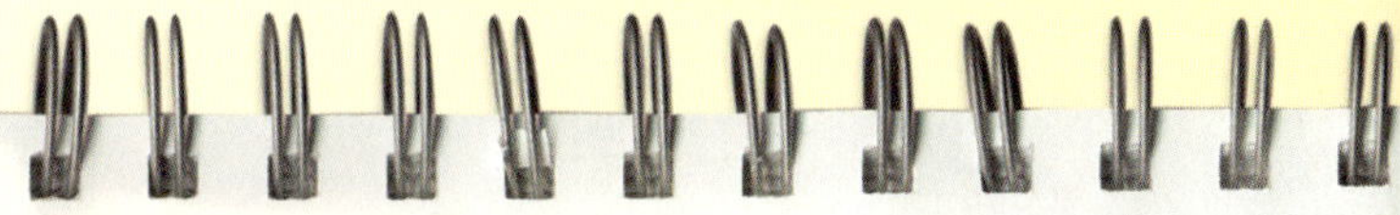

오늘의 식단

총 칼로리는   Kcal 입니다.

♥ 체중 …

♥ 허리 …

♥ 팔뚝 …

♥ 허벅지 …

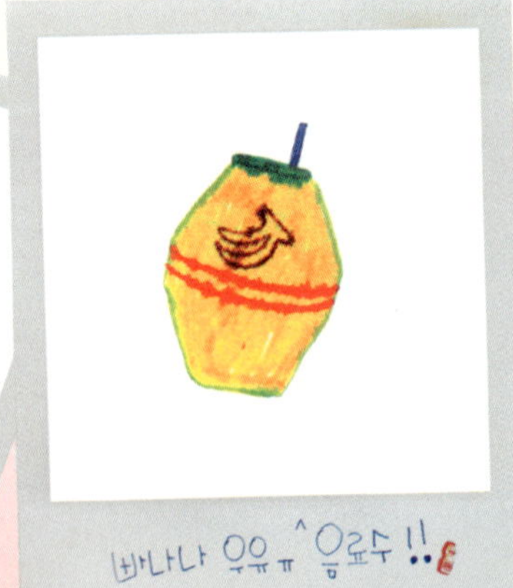

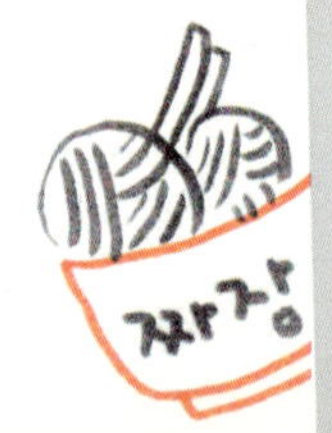

오늘의 운동계획	이렇게 운동 했어요

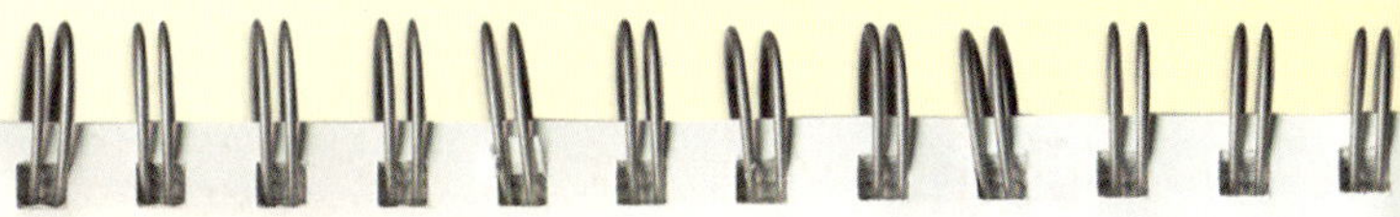

오늘의 식단

총 칼로리는   Kcal 입니다.

♥ 체중 …

♥ 허리 …

♥ 팔뚝 …

♥ 허벅지 …

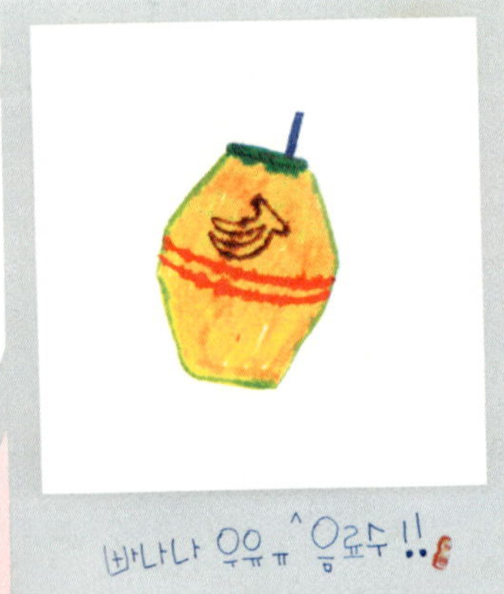

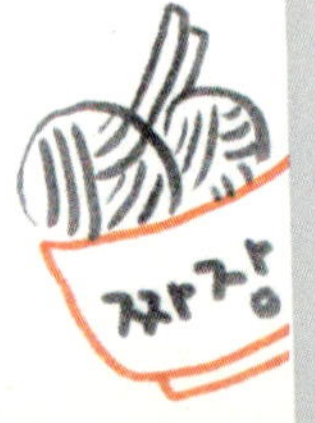

오늘의 운동계획   이렇게 운동 했어요

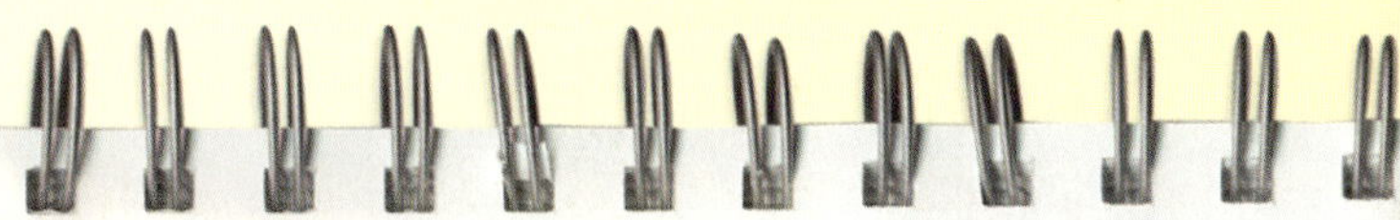

오늘의 식단

총 칼로리는　　　　Kcal 입니다.

♥ 체중 …

♥ 허리 …

♥ 팔뚝 …

♥ 허벅지 …

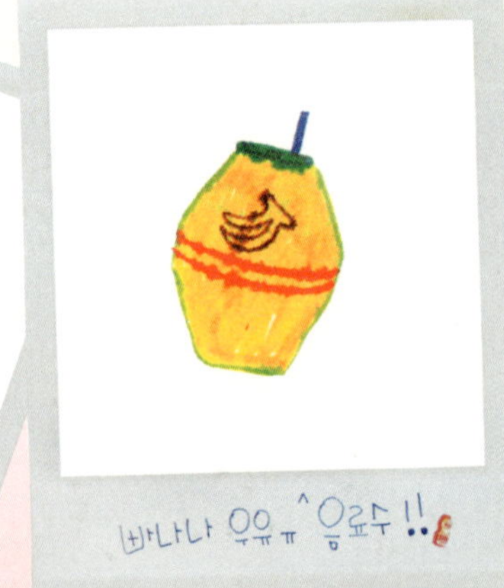

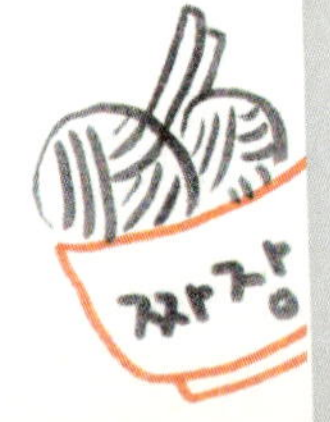

오늘의 운동계획

이렇게 운동 했어요

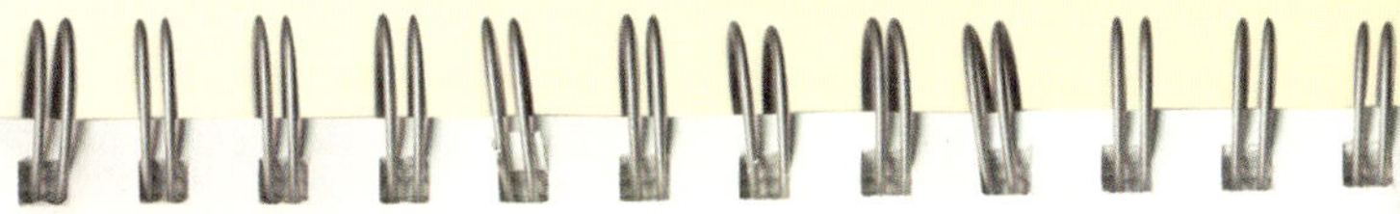

오늘의 식단

총 칼로리는　　　　Kcal 입니다.

♥ 체중 …

♥ 허리 …

♥ 팔뚝 …

♥ 허벅지 …

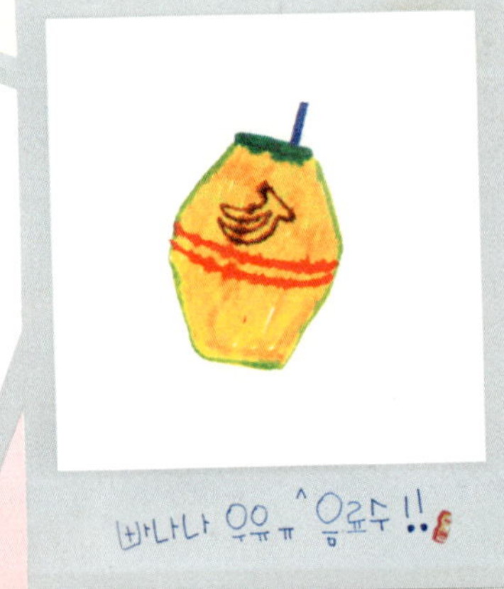

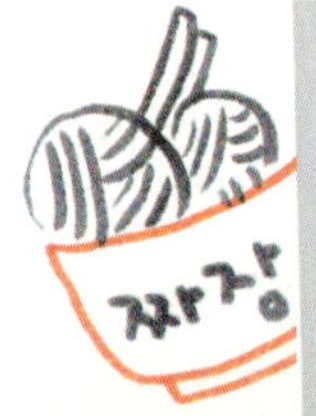

오늘의 운동계획

이렇게 운동 했어요

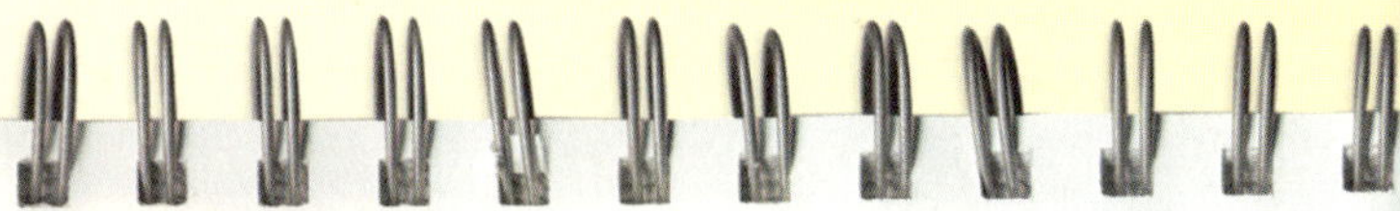

오늘의 식단

총 칼로리는   Kcal 입니다.

♥ 체중 …

♥ 허리 …

♥ 팔뚝 …

♥ 허벅지 …

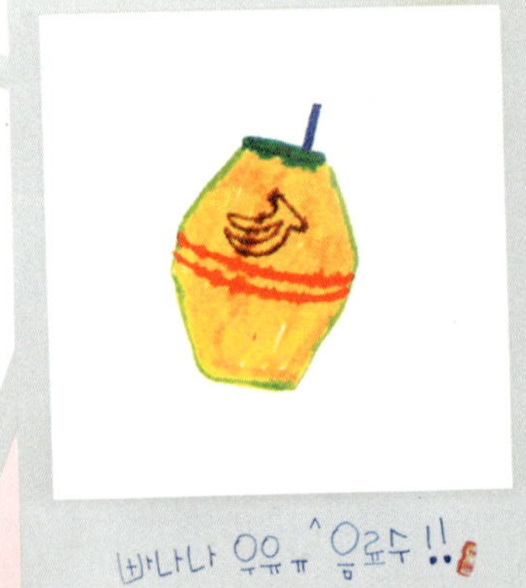

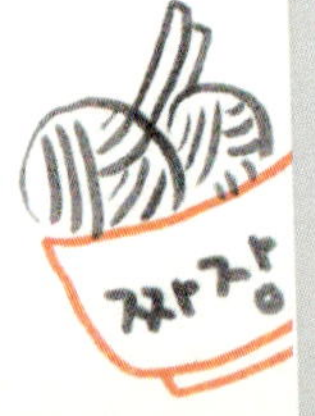

오늘의 운동계획   이렇게 운동 했어요

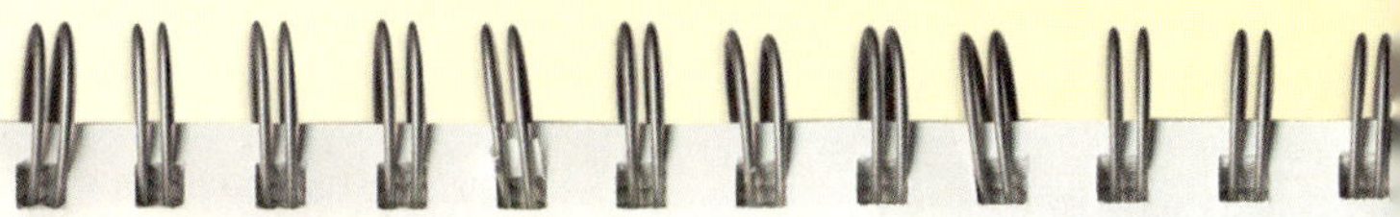

오늘의 운동계획   이렇게 운동 했어요

오늘의 식단

총 칼로리는　　　　　Kcal 입니다.

♥ 체중 …

♥ 허리 …

♥ 팔뚝 …

♥ 허벅지 …

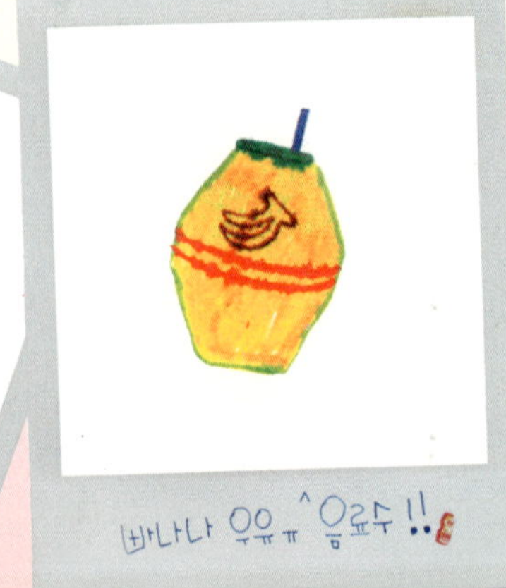

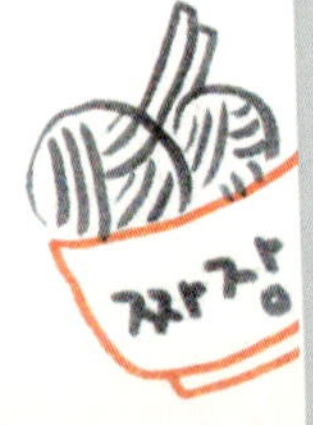

오늘의 운동계획

이렇게 운동 했어요

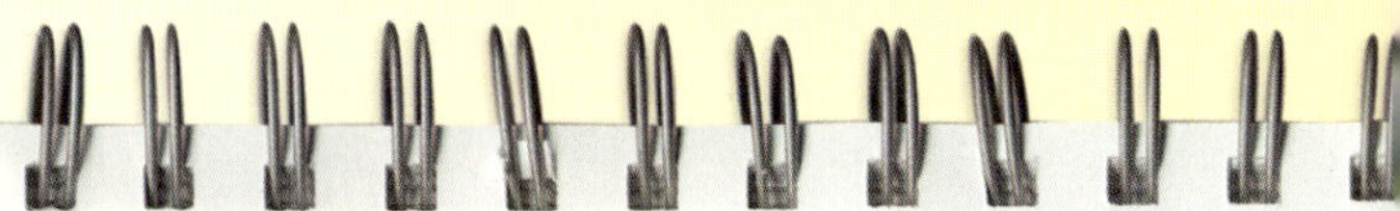

오늘의 식단

총 칼로리는   Kcal 입니다.

♥ 체중 …

♥ 허리 …

♥ 팔뚝 …

♥ 허벅지 …

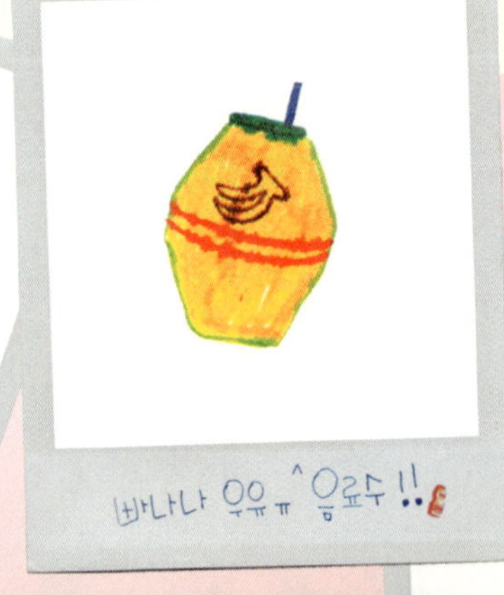

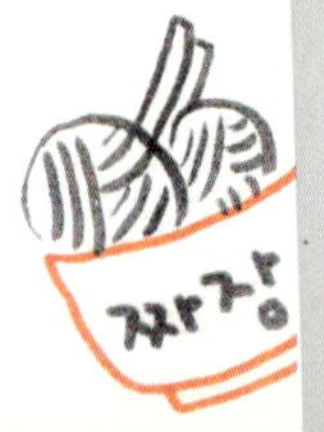

오늘의 운동계획	이렇게 운동 했어요

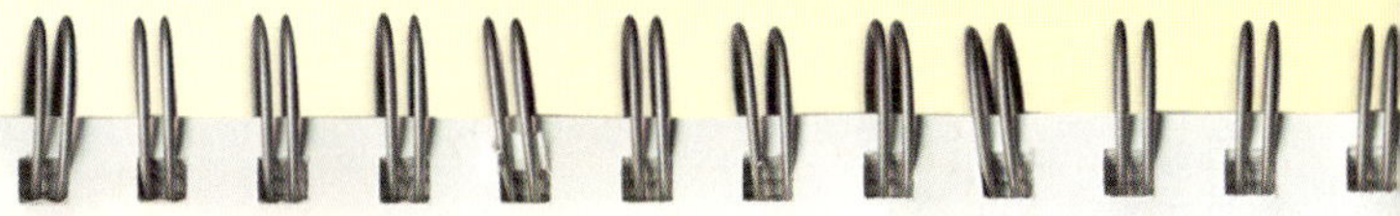

오늘의 식단

총 칼로리는　　　　Kcal 입니다.

♥ 체중 …

♥ 허리 …

♥ 팔뚝 …

♥ 허벅지 …

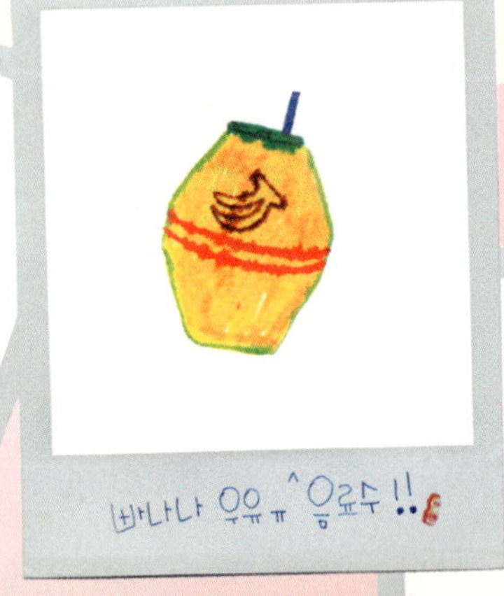

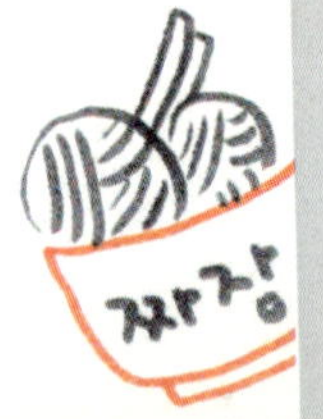

오늘의 운동계획	이렇게 운동 했어요

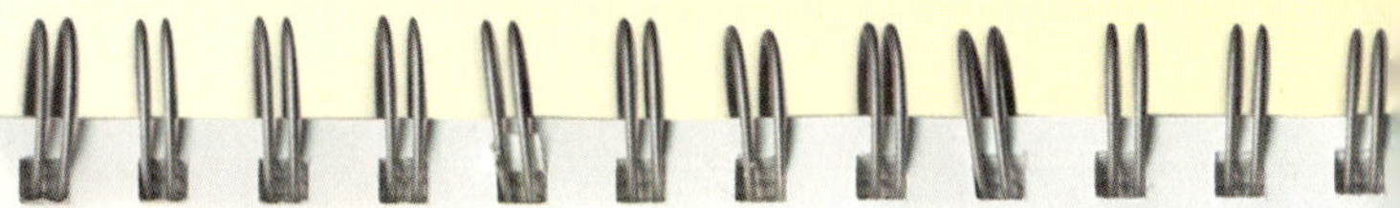

오늘의 식단

총 칼로리는   Kcal 입니다.

♥ 체중 …

♥ 허리 …

♥ 팔뚝 …

♥ 허벅지 …

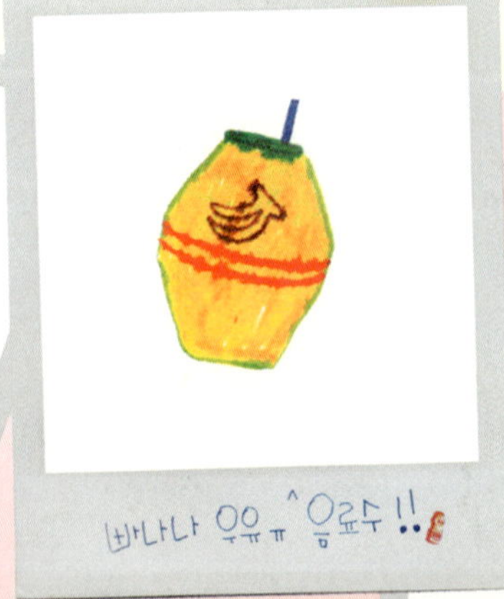

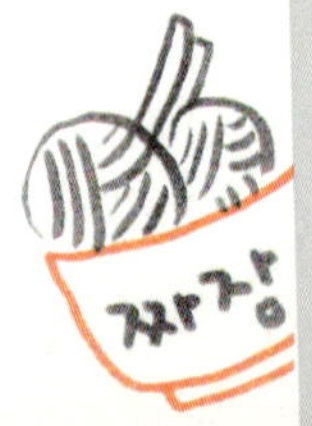

오늘의 운동계획	이렇게 운동 했어요

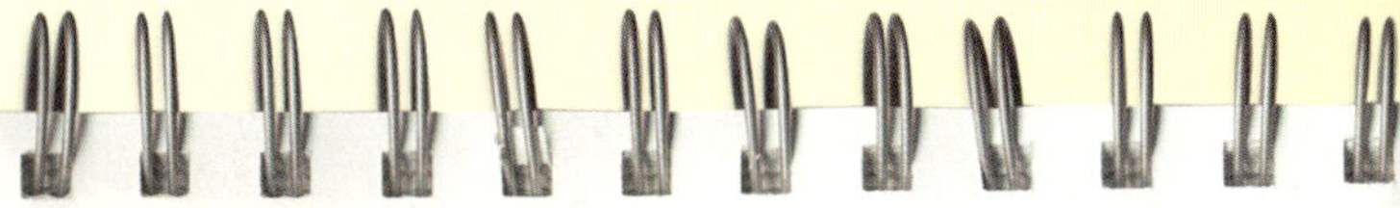

오늘의 식단

총 칼로리는   Kcal 입니다.

♥ 체중 …

♥ 허리 …

♥ 팔뚝 …

♥ 허벅지 …

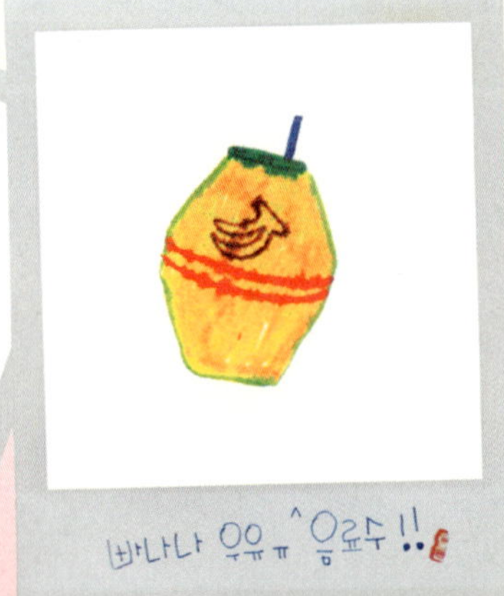

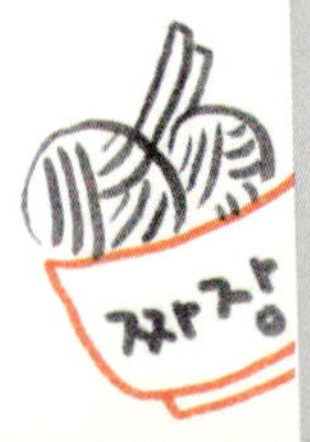

오늘의 운동계획 이렇게 운동 했어요

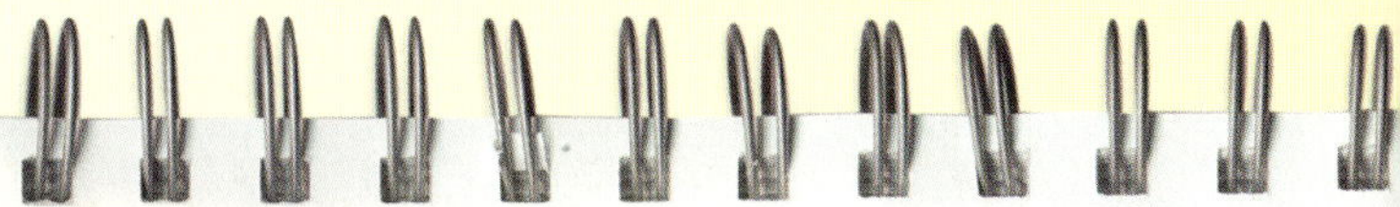

오늘의 식단

총 칼로리는　　　　　Kcal 입니다.

- ♥ 체중 …
- ♥ 허리 …
- ♥ 팔뚝 …
- ♥ 허벅지 …

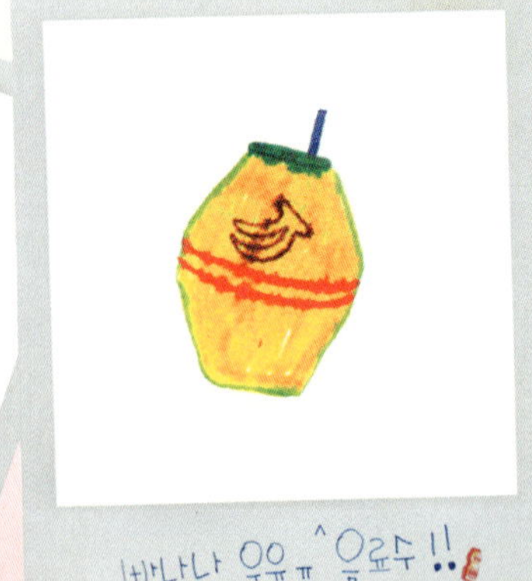

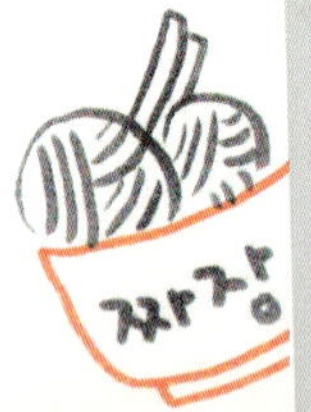

오늘의 운동계획

이렇게 운동 했어요

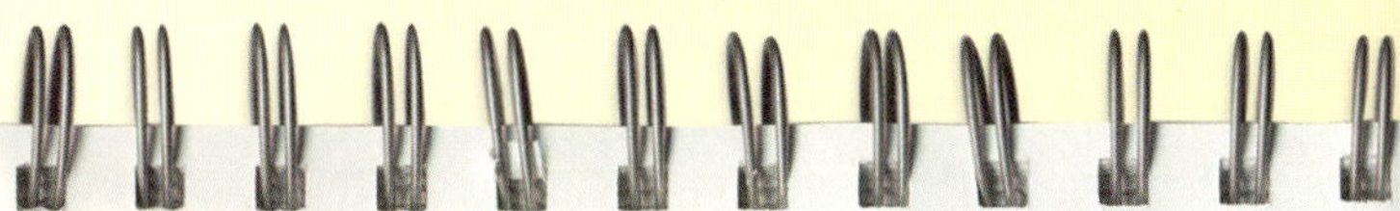

오늘의 운동계획

이렇게 운동 했어요

오늘의 식단

총 칼로리는 　　　　 Kcal 입니다.

♥ 체중 …

♥ 허리 …

♥ 팔뚝 …

♥ 허벅지 …

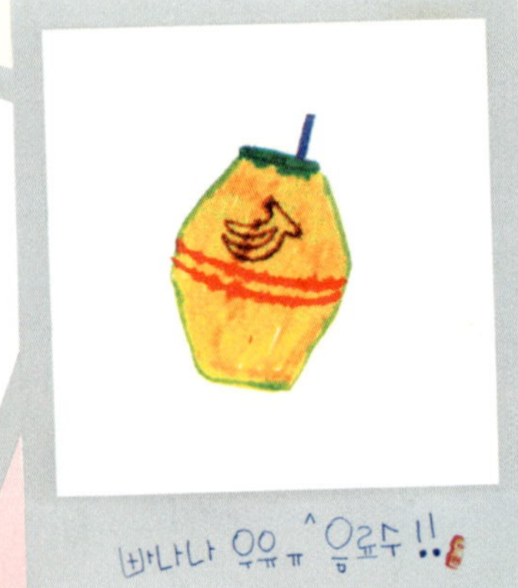

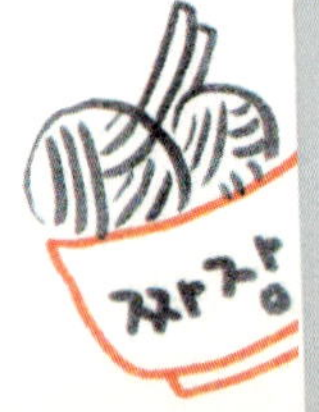

오늘의 운동계획 이렇게 운동 했어요

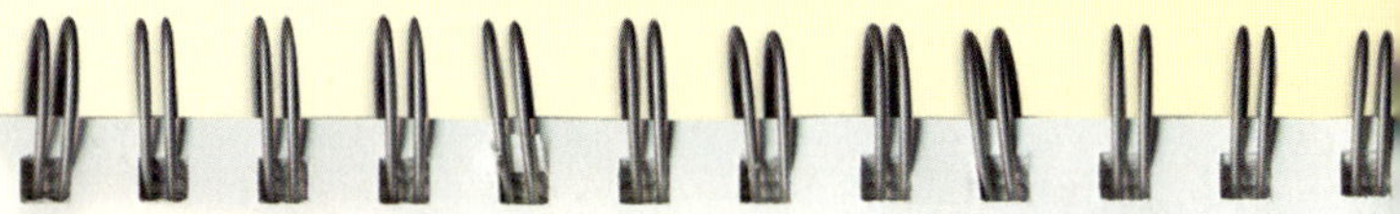

오늘의 식단

총 칼로리는　　　　Kcal 입니다.

♥ 체중 …

♥ 허리 …

♥ 팔뚝 …

♥ 허벅지 …

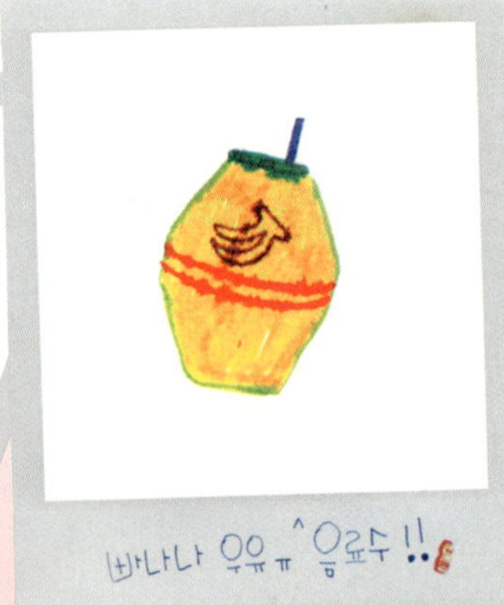

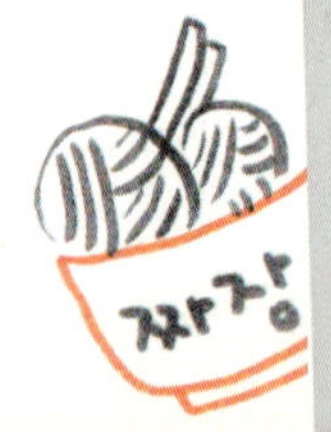

오늘의 운동계획	이렇게 운동 했어요

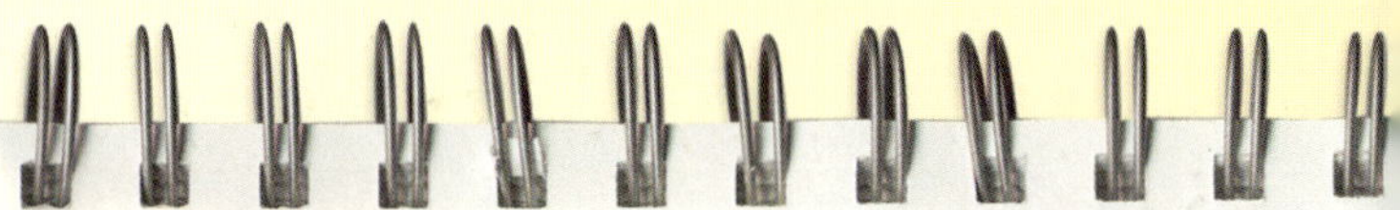

오늘의 식단

총 칼로리는　　　　Kcal 입니다.

♥ 체중 …

♥ 허리 …

♥ 팔뚝 …

♥ 허벅지 …

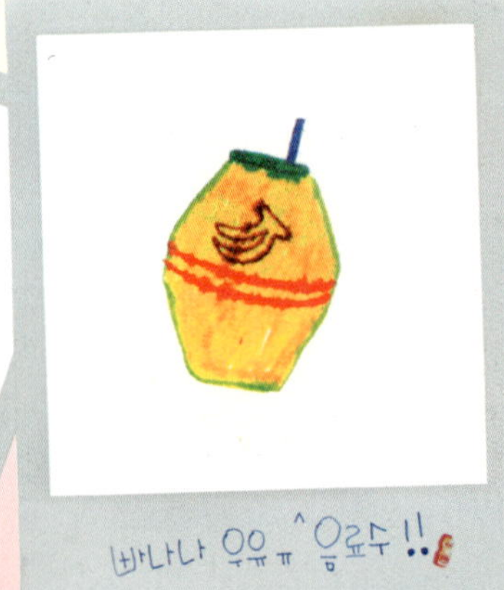

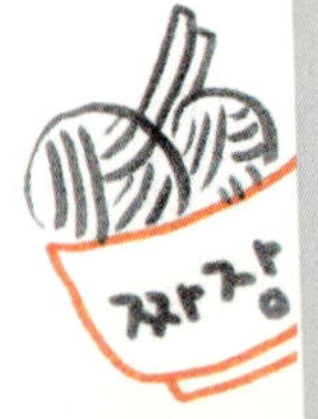

오늘의 운동계획	이렇게 운동 했어요

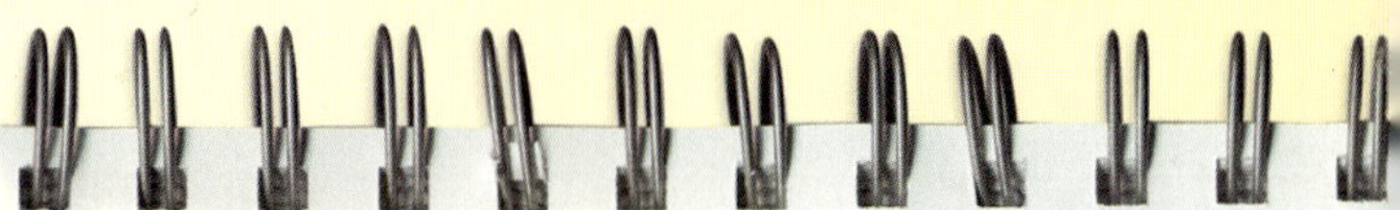

오늘의 식단

총 칼로리는   Kcal 입니다.

- ♥ 체중 …
- ♥ 허리 …
- ♥ 팔뚝 …
- ♥ 허벅지 …

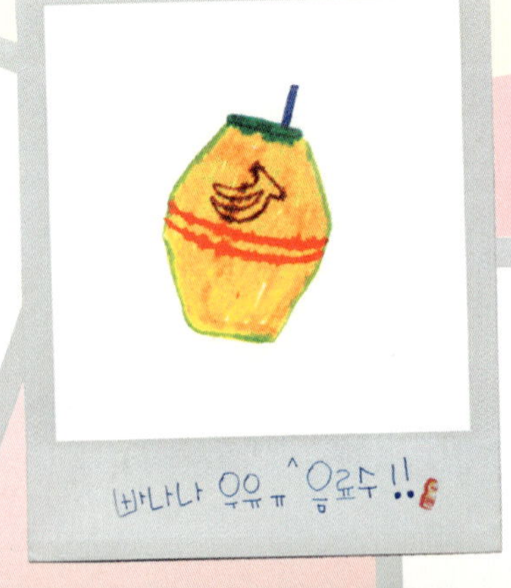

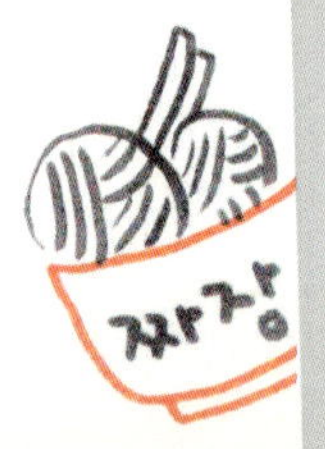

오늘의 운동계획 이렇게 운동 했어요

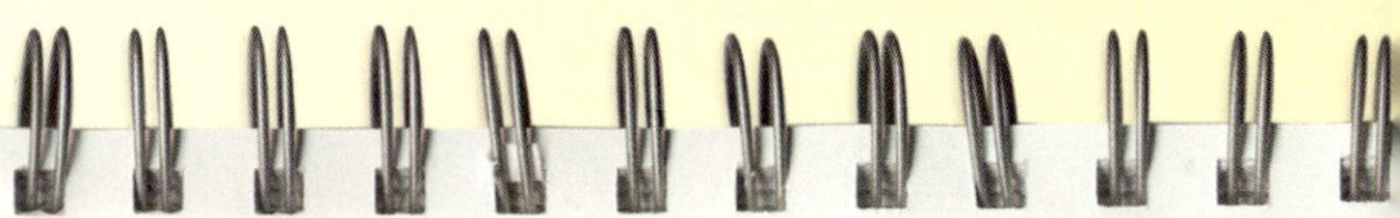

오늘의 식단

총 칼로리는   Kcal 입니다.

♥ 체중 …

♥ 허리 …

♥ 팔뚝 …

♥ 허벅지 …

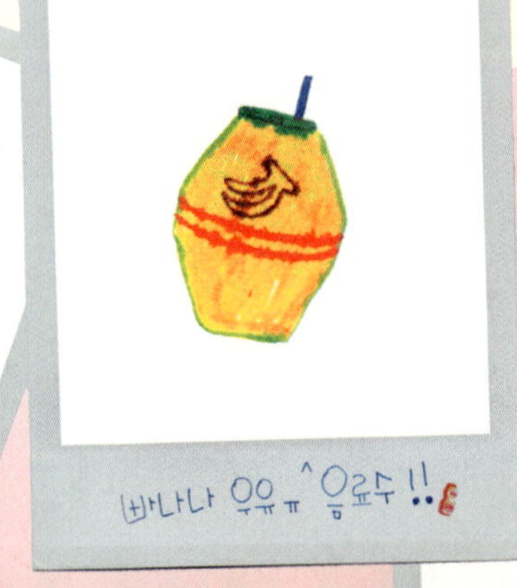

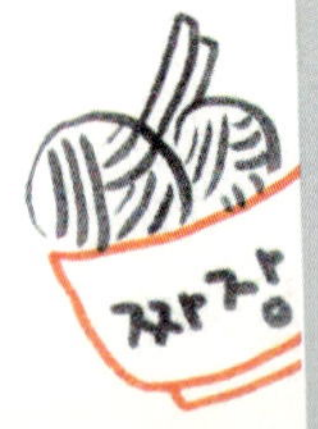

오늘의 운동계획	이렇게 운동 했어요

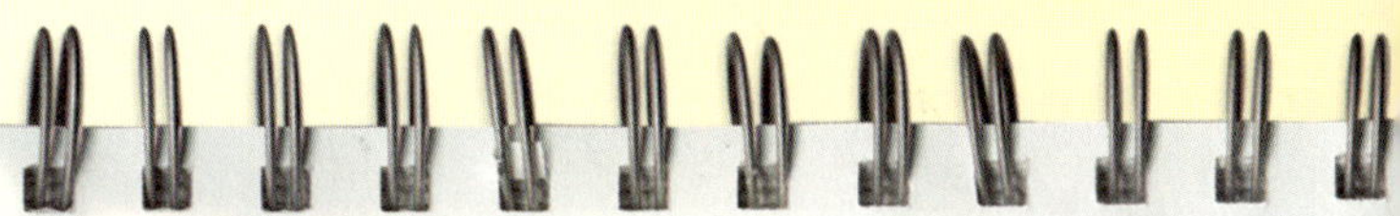

오늘의 식단

총 칼로리는   Kcal 입니다.

♥ 체중 …

♥ 허리 …

♥ 팔뚝 …

♥ 허벅지 …

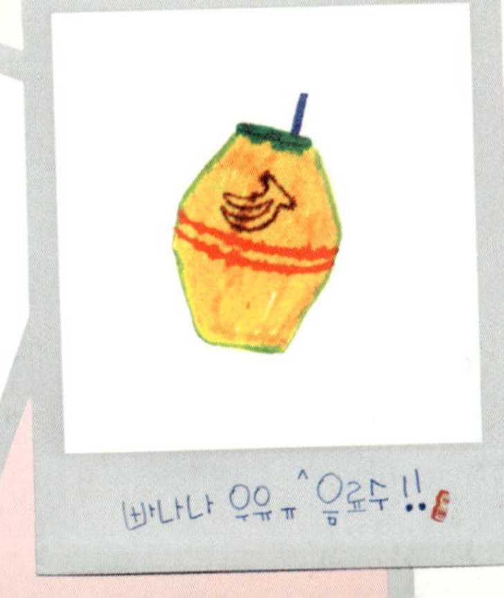

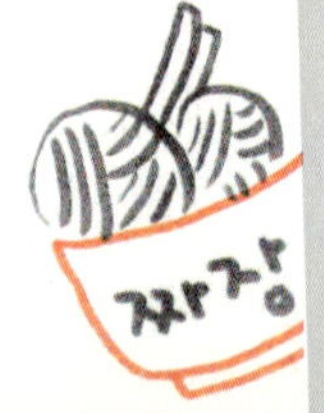

오늘의 운동계획 | 이렇게 운동 했어요

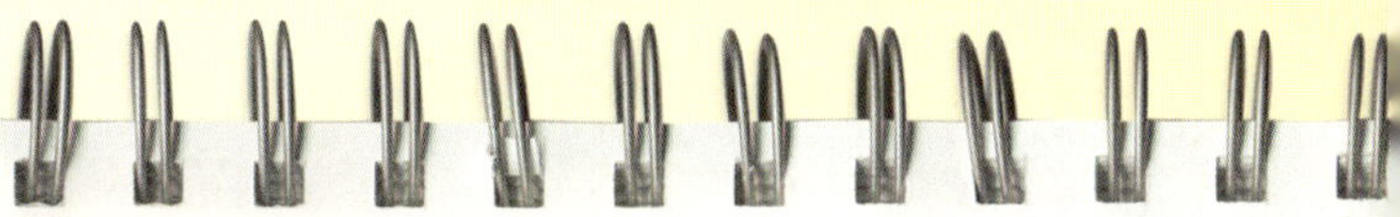

오늘의 식단

총 칼로리는   Kcal 입니다.

♥ 체중 …

♥ 허리 …

♥ 팔뚝 …

♥ 허벅지 …

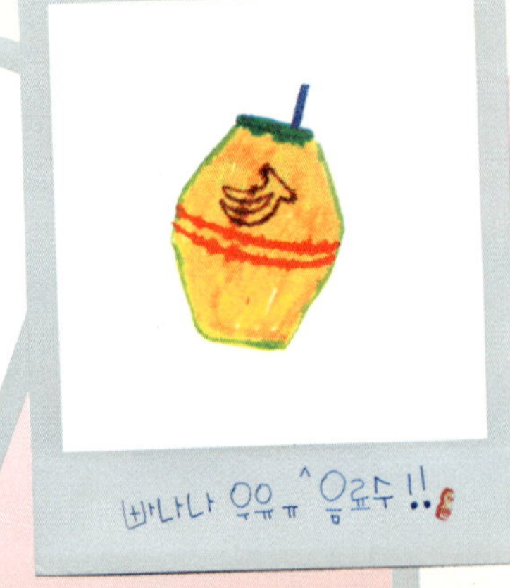

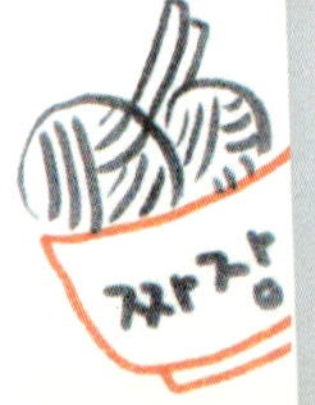

오늘의 운동계획 　　이렇게 운동 했어요

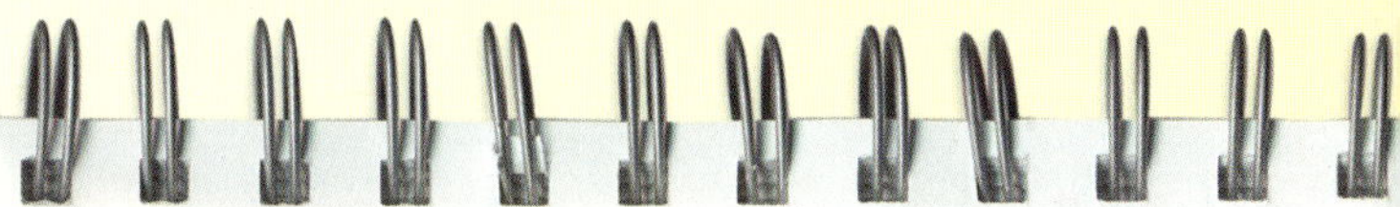

오늘의 운동계획 　　이렇게 운동 했어요

오늘의 식단

총 칼로리는   Kcal 입니다.

♥ 체중 …

♥ 허리 …

♥ 팔뚝 …

♥ 허벅지 …

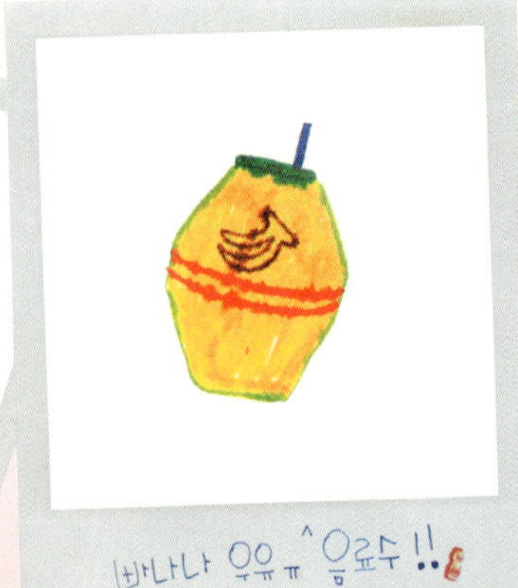

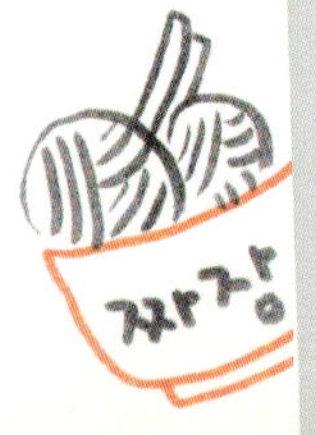

오늘의 운동계획

이렇게 운동 했어요

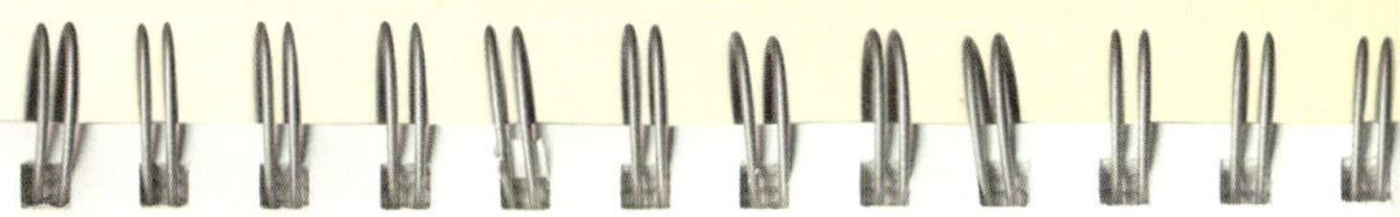

FREE NoTE

오늘의 운동계획

이렇게 운동 했어요

오늘의 식단

총 칼로리는 　　　 Kcal 입니다.

♥ 체중 …

♥ 허리 …

♥ 팔뚝 …

♥ 허벅지 …

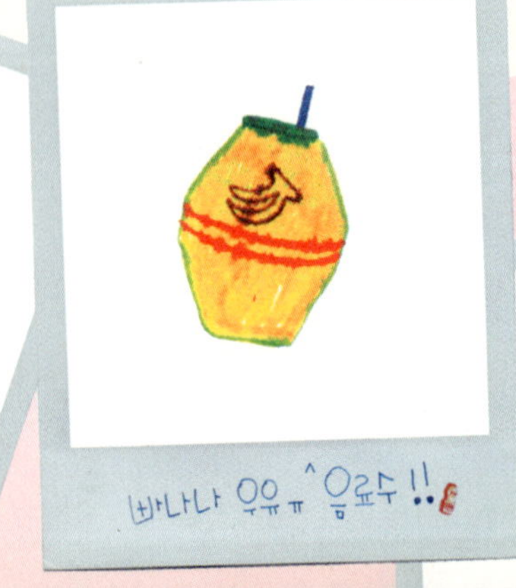

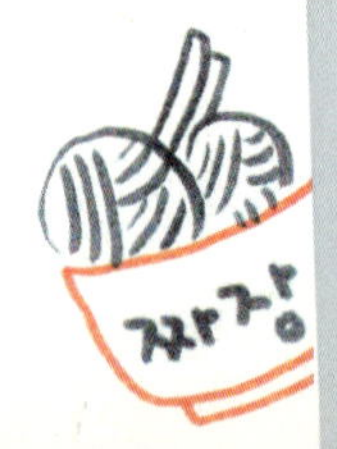

오늘의 운동계획	이렇게 운동 했어요

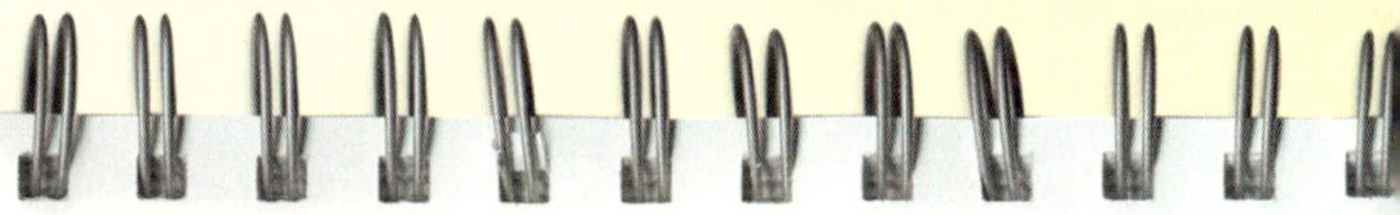

오늘의 식단

총 칼로리는　　　　Kcal 입니다.

- ♥ 체중 …
- ♥ 허리 …
- ♥ 팔뚝 …
- ♥ 허벅지 …

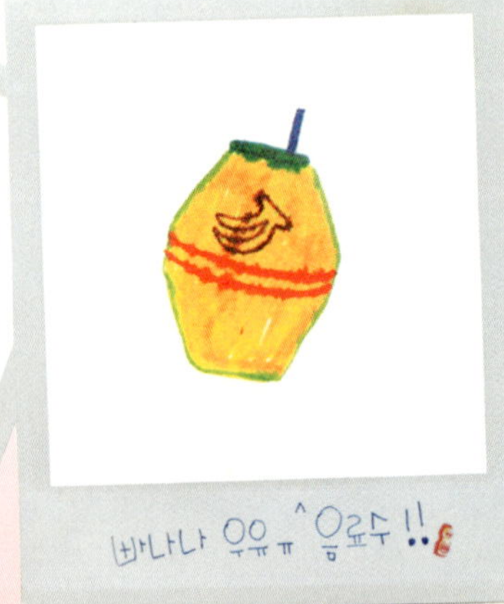

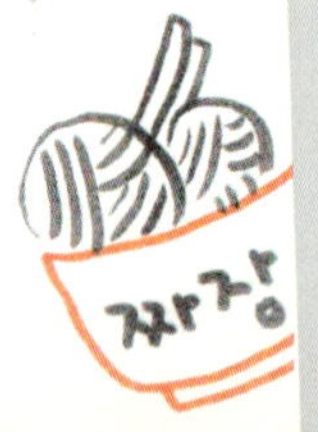

오늘의 운동계획   이렇게 운동 했어요

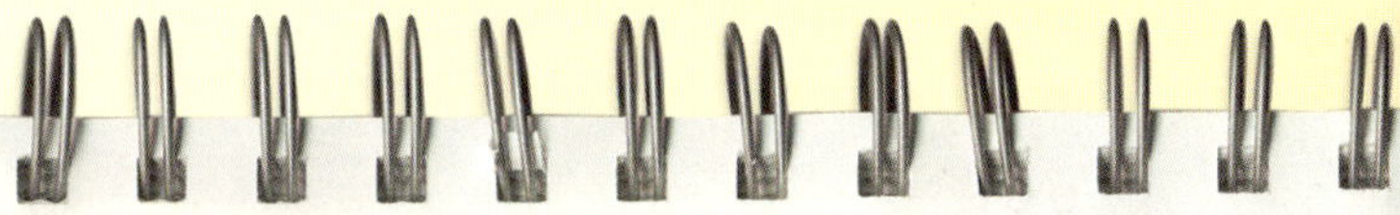

오늘의 운동계획   이렇게 운동 했어요

오늘의 식단

총 칼로리는　　　Kcal 입니다.

♥ 체중 …

♥ 허리 …

♥ 팔뚝 …

♥ 허벅지 …

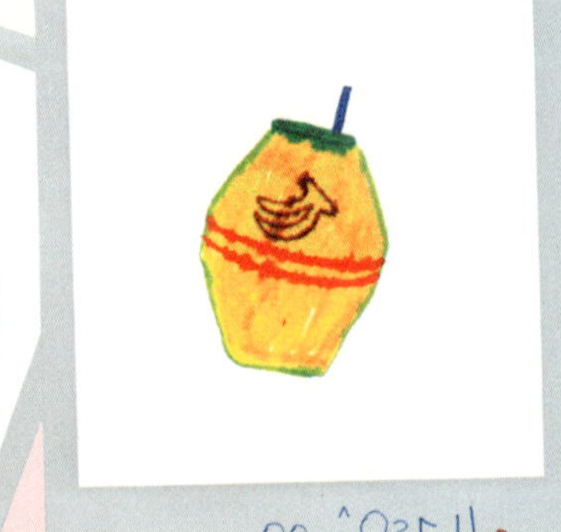

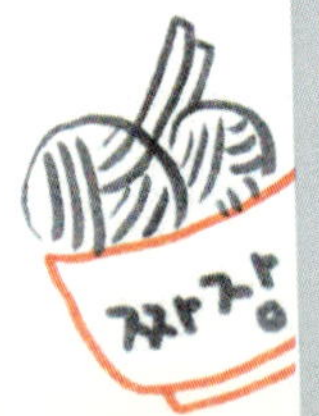

오늘의 운동계획

이렇게 운동 했어요

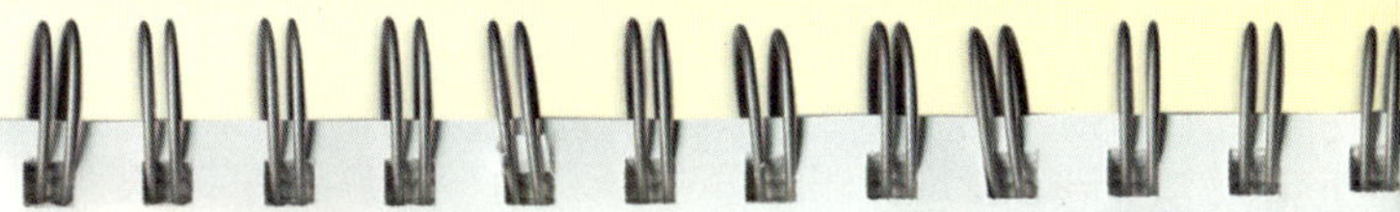

오늘의 식단

총 칼로리는　　　　　Kcal 입니다.

♥ 체중 …

♥ 허리 …

♥ 팔뚝 …

♥ 허벅지 …

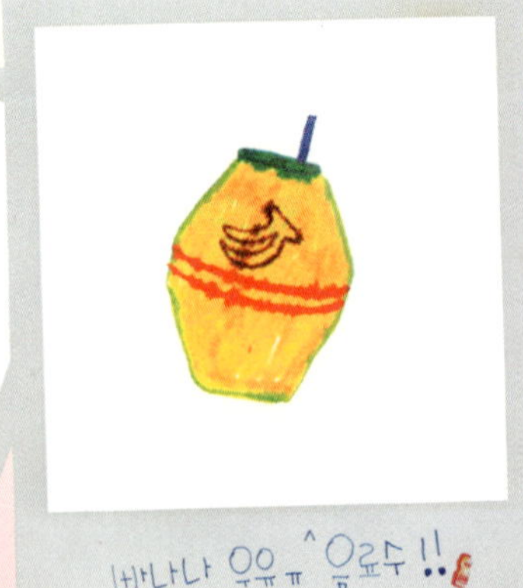

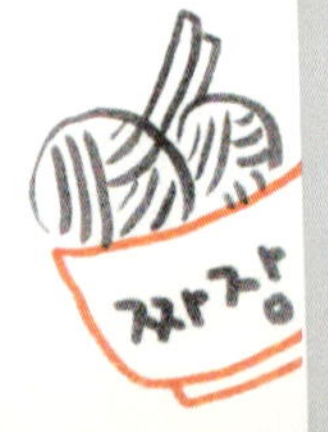

오늘의 운동계획	이렇게 운동 했어요

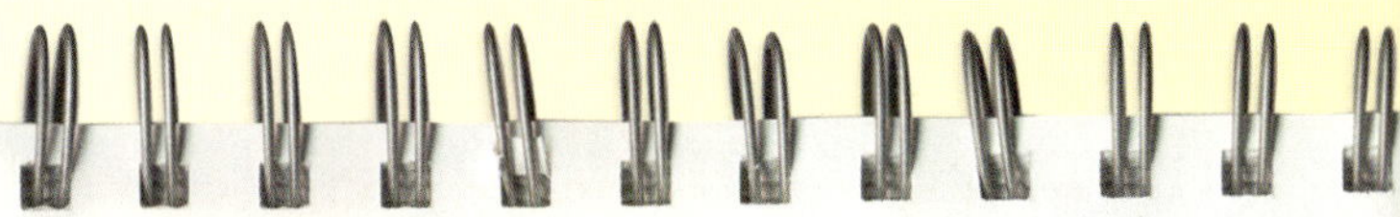

오늘의 식단

총 칼로리는 　　　 Kcal 입니다.

♥ 체중 …

♥ 허리 …

♥ 팔뚝 …

♥ 허벅지 …

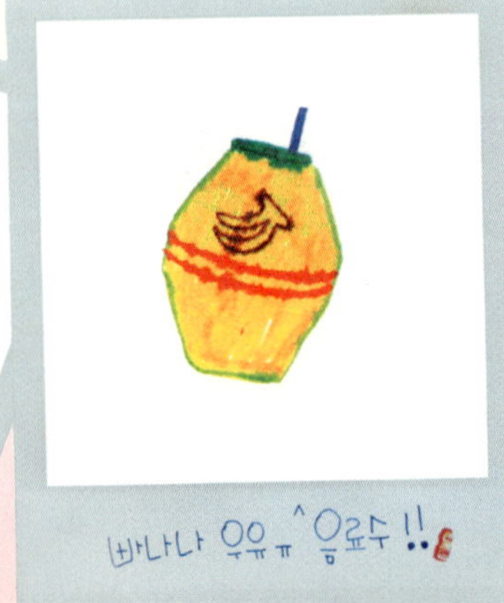

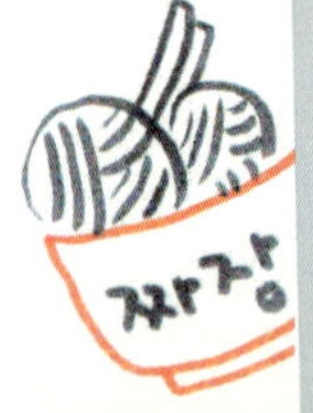

오늘의 운동계획 | 이렇게 운동 했어요

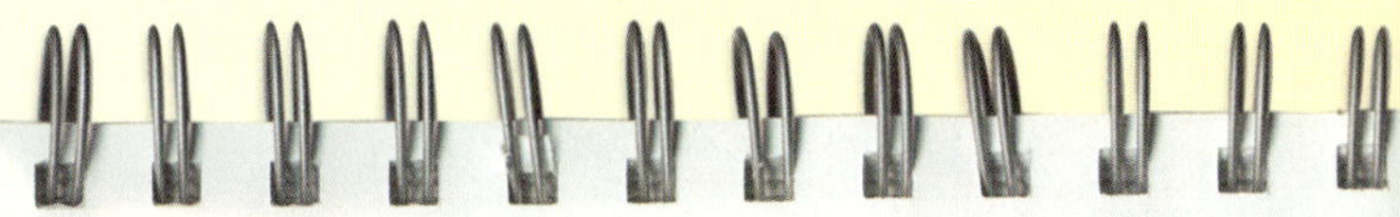

오늘의 식단

총 칼로리는　　　　Kcal 입니다.

♥ 체중 …

♥ 허리 …

♥ 팔뚝 …

♥ 허벅지 …

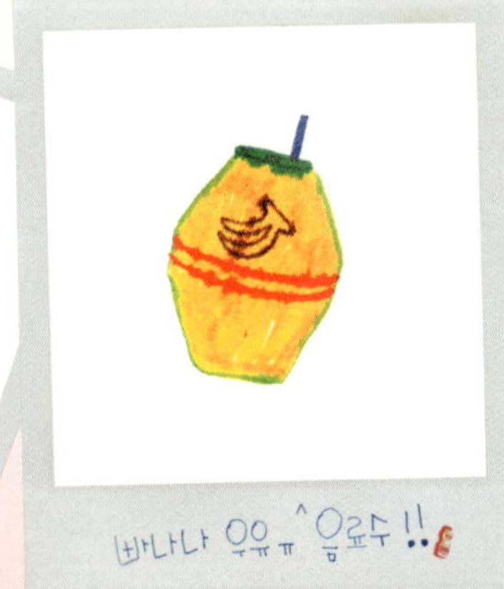

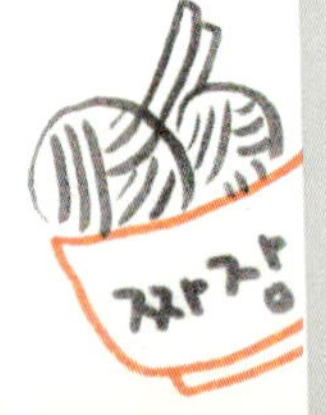

오늘의 운동계획　　이렇게 운동 했어요

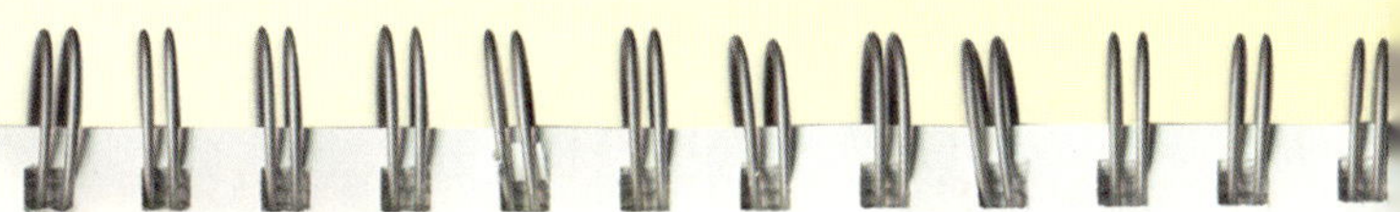

오늘의 운동계획　　이렇게 운동 했어요

오늘의 식단

총 칼로리는   Kcal 입니다.

♥ 체중 …

♥ 허리 …

♥ 팔뚝 …

♥ 허벅지 …

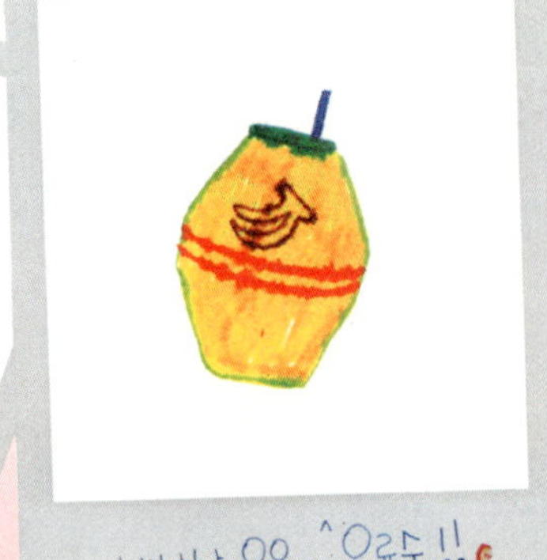

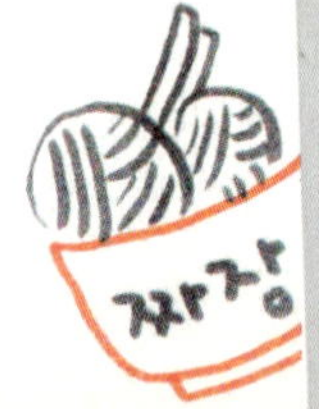

오늘의 운동계획　　　　이렇게 운동 했어요

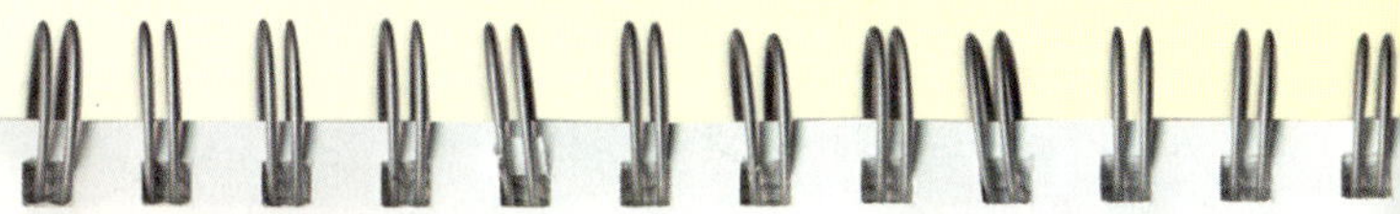

오늘의 식단

총 칼로리는　　　　　Kcal 입니다.

♥ 체중 …

♥ 허리 …

♥ 팔뚝 …

♥ 허벅지 …

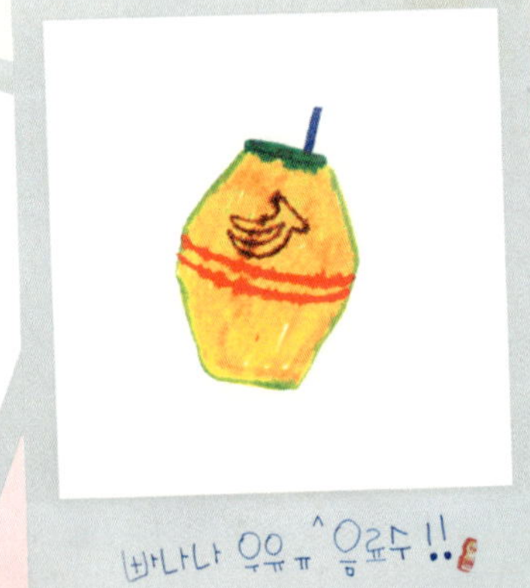

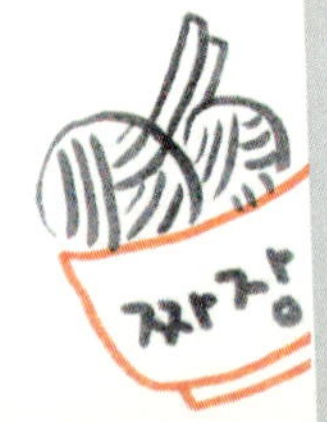

오늘의 운동계획

이렇게 운동 했어요

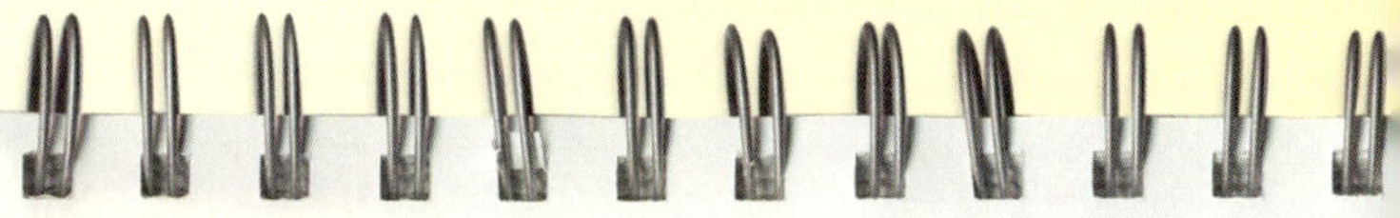

오늘의 식단

총 칼로리는   Kcal 입니다.

♥ 체중 …

♥ 허리 …

♥ 팔뚝 …

♥ 허벅지 …

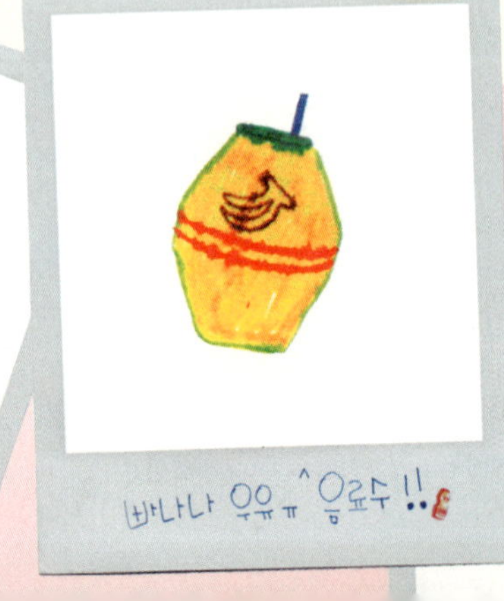

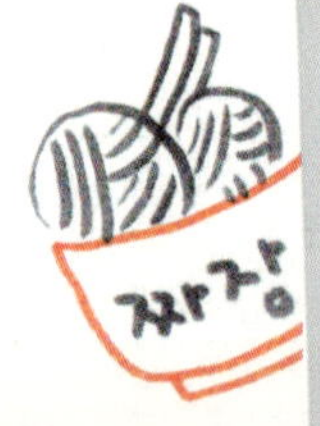

오늘의 운동계획	이렇게 운동 했어요

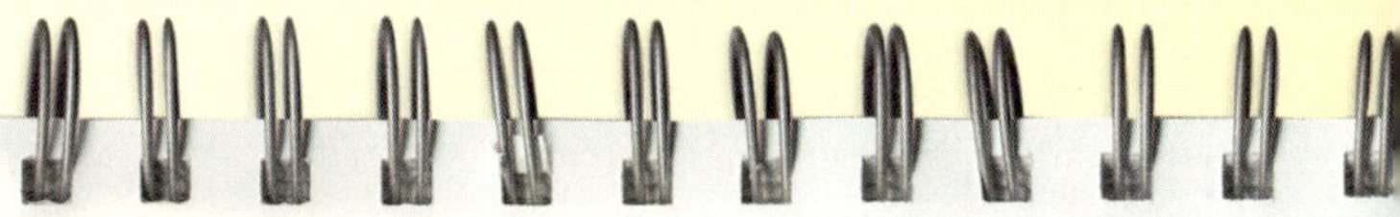

오늘의 식단

총 칼로리는   Kcal 입니다.

♥ 체중 …

♥ 허리 …

♥ 팔뚝 …

♥ 허벅지 …

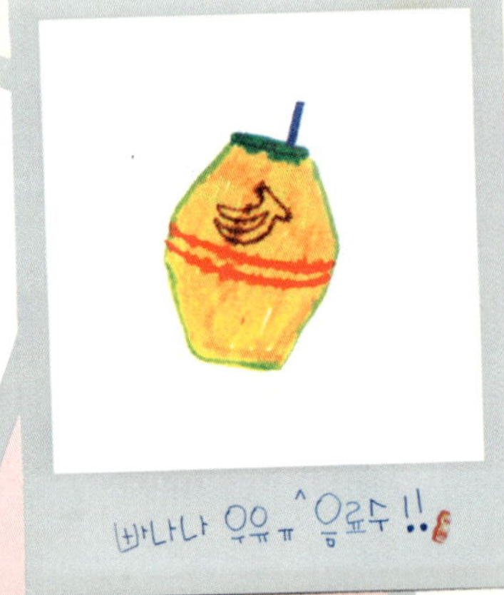

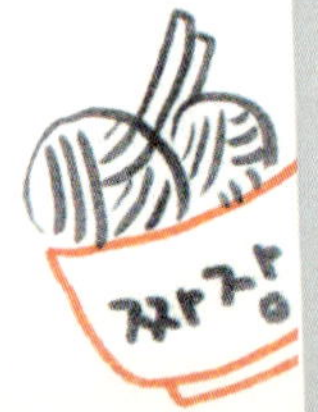

오늘의 운동계획

이렇게 운동 했어요

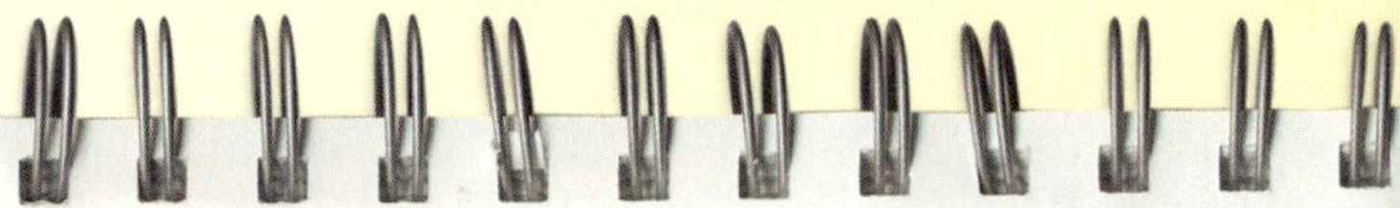

오늘의 식단

총 칼로리는   Kcal 입니다.

♥ 체중 …

♥ 허리 …

♥ 팔뚝 …

♥ 허벅지 …

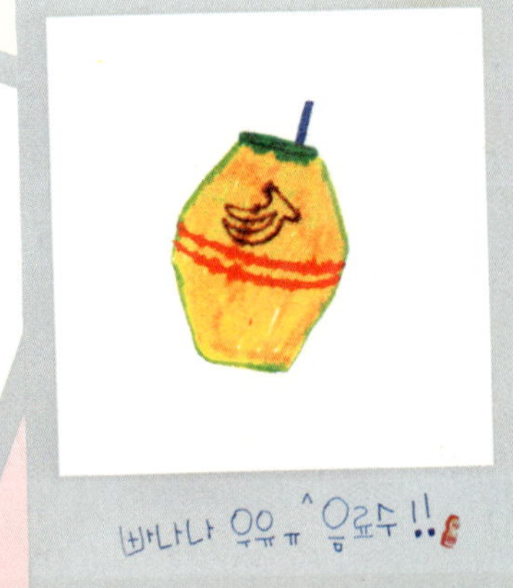

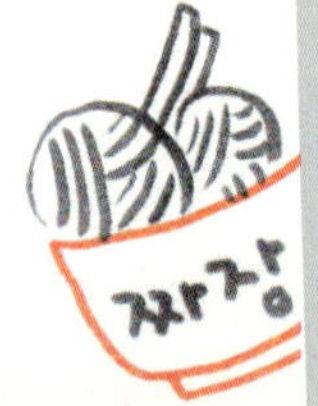

오늘의 운동계획	이렇게 운동 했어요

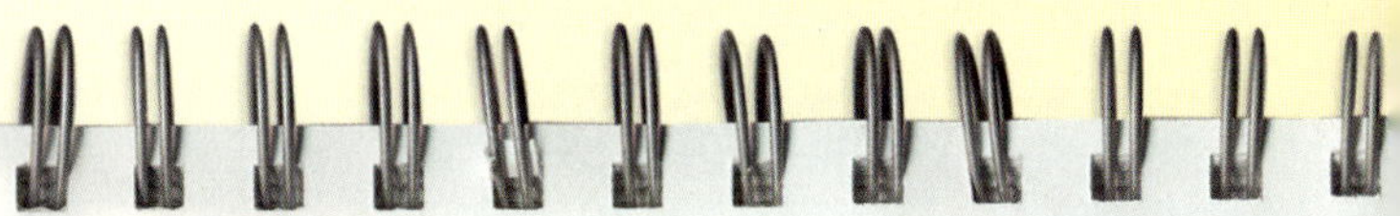

오늘의 식단

총 칼로리는   Kcal 입니다.

♥ 체중 …

♥ 허리 …

♥ 팔뚝 …

♥ 허벅지 …

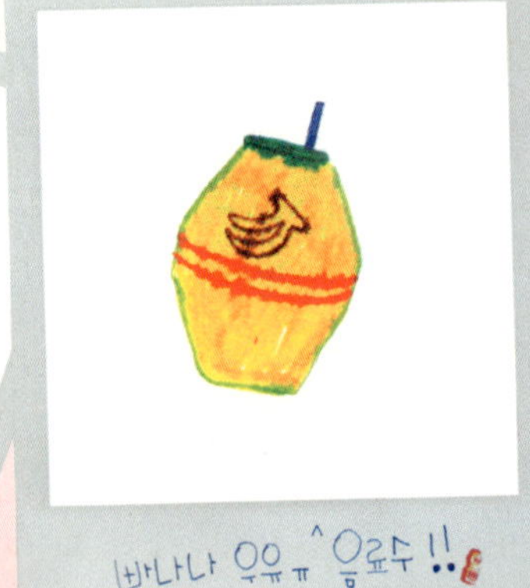

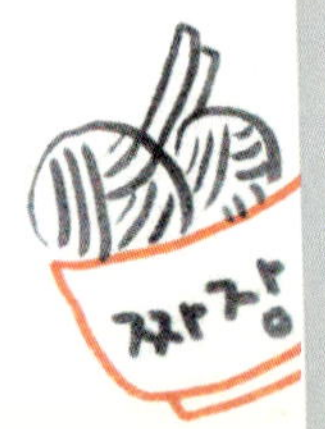

오늘의 운동계획	이렇게 운동 했어요

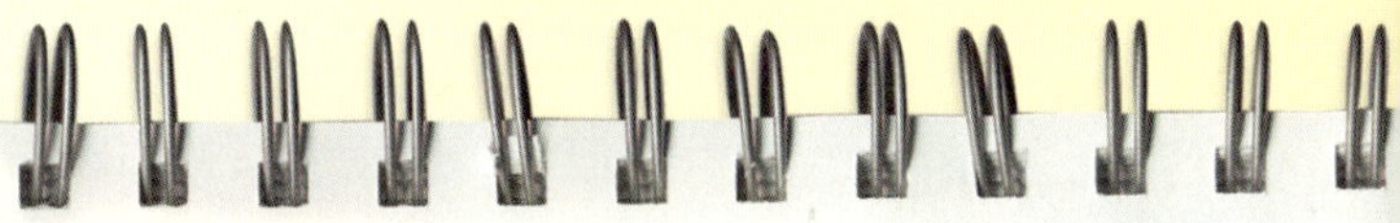

오늘의 식단

총 칼로리는　　　　　Kcal 입니다.

♥ 체중 …

♥ 허리 …

♥ 팔뚝 …

♥ 허벅지 …

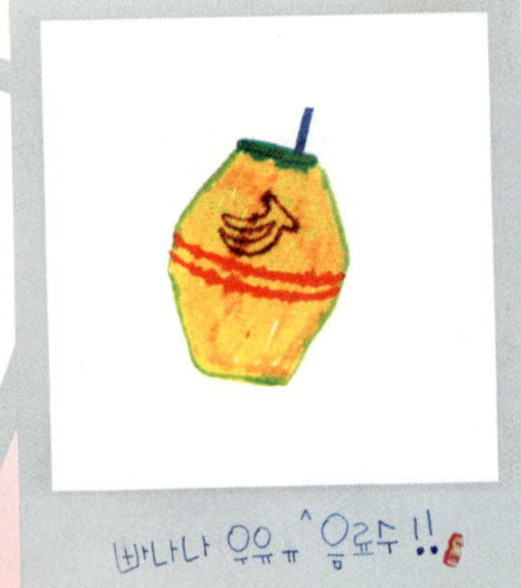

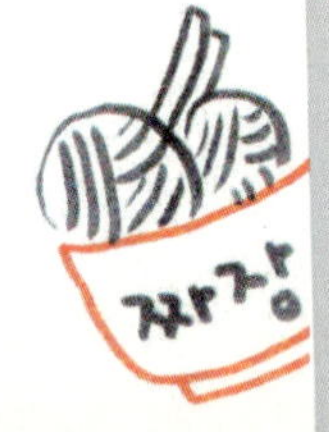

오늘의 운동 계획	이렇게 운동 했어요

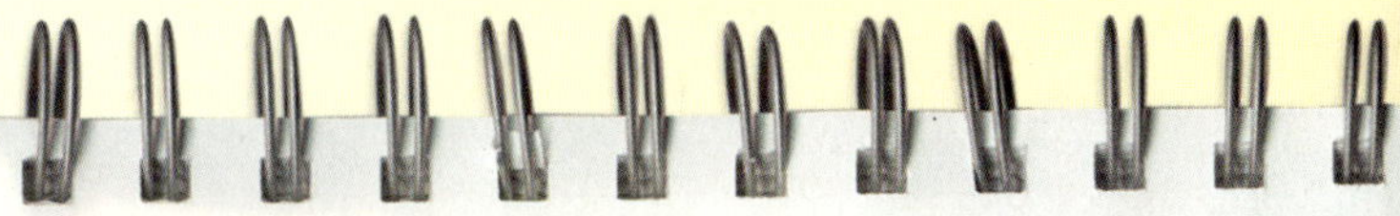

오늘의 식단

총 칼로리는   Kcal 입니다.

♥ 체중 …

♥ 허리 …

♥ 팔뚝 …

♥ 허벅지 …

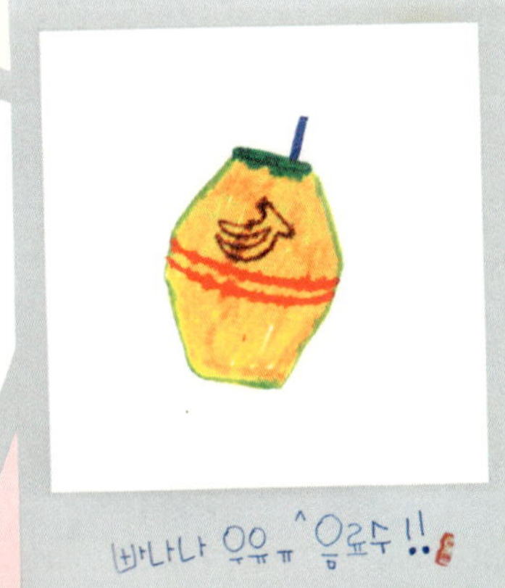

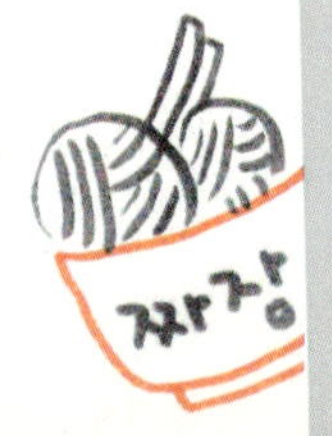

오늘의 운동계획

이렇게 운동 했어요

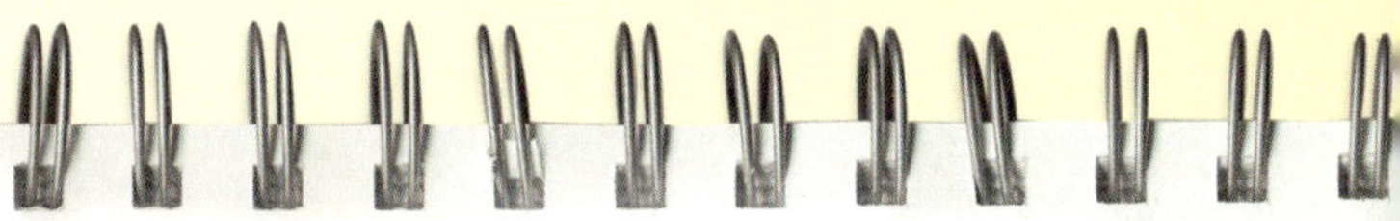

오늘의 식단

총 칼로리는　　　　 Kcal 입니다.

- ♥ 체중 …
- ♥ 허리 …
- ♥ 팔뚝 …
- ♥ 허벅지 …

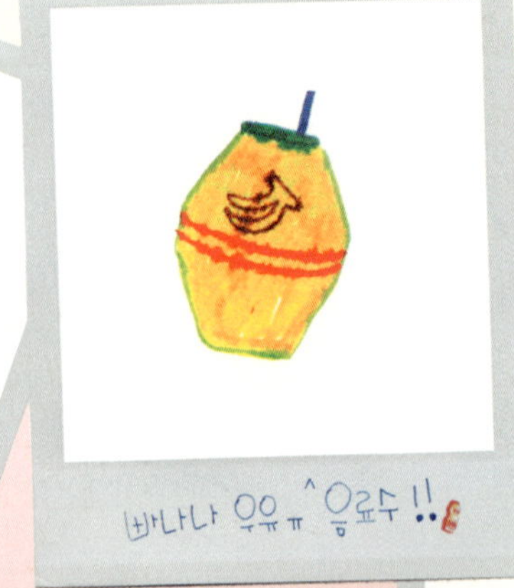

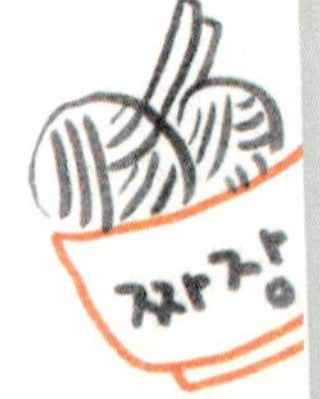

오늘의 운동계획	이렇게 운동 했어요

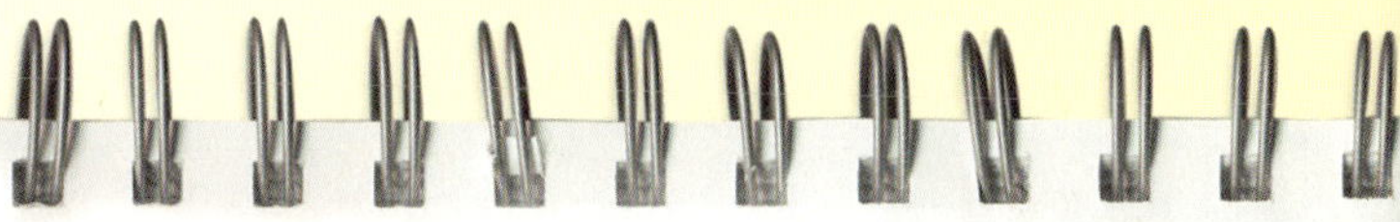

오늘의 식단

총 칼로리는　　　　　Kcal 입니다.

♥ 체중 …

♥ 허리 …

♥ 팔뚝 …

♥ 허벅지 …

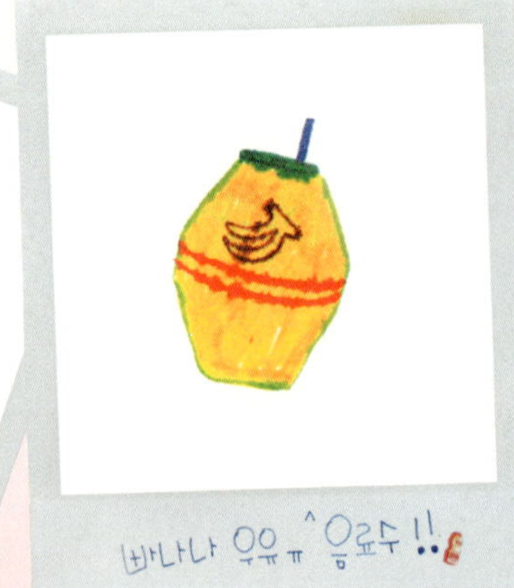

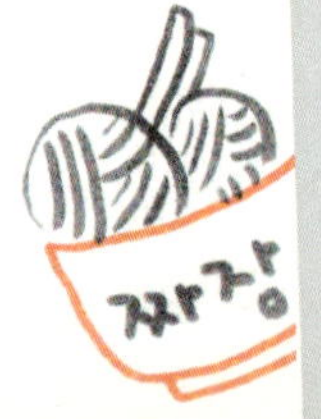

오늘의 운동계획	이렇게 운동 했어요

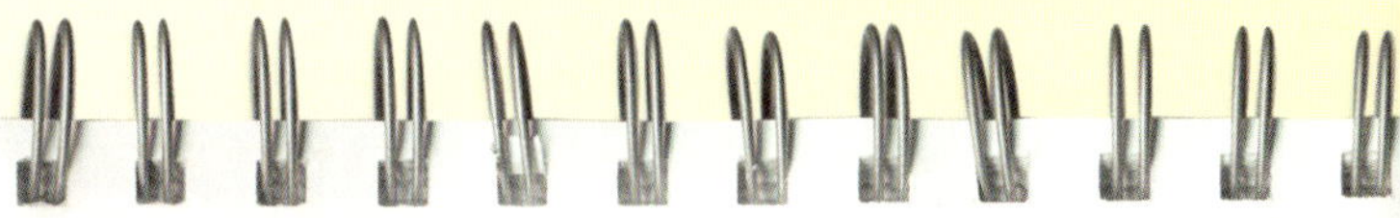

오늘의 식단

총 칼로리는   Kcal 입니다.

♥ 체중 …

♥ 허리 …

♥ 팔뚝 …

♥ 허벅지 …

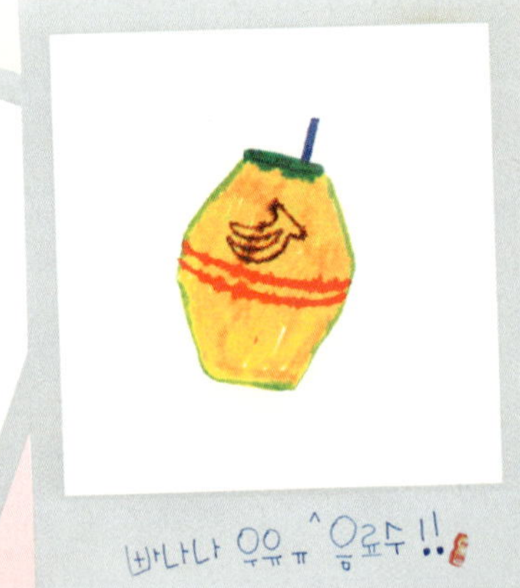

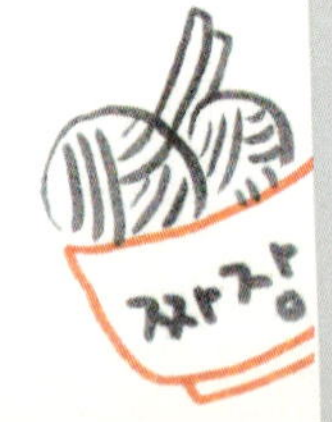

오늘의 운동계획

이렇게 운동 했어요

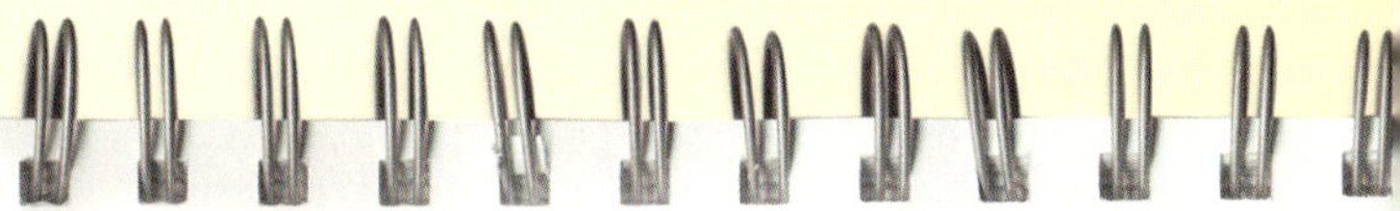

오늘의 식단

총 칼로리는　　　　　Kcal 입니다.

♥ 체중 …

♥ 허리 …

♥ 팔뚝 …

♥ 허벅지 …

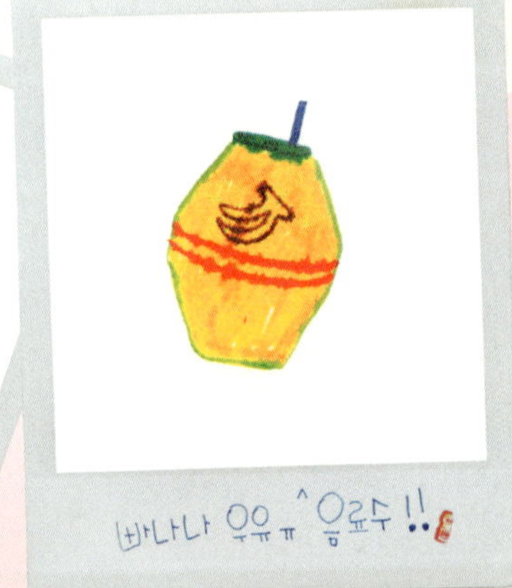

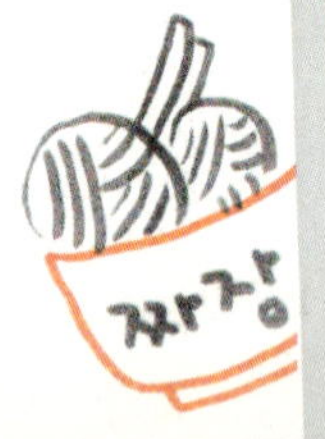

오늘의 운동계획   이렇게 운동 했어요

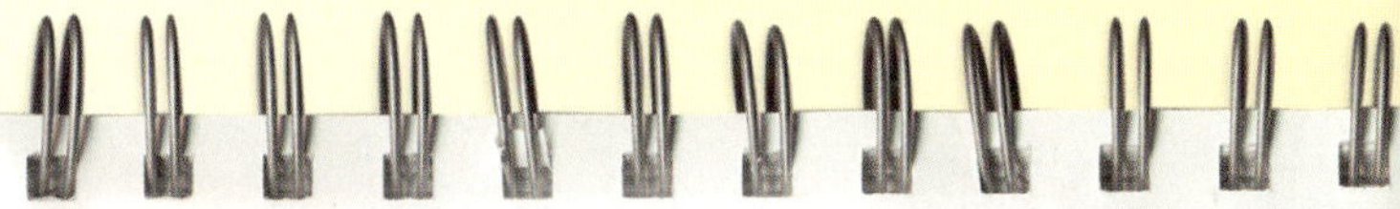

오늘의 운동계획   이렇게 운동 했어요

오늘의 식단

총 칼로리는   Kcal 입니다.

♥ 체중 …

♥ 허리 …

♥ 팔뚝 …

♥ 허벅지 …

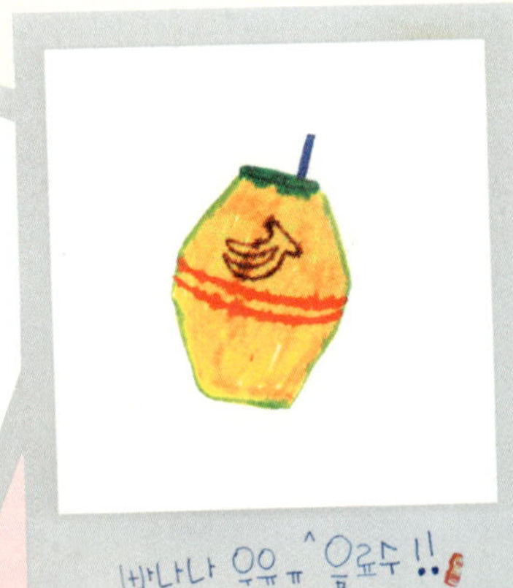

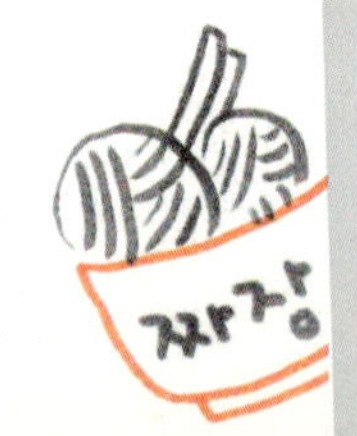

오늘의 운동계획

이렇게 운동 했어요

FREE NOTE

오늘의 식단

총 칼로리는   Kcal 입니다.

- ♥ 체중 …
- ♥ 허리 …
- ♥ 팔뚝 …
- ♥ 허벅지 …

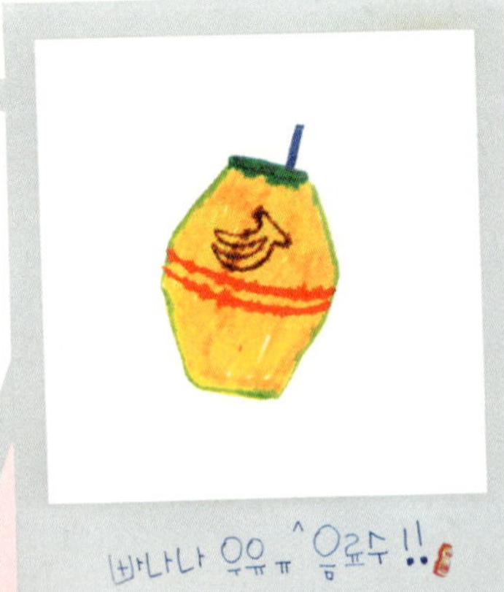

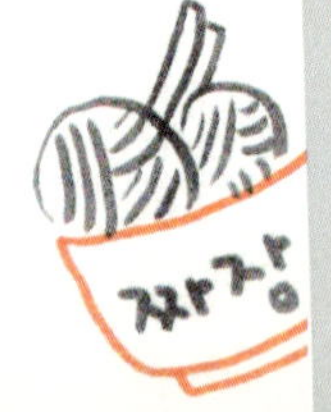

오늘의 운동계획   이렇게 운동 했어요

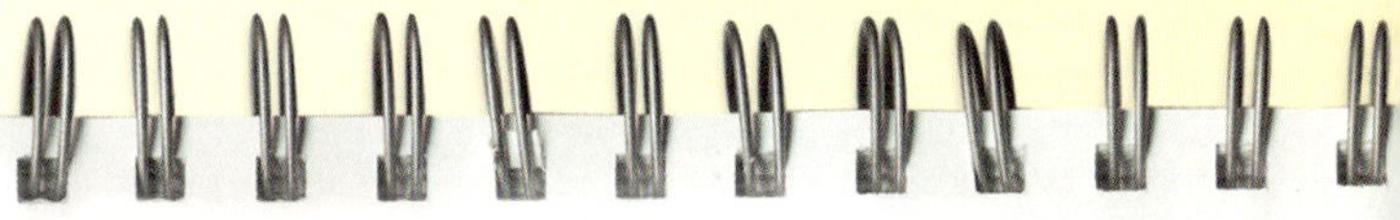

오늘의 운동계획   이렇게 운동 했어요

오늘의 식단

총 칼로리는　　　　Kcal 입니다.

♥ 체중 …

♥ 허리 …

♥ 팔뚝 …

♥ 허벅지 …

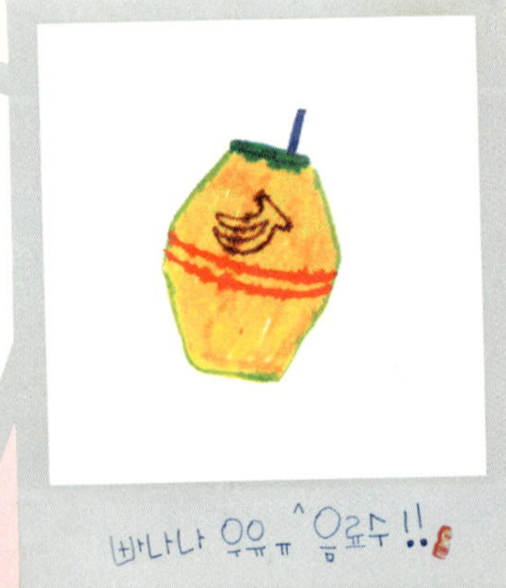

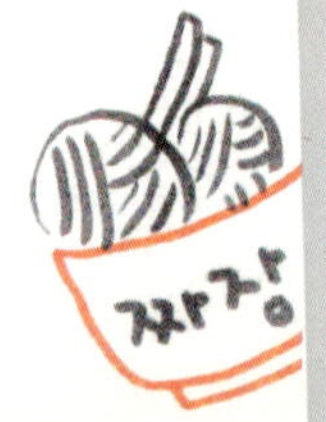

오늘의 운동계획

이렇게 운동 했어요

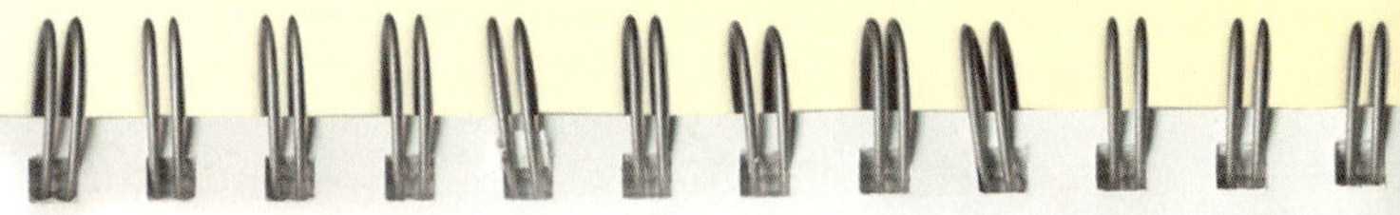

오늘의 운동계획

이렇게 운동 했어요

오늘의 식단

총 칼로리는   Kcal 입니다.

- ♥ 체중 …
- ♥ 허리 …
- ♥ 팔뚝 …
- ♥ 허벅지 …

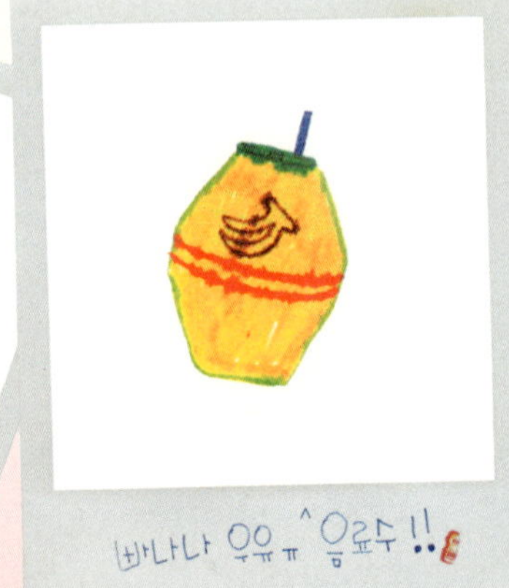

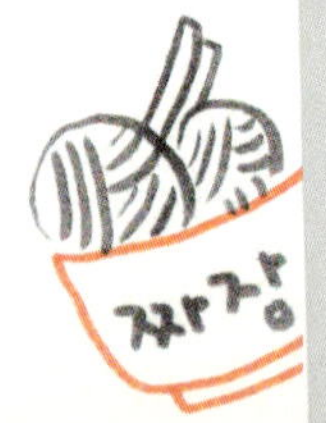

오늘의 운동계획

이렇게 운동 했어요

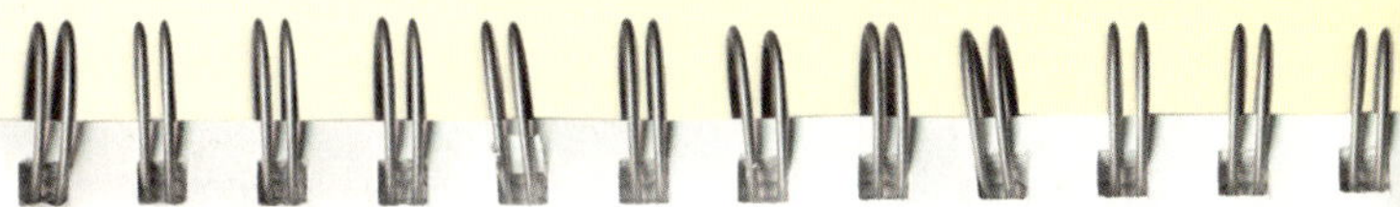

오늘의 식단

총 칼로리는　　　　Kcal 입니다.

♥ 체중 …

♥ 허리 …

♥ 팔뚝 …

♥ 허벅지 …

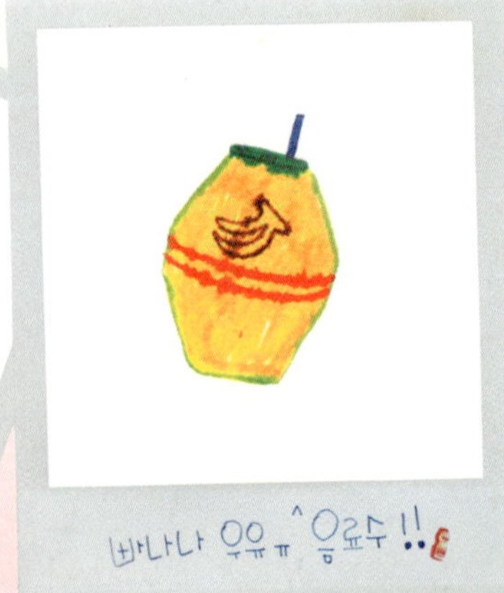

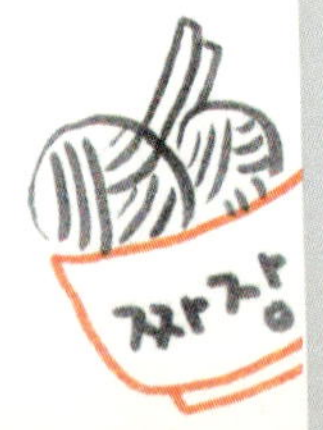

오늘의 운동계획

이렇게 운동 했어요

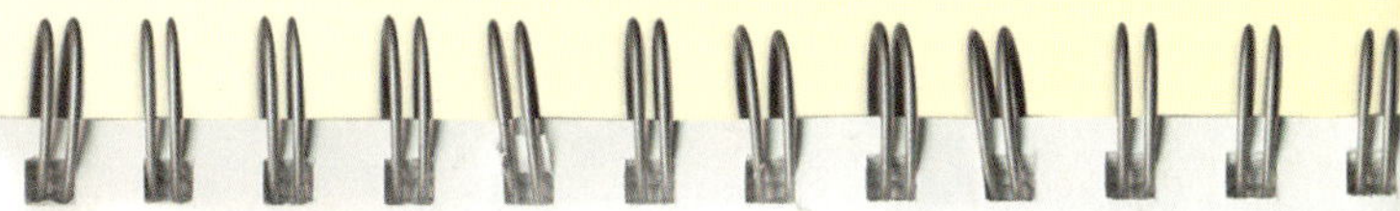

오늘의 식단

총 칼로리는　　　　　Kcal 입니다.

♥ 체중 …

♥ 허리 …

♥ 팔뚝 …

♥ 허벅지 …

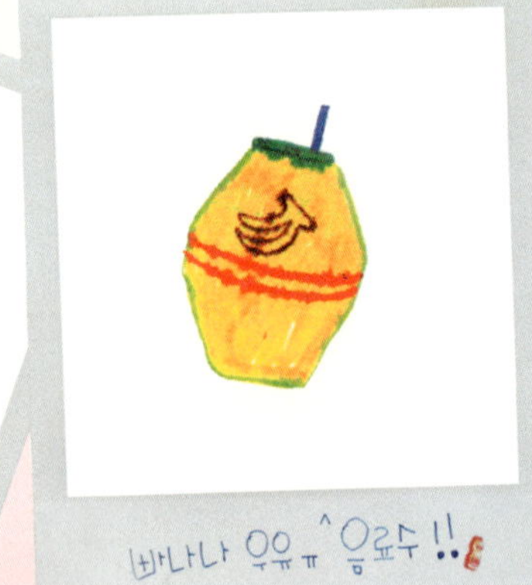

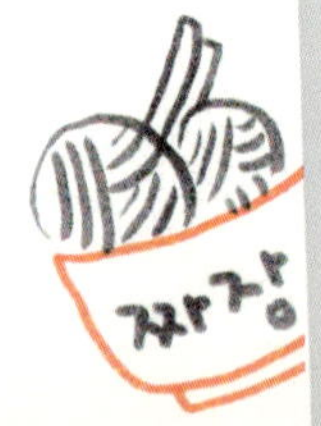

오늘의 운동계획

이렇게 운동 했어요

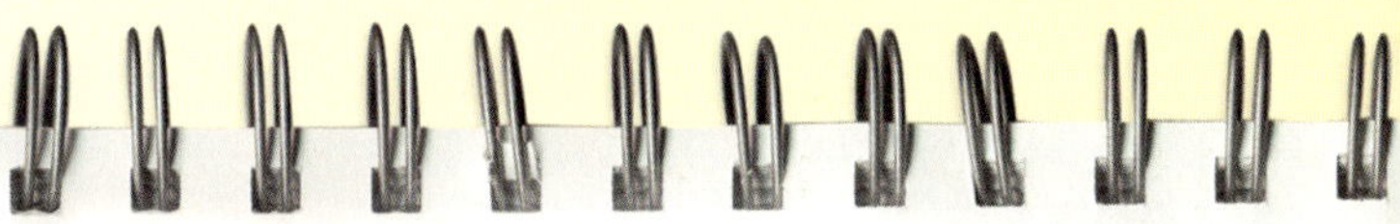

오늘의 식단

총 칼로리는　　　　Kcal 입니다.

♥ 체중 …

♥ 허리 …

♥ 팔뚝 …

♥ 허벅지 …

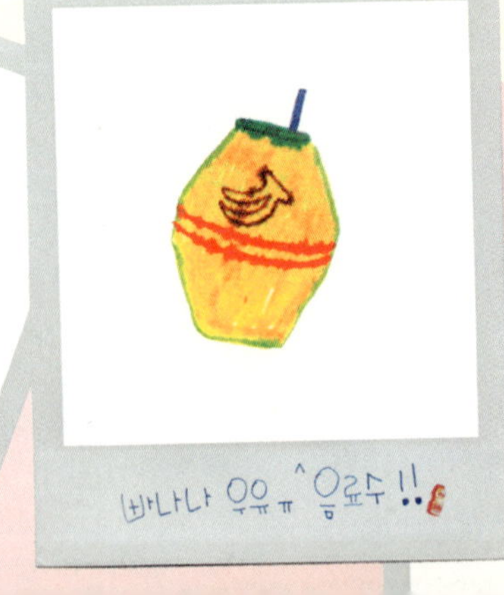

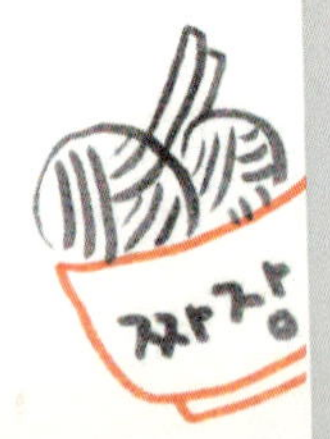

오늘의 운동계획
이렇게 운동 했어요

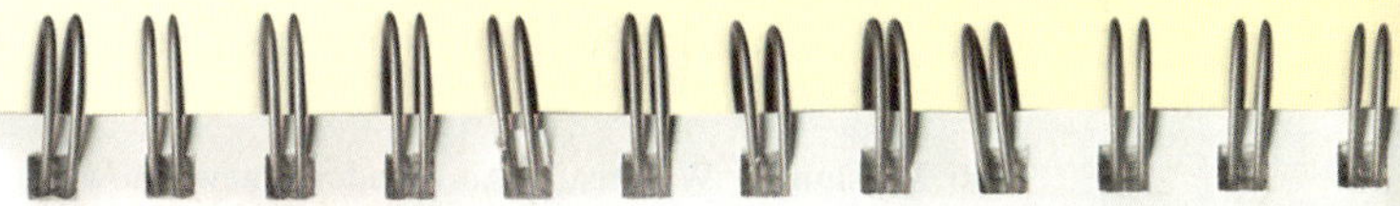

FREE NOTE

오늘의 운동계획
이렇게 운동 했어요